特效经穴按摩

——速查图典——

《健康大讲堂》编委会 主编

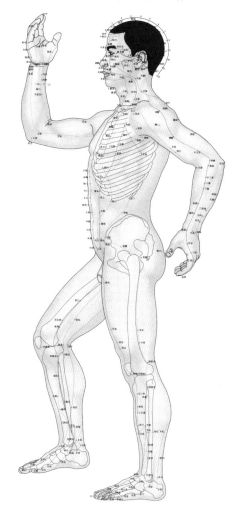

黑龙江出版集团
黑龙江科学技术出版社

序言

循经取穴，健康在握

　　在现代社会，人们的工作节奏越来越快，生活压力也越来越大，加之现代人饮食不规律、疏于节制而造成体质趋向阴阳不调，诸如失眠、颈肩酸痛、心悸、月经不调等疾病的发病率也越来越高。因此，近年来兴起了一股天然养生热，其中顺应先人颐养之道的经络穴位按摩，尤其受到人们的推崇。

　　经络穴位是中医理疗的基础，经络保健养生中非常有效的一种养生方法。人体的穴位遍布全身，从头顶到脚尖都有治疗疾病的特效穴位，操作者依循经络运行，找到对症的特效穴位，运用不同的理疗方法，如按摩、针灸、刮痧、拔罐等，从上往下或从内往外对患者进行理疗，可有效作用于皮肤、末梢神经、血管和肌肉等，就可达到放松肌肉，消除疲劳，促进血液循环和新陈代谢的效果，从而改善健康状态。例如：按压中府穴对于长期郁闷不乐、心情烦躁、胸闷气短的人有立竿见影的效果；当压力巨大、无法入睡时，按摩风池穴和神门穴可达到安眠效果，能放松紧绷的情绪。

　　本书通俗易懂、严谨科学，并采用了图文并茂的形式，清晰地将每个穴位展现给读者，以方便大家取穴按摩，为您和您家人的健康保驾护航。本书重点讲述了有关经络、穴位的基础知识，包括各个经络所包含的穴位和该经络发生病变时的主要表现。同时本书对特效穴位做了详细阐述，列举穴位的由来、取穴技巧、主治病症、按摩方法及功效等。此外，还对经穴和疾病的关系，以及经络穴位的理疗应用，一一做了阐述。这样读者就可以根据经络的表征变化，自我诊断病症，以利用经络理论来防治常见疾病。文末，还对常用的理疗方法做了阐述，包括按摩、针灸、刮痧、拔罐等。读者掌握了经穴理疗方法之后，就可以根据自己的健康情况灵活运用此方法，对自身进行保健治疗。

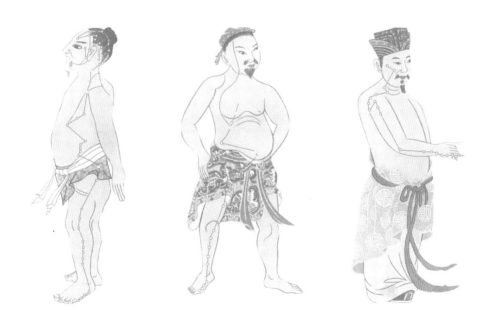

Contents 目录 ▶

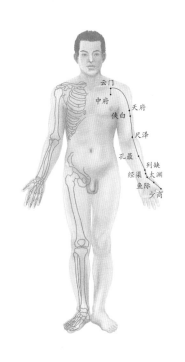

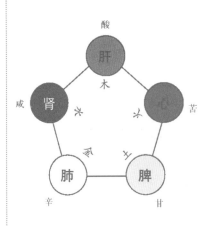

第一章　　开门见山，读懂经络

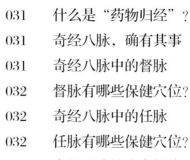

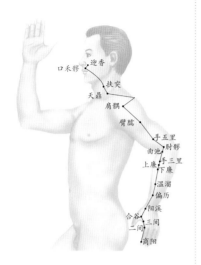

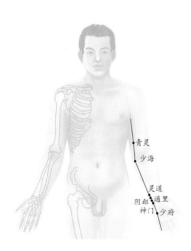

特效经穴按摩速查图典

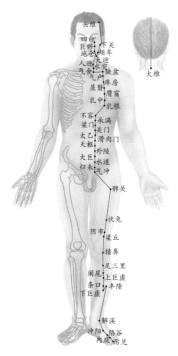

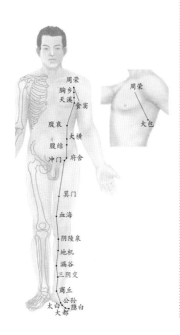

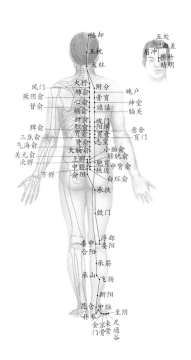

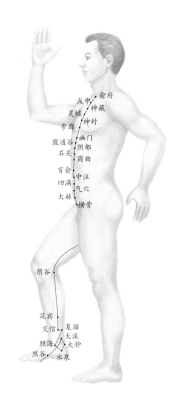

特效经穴按摩速查图典

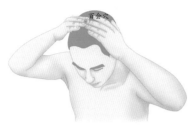

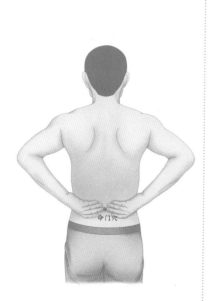

第二章　　各司其职的经穴

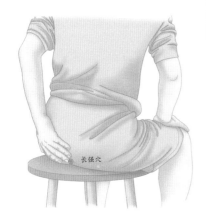

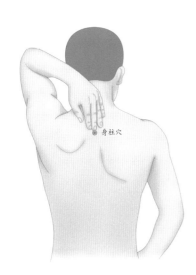

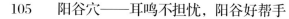

特效经穴按摩速查图典

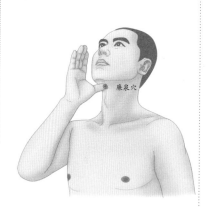

廉泉穴

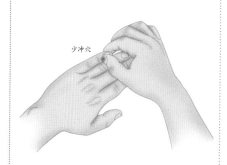

少冲穴

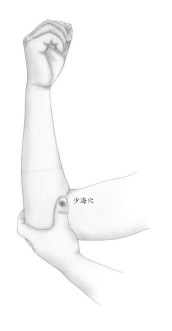

少海穴

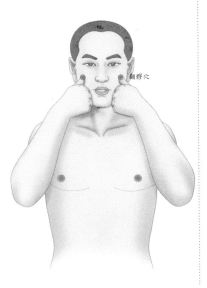

颧髎穴

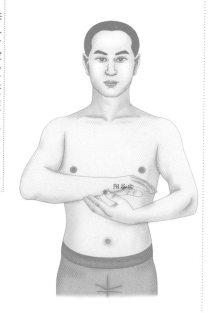

阳谷穴

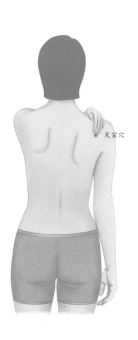

天宗穴

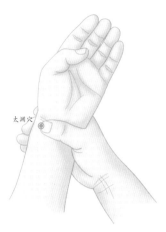

太渊穴

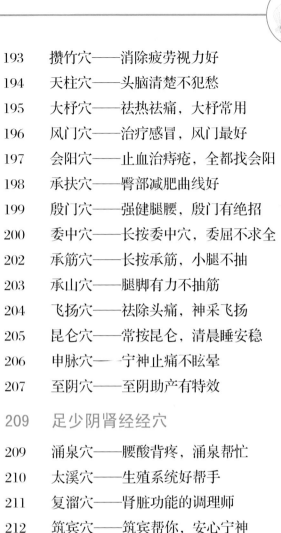
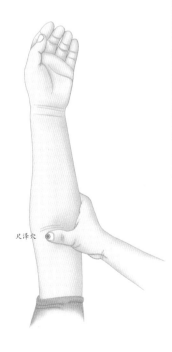

尺泽穴

特效经穴按摩速查图典

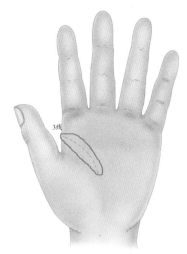

3线

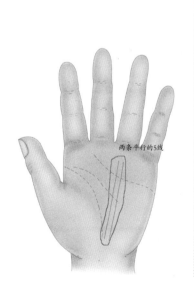

两条平行的5线

第三章　　经络穴位和疾病

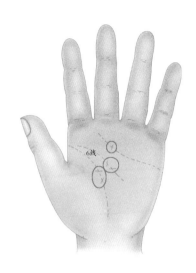

6线

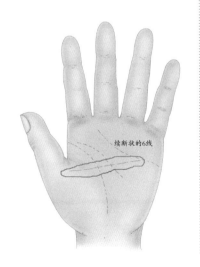

续断状的6线

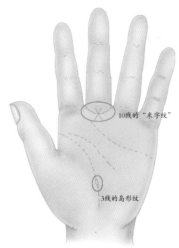

10线的"米字纹"

3线的岛形纹

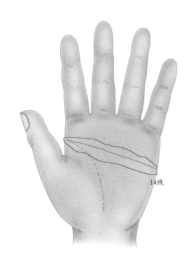

14线

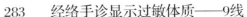

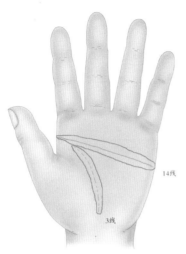

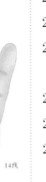

14线

3线

第四章　经络穴位保健和养生

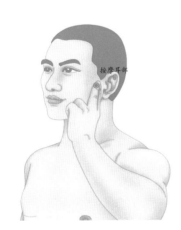

按摩耳部

特效经穴按摩速查图典

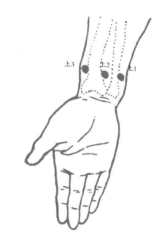

上3 上2 上1

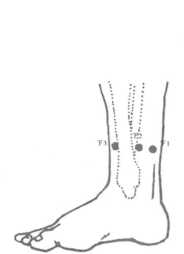

下3 下2 下1

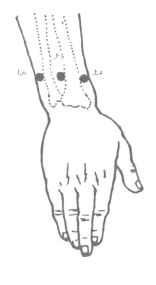

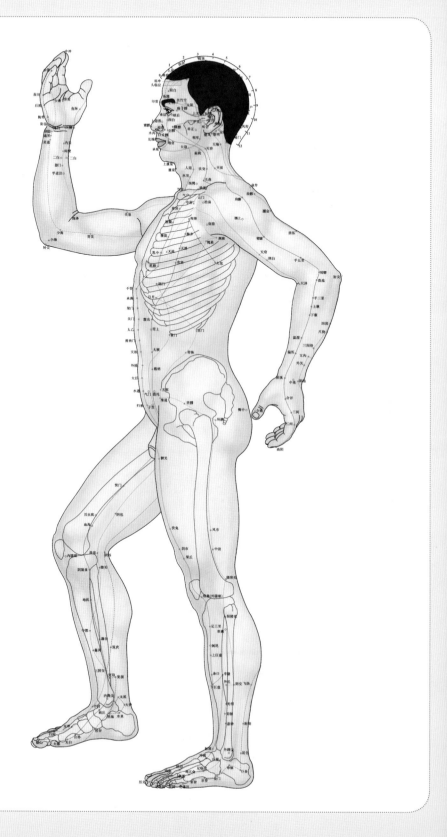

第一章

开门见山，读懂经络

经络是一张网，覆盖全身

经络是由经脉和络脉组成的，在人体内共同构成一个环流网状系统，分布在人体的每一个角落，起着输送营养、调整人体各部分功能的作用，对于维护人体的健康有着非常重要的意义。

经络在中医上是指人体内气血运行通路的主干和分支，也就是人体运行气血的通道。经，有路径之意。经脉贯通上下，沟通内外，是经络系统的主干；络，有网络之意。络脉是经脉别出的分支，较经脉细小，纵横交错，遍布全身。经络内属于脏腑，外络于肢节，沟通于脏腑与体表之间，将人体脏腑、组织、器官联结成为一个有机的整体，并借此行气血、营阴阳，使人体各部的功能活动得以保持协调和相对平衡。经脉和络脉是两部分，其中纵行的干线称为经脉，由经脉分出网络全身各个部位的分支称为络脉。《黄帝内经》中《灵枢·经脉》有云："经脉十二者，伏行分肉之间，深而不见；其常见者，足太阴过于外踝之上，无所隐故也。诸脉之浮而常见者，皆络脉也。"

◎经络涵盖的内容

经络的主要内容有：十二经脉、十二经别、奇经八脉、十五络脉、十二经筋、十二皮部等。其中属于经脉方面的，以十二经脉为主；属于络脉方面的，以十五络脉为主。它们纵横交贯，遍布全身，将人体内外、脏腑、肢节联结成为一个有机的整体。

◎从针灸到经络学说

中国古代医学认为人体除了脏腑外，还有许多经络。其中，主要有十二经络及奇经八脉。每一经络又各与内在脏腑相连属，人体通过这些经络把内外各部组织器官联系起来，构成一个整体。

经络学说，就是研究人体经络的生理功能、病理变化及其与脏腑相互关系的学说。它补充了藏象学说的不足，是中药归经的又一理论基础。

经络学说的内容相当广泛，包括经络系统各组成部分的循行部位、生理功能、病理变化及其表现，经络中血气的运行与自然界的关系，经脉循行路线上的穴位及其主治作用，经络与脏腑的关系等。

经络学说的形成，是以古代的针灸、推拿等医疗实践为基础，经过漫长的历史过程，结合当时的解剖知识和藏象学说（又称脏象学说），逐步上升为理论的学说，其间受到了阴阳五行学说的深刻影响。《黄帝内经》的问世，标志着经络学说的形成。《黄帝内经》中系统地论述了十二经脉的循行部位、属络脏腑，以及十二经脉发生病变时的证候；记载了十二经别、别络、经筋、皮部等的内容；对奇经八脉也有分散的论述。经络在内能连属于脏腑，在外则连属于筋肉、皮肤。

中医把经络的生理功能称为"经气"。其主要表现在沟通表理上下，联系脏腑器官；通行气血，濡养脏腑组织；感应传导；调节脏腑器官的功能活动四个方面。

经络学说在于解释病理变化、协助疾病诊断，以及指导临床治疗三个方面。

◎领先西医数百年的经络学说

经络学说是中医的基础理论的核心之一，早在二千五百年前，《黄帝内经》就记载："经脉者，人之所以生，病之所以成，人之所以治，病之所以起。"而经脉则"伏行分肉之间，深而不见，其浮而常见者，皆络脉也"，并有"决生死，处百病，调虚实，不可不通"的特点，故针灸"欲以微针通其经脉，调其血气，营其

逆顺出入之会，令可传于后世"。由此可见，中医在理论基础上就领先西医。这个理论领先世界医学八百多年。

经络决定疾病的发生发展，经络在人体内形成一个立体的网络结构，内溉脏腑，外濡腠理。濡筋骨、利关节，彼此衔接，紧密相连，沟通人体上下、内外、表里，使人体构成一个有机整体。气血运行决定着人体的疾病的发生和发展，"通则不痛，不通则痛"，道出了疾病的实质和内涵。在上古时代，先人就发现经穴对人的疾病的重要作用，到《黄帝内经》成书，已发现穴位349个。中医的经络学理论领先西医"神经组织学说"四百余年。

◎经络对人体的重要作用

经络对人身的作用，简而言之，有以下几点：

（1）沟通表里上下，联络脏腑器官。

（2）通行全身气血，濡养脏腑组织。

（3）感应传导作用。

例如，病人在针灸时，出现酸、胀、麻、重等感觉称为"得气"。针刺感觉沿着经络循行部位而传导、放射，称为"行气"。得气和行气现象，就是经络感应和传导作用的具体表现。

（4）调节机能平衡。

当人体发生疾病时，便会出现气血不和及阴阳偏盛偏衰的病理状态。用针灸、推拿、气功等治疗方法，在相关穴位上施以一定的刺激量，即可激发和增强经络的自动调节和控制机能，纠正气血阴阳的失调状态。

◎十二经脉，身体的正经

"十二经脉者，内属于腑藏，外络于肢节"，这概括说明了十二经脉的分布特点。内部，隶属于脏腑。外部，分布于躯体。又因为经脉的作用是行血气，而且十二经脉的循行也有一定的方向，就是中医所说的"脉行之逆顺"，后来称为"流注"；各经脉之间还通过分支，互相联系，就是所说的内外相互感应，皆有表里。

十二经脉是经络系统的主体，具有表里经脉相合，与相应脏腑络属的主要特征。包括手三阴经（手太阴肺经、手厥阴心包经、手少阴心经）、手三阳经（手阳明大肠经、手少阳三焦经、手太阳小肠经）、足三阳经（足阳明胃经、足少阳胆经、足太阳膀胱经）、足三阴经（足太阴脾经、足厥阴肝经、足少阴肾经），也称为"正经"。

◎十二经脉的体表分布规律

十二经脉在体表左右对称地分布于头面、躯干和四肢，纵贯全身。六阴经分布于四肢内侧和胸腹，六阳经分布于四肢外、侧头面和躯干。十二经脉在四肢的分布有一定规律。三阴经上肢表现为：手太阴肺经在前，手厥阴心包经在中，手少阴心经在后；下肢表现为：足太阴脾经在前，足厥阴肝经在中，足少阴肾经在后。其中足三阴经在足内踝以下为厥阴在前、太阴在中、少阴在后，至内踝8寸以上，太阴交出于厥阴之前。三阳经上肢表现为：手阳明大肠经在前，手少阳三焦经在中，手太阳小肠经在后；下肢表现为：足阳明胃经在前，足少阳胆经在中，足太阳膀胱经在后。十二经脉在躯干部的分布规律是：足少阴肾经在胸中线旁开2寸，腹中线旁开0.5寸；足太阴脾经行于胸中线旁开6寸，腹中线旁开4寸；足厥阴肝经循行规律性不强。足阳明胃经分布于胸中线旁开4寸，腹中线旁开2寸；足太阳膀胱经行于背部，分别于背正中线旁开1.5寸和3寸；足少阳胆经分布于身之侧面。

◎十二经脉表里属络关系

十二经脉在体内与脏腑相连属，其中阴经属脏络腑，阳经属腑络脏，一脏配一腑，一阴配一阳，形成了脏腑阴阳表里属络关系。即手太阴肺经与手阳明大肠经相表里，手厥阴心包经与手少阳三焦经相表里，手少阴心经与手太阳小肠经相表里，足太阴脾经与足阳明胃经相表里，足厥阴肝经与足少阳胆经相表里，足少阴肾经与足太阳膀胱经相表里。互为表里的经脉在生理上密切联系，在病理上相互影响，在治疗时相互作用。

十二经脉的循行走向：手三阴经从胸走手，手三阳经从手走头，足三阳经从头走足，足三阴经从足走腹（胸）。

十二经脉的交接规律：阴经与阳经（互为表里）在手足末端相交，阳经与阳经（同名经）在头面部相交，阴经与阴经在胸部相交。

十二经脉的流注顺序：十二经脉的流注是从手太阴肺经开始，阴阳相贯，首尾相接，逐经相传，到肝经为止，从而构成了周而复始、循环无休的流注系统。将气血周流全身，起到濡养的作用。

十二经脉循行于胸、背、头面、四肢，均是左右对称地分布于人体两侧，共计

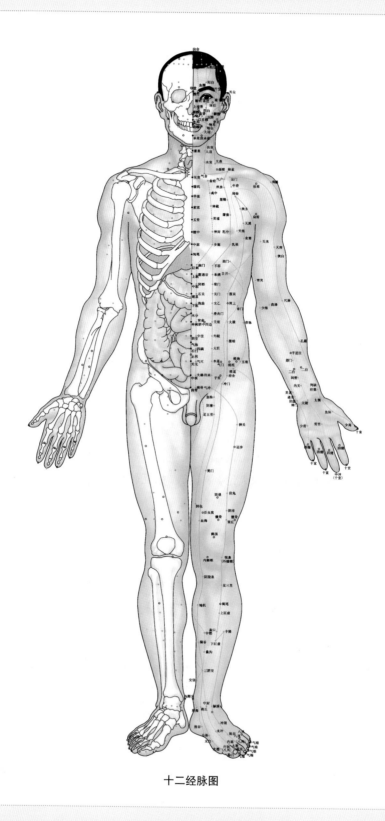

十二经脉图

二十四条。其中，每一条阴经都同另一条相为表里的阳经在体内与脏腑相互属络，在四肢则行于内侧和外向对应的部位。

◎十二经脉的唯物辩证思想

十二经脉，也就是手足六阴六阳经脉。《灵枢·海论》说道："夫十二经脉者，内属于腑藏，外络于肢节。"这就说明经脉在人体内部各属于五脏六腑，并且有非常紧密的关联。不仅是内部作用，十二经脉在人体外部又有着联络皮、肉、筋、骨的作用。这样，我们的脏器和四肢才能成为一个能动的有机整体。

正是因为十二经脉的这些作用，所以决定了十二经脉为经络系统的主干、主体，也是经络学说的主要内容。这就是我们常说的"十二正经"。

辩证法认为：世界是一个相互对立的统一体。而阴阳是对自然和社会普遍存在的对立统一现象的概括和抽象，是事物具有的两种属性。《素问·阴阳应象大论》中说道："阴阳者，天地之道也，万物之纲纪，变化之父母，生杀之本始，神明之府也。"这句话中，唯物辩证法的思想贯穿始终。

对立统一：矛盾就是对立统一，是反映事物内部各要素或事物之间的对立统一及其关系的基本哲学范畴。一切事物都由矛盾构成，矛盾着的双方既相互排斥，又相互联系。十二经脉依据其所属脏腑而有阴阳属性，六阴经属脏，六阳经属腑。阴阳学说中的观点是，自然界一切事物都存在着相互对立的阴阳两个方面。阴阳双方的相互对立，主要表现为二者间的相互制约、相互斗争。阴阳学说是中国古代朴

素的对立统一理论，是认识世界的一种世界观和方法论。它贯穿于中医学的各个领域，以说明人体的组织结构、生理功能、病理变化，指导辨证施治。事物是由矛盾着的双方组成的，阴阳正代表着事物矛盾着的双方。矛盾是相互对立统一的，阴阳亦是相互制约和相互作用的；矛盾是相互运动的，阴阳亦是相互消长的；矛盾是相互转变的，阴阳亦是相互转化的。

量变引起质变：质，是一事物成为它自身并区别于其他事物的内在规定性。量，是事物存在和发展的规模。世界上的事物是普遍联系的，又是运动变化的，运动是指宇宙中一切事物的变化过程。运动和物质是密切联系不可分割的。物质是运动的物质，运动是物质的运动。由于事物的普遍联系和相互作用才构成了事物的运动，引起了事物的变化，推动着事物的发展。祖国医学理论中的阴阳，也是在相互运动、相互转变着的，阴阳之间相互消长、相互转化的过程，一方由弱渐盛至衰，进而转化为另一方，这是一个由量变到质变的过程。十二经脉是古人依据阴阳消长所衍化的三阴三阳而加以冠名的。其实事物的发展是从量变开始，量变到一定程度就引起质变；在新质的基础上，又继续进行着新的量变。正是这样不断地量变质变、质变量变的变化，循环往复，无限运动，推动事物前进。阴阳的消长到阴阳的转化，正是一个量变质变的过程，它推动着人体生命的正常运行。

否定之否定：《灵枢·经脉》强调："经脉者，所以能决死生，处百病，调虚实，不可不通。"任何事物内部都包含着肯定和否定两个方面。肯定方面是事物中维持

其存在的方面，即肯定这一事物为它自身而不是别物的方面。否定方面是事物中促使它灭亡的方面，即促使它转化为他物的方面。肯定和否定既有区别，又相互联系，相互贯通。中医将这些理论合理地应用，并加以发挥，从而形成阴阳学说。而经络学说又将一阴一阳衍生为三阴三阳。十二经脉中，六为阴，六为阳，分别行于人体阴部、阳部，从而维持人体阴阳的相对平衡，保持人体的协调统一。此外，十二经脉的气血流注，从手太阴肺经开始，至足厥阴肝经，复起于手太阴肺经，这一流注过程，并不是简单的重复过程，而是人体阴阳气血交替更迭，也就是哲学原理中的肯定——否定——再肯定——再否定从而不断更新的过程，即推陈出新的过程，从而维持人体正常的生长发育。

◎十二经脉的走向和交接规律

十二经脉在全身分布，是我们气血运行的主干道。在这其中，并不是无序的排列和衔接，这其中也有规律：如手太阴肺经在食指端与手阳明大肠经相交接；手少阴心经在小指与手太阳小肠经相交接；手厥阴心包经由掌中至无名指端与手少阳三焦经相交接；足阳明胃经从跗（即足背部）上至足拇指与足太阴脾经相交接；足太阳膀胱经从足小指斜走足心与足少阴肾经相交接；足少阳胆经从跗上分出，至足拇指与足厥阴肝经相交接。

阳经与阳经交接：即同名的手足三阳经在头面相交接。如手足阳明经都通于鼻，手足太阳经皆通于目内眦，手足少阳经皆通于目外眦。

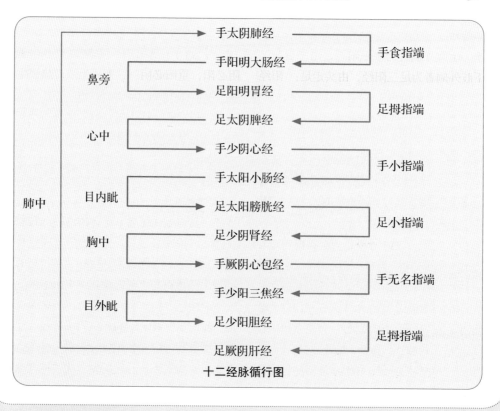

十二经脉循行图

阴经与阴经交接：即阴经在胸腹相交接。如足太阴脾经与手少阴心经交接于心中，足少阴肾经与手厥阴心包经交接于胸中，足厥阴肝经与手太阴肺经交接于肺中等。

走向与交接规律之间亦有密切联系，两者结合起来，则是：手三阴经，从胸走手，交手三阳经；手三阳经，从手走头，交足三阳经；足三阳经，从头走足，交足三阴经；足三阴经，从足走腹（胸），交手三阴经，构成一个"阴阳相贯，如环无端"的循行路径，这就是十二经脉的走向和交接规律。

总之，十二经的循行，凡属六脏（五脏加心包）的经脉称为"阴经"，多循行于四肢内侧及胸腹。上肢内侧者为手三阴经，由胸走手；下肢内侧者为足三阴经，由足走腹（胸）。凡属六腑的经脉称为"阳经"，多循行于四肢外侧及头面、躯干。上肢外侧者为手三阳经，由手走头；下肢外侧者为足三阳经，由头走足：阳经行于外侧，阴经行于内侧。

◎十二经脉阴气排名

十二经脉阴气最盛的为太阴经，其次为少阴经，再次为厥阴经；阳明经的阳气最旺盛，其次为太阳，再次为少阳。其中，太阴、太阳的"太"，有"大"之意；少阴、少阳的"少"，有"小"之意；而阳明则为太阳、少阳二阳合为明；厥阴则指太阴、少阴两阴交尽。十二经脉的气血流注，是从手太阴肺经开始，传至手阳明大肠经，传至足阳明胃经，传至足太阴脾经，传至手少阴心经，传至手太阳小肠经，传至足太阳膀胱经，传至足少阴肾经，传至手厥阴心包经，传至手少阳三焦经，传至足少阳胆经，传至足厥阴肝经，复传至手太阴肺经，从而共同完成十二经脉大回环。

在此期间，阳气、阴气相互交替、变化，皆由盛渐至弱，推动阴阳之间的相互运动和相互转化，从而维持经络系统的正常运行和体内脏腑的相对平衡，以及四肢百骸、五官九窍的相互协调。在阴阳双方的运动变化的过程中，"阴阳的消长"是一个量变的过程，例如：十二经脉的阴阳之气由阳明（阳盛）至太阳（较盛）再至少阳（阳衰），由太阴（阴盛）至少阴（较弱）至厥阴（阴衰）的过程，即为阴阳相互消长的过程。正常情况下这种"阴阳消长"处于相对平衡的状态中，如果这种"消长"关系超出一定的限度，不能保持相对的平衡，就会出现阴阳某一方的偏盛或偏衰，这就是疾病发生的原因。而阴阳的转化便是一个质量互变的过程。

《素问·阴阳应象大论》所谓"重阴必阳，重阳必阴""寒极生热，热极生寒"就是说明阴发展至极则转化为阳，阳发展至极则转化为阴；寒到极点则转为热，热到极点则转为寒。

◎俞穴和经络就是"点"和"线"

从经络理论上来分析，俞穴从属于经络，它是通过经络系统与体内的脏腑和有关部位相联系。形式上，俞穴与经络是"点"与"线"的关系。这些"点"有的直接与经脉相通，有的与其"支而横者"的络脉相通，位置有深有浅，区域有大有小。如位于四肢末端的穴位较小较浅，位于大关节附近的穴位则较大较深。《黄帝内经》称俞穴为"脉气所发"和"神气之所游行出入"处，即指俞穴为经络气血集散之处，这是俞穴输注气血的特点。

◎穴位，气血输注出入之所

穴位，学名俞穴，医学上指人体上可以针灸的部位，多为神经末梢密集或较粗的神经纤维经过的地方，也叫穴、穴道。俞穴是人体脏腑经络气血输注出入的特殊部位。"俞"通"输"，或从简作"俞"。"穴"是空隙的意思。《黄帝内经》又称之为"节""会""气穴""气府"等。

《针灸甲乙经》中则称之为"孔穴"；《太平圣惠方》有称作"穴道"；《铜人俞穴针灸图经》通称为"俞穴"；《神灸经纶》则称为"穴位"。《素问·气府论》解释俞穴是"脉气所发"；《灵枢·九针十二原》说是"神气之所游行出入也，非皮肉筋骨也"。说明俞穴并不是孤立于体表的点，而是与深部组织器官有着密切联系、互相输通的特殊部位。既然取输送和通达之意，那么运动一定是双向的。从内通向外，反应病痛；从外通向内，接受刺激，防治疾病。从这个意义上说，俞穴又是疾病的反应点和治疗的刺激点。人体周身大约有52个单穴、300个双穴、50个经外奇穴，共402个穴位。108个穴位为要害穴，其中有72个穴一般采用按摩手法点、按、揉等不至于伤害人体，其余36个穴是致命穴，也就是我们常常说的"死穴"。

也有人将古老的俞穴理论与现代医学理论比拟分析，力图用新理论、新概念阐释它们。譬如，电流刺激肌肤，被刺激的肌肉会产生收缩。用最弱电流刺激而产生最大肌肉收缩的体表部位叫运动点。美国学者金林对照运动点位置与传统穴位位置后提出，两者的分布近乎一致。日本的兵头正义与美国的弗罗斯特等人，则把穴位同触发点进行比较。触发点被认为是机体肌肉组织中的局部交性部位，具有深层组织敏感、结节及伴有放射痛的特点。虽然其产生机制尚不清楚，但是一般认为，它是由于疼痛或其他原因引起肌肉痉挛、内分泌失调或肌紧张造成的。针刺穴位时，由于组织间相互摩擦和金属针与组织电介质之间相互作用，会引起局部组织中肌肉纤维和神经纤维损伤。此外，两者的分布也略同。因此，他们认为穴位的某些特性与触发点极为相似。有人甚至认为，它们不过是同物异名罢了。还有研究报道称，穴位和差电点、皮肤活动点等都有密切关系。这些多途径的研究，从侧面反映了穴位的特性，对于探明穴位的奥秘，无疑具有一定的参考价值。

◎俞穴的主要生理功能是什么？

俞穴的主要生理功能是输注脏腑经络气血，沟通体表与体内脏腑的联系。由于俞穴有沟通表里的作用，内在脏腑气血的病理变化可以反应于体表俞穴，相应的俞穴会出现压痛、酸楚、麻木、结节、肿胀、变色、丘疹、凹陷等反应。因此，利用俞穴的这些病理反应可以帮助诊断疾病。

俞穴更重要的作用是治疗疾病。通过针灸、推拿等刺激相应俞穴，可以疏通经络，调节脏腑气血，达到治病的目的。俞穴不仅能治疗该穴所在部位及邻近组织、器官的局部病症，而且能治疗本经循行所及的远隔部位的组织、器官、脏腑的病症。此外，某些俞穴还有特殊的治疗作用，可专治某病。如至阴穴可矫正胎位，治疗胎位不正。

◎人体中的俞穴是如何分类的？

俞穴可以分为十四经穴、奇穴、阿是穴三类：

（1）经穴，又称十四经穴。分布于十二经脉和任、督二脉上的俞穴，是全身俞穴的主要部分。

（2）奇穴，又称经外奇穴。凡有一定的穴名，又有明确的部位及治疗作用，但尚未归入十四经脉系统的俞穴，称为奇穴。

（3）阿是穴，又称压痛点。它既无具体的名称，又无固定的位置，是以压痛点或其他反应点作为俞穴用以治疗的。俞穴虽有分类，但它们之间又相互联系，构成了俞穴体系。

◎如何用手指同身寸进行俞穴定位？

手指同身寸是一种以患者的手指为标准进行测量定穴的方法。运用起来主要有三种方式：

（1）中指同身寸。

这一方法是以患者的中指中节屈曲时内侧两端横纹头之间作为1寸，可用于四肢部取穴的直寸和背部取穴的横寸。

（2）拇指同身寸。

这种方法是以患者拇指指关节的横度作为1寸，亦适用于四肢部的直寸取穴。

（3）横指同身寸。

这种方法又名"一夫法"，是令患者将食指、中指、无名指和小指并拢，以中指中节横纹处为准，四指测量为3寸。

◎如何用骨度分寸法进行俞穴定位？

骨度分寸法始见于《灵枢·骨度》篇。它是将人体的各个部位分别规定其折算长度。作为量取俞穴的标准。详见下表。

分部	部位起点	常用骨度	度量法	备注
头部	前发际至后发际	12寸	直量	如前后发际不明，从眉心量至大椎穴作18寸。眉心至前发际3寸，大椎至后发际3寸
胸腹部	两乳头之间	8寸	横量	胸部与胁肋部取穴直寸，一般根据肋骨计算，每一肋骨折算作1寸6分
胸腹部	胸剑联合至脐中	8寸	直量	胸部与胁肋部取穴直寸，一般根据肋骨计算，每一肋骨折算作1寸6分
胸腹部	脐中至趾骨联合上缘	5寸	直量	胸部与胁肋部取穴直寸，一般根据肋骨计算，每一肋骨折算作1寸6分
背腰部	大椎以下至尾骶	21寸	直量	背部直寸根据脊椎定穴，肩胛骨下角相当于第七（胸）椎，髂嵴相当于第十六椎（第四腰椎棘突）背部横寸以两肩胛内缘作6寸
上肢部	腋前纹头至肘横纹	9寸	直量	用于手三阴经、手三阳经的骨度分寸
上肢部	肘横纹至腕横纹	12寸	直量	用于手三阴经、手三阳经的骨度分寸
下肢部	耻骨上缘至股骨内上踝上缘	18寸	直量	用于足三阴经的骨度分寸
下肢部	胫骨内侧踝下缘至内踝尖	13寸	直量	用于足三阴经的骨度分寸
下肢部	股头大转子至膝中	19寸	直量	用于足三阳经的骨度分寸；"膝中"前面相当于犊鼻穴，后面相当于委中穴；臀横纹至膝中，作14寸折量
下肢部	膝中至外踝尖	16寸	直量	用于足三阳经的骨度分寸；"膝中"前面相当于犊鼻穴，后面相当于委中穴；臀横纹至膝中，作14寸折量

◎经别，别行的正经

经别，就是正经除了主要的循行路线之外的别的经脉。我们可以用一个非常形象的比喻来说明，那就是如果十二正经是主干道的话，那么十二经别就是辅路。十二经别的循行，都是从十二经脉的四肢部分出，称为"离"，走入体腔脏腑深部，称为"入"，然后浅出体表，称为"出"。阴经的经别合入阳经的经别而分别注入六阳经脉，称为"合"。也就是说，十二经别多从四肢肘膝上下的正经别出（离），经过躯干深入体腔与相关的脏腑联系（入），再在浅出于体表上行头项部（出），在头项部，阳经经别合于本经的经脉，阴经经别合于相表里的阳经经脉（合），故有"六合"之称。

十二经别的功能主要是加强和协调经脉与经脉之间、经脉与脏腑之间，以及人体各器官组织之间的联系。

由于十二经别有离、入、出、合于人体表里之间的特点，不仅加强了十二经脉的内外联系，更加强了经脉所属络的脏腑在体腔深部的联系，补充了十二经脉在体内外循行的不足，扩大了经穴的主治范围。例如：十二经别通过表里相合的六合作用，使得十二经脉中的阴经与头部发生了联系，从而扩大了手足三阴经穴位的主治范围。手足三阴经穴位之所以能主治头面和五官疾病，与阴经经别合于阳经而上头面的循行是分不开的。

◎经气虚实是怎样引起的？

经络的气血偏盛，可引起与其络属的脏腑、组织、器官的功能过亢，破坏各经络、脏腑生理功能的协调平衡而发病。经络的气血偏衰，则能引起与其络属的脏腑、组织、器官的生理功能减退而发病。

◎经气郁滞是怎样引起的？

在正常情况下，经气通达则经脉气血的运行畅达。若经络的气血运行不畅，常可累及所络属之脏腑以及经络循行部位的生理功能。例如，足厥阴肝经的经气不利，常是形成胁痛、瘿瘤、梅核气、乳房结块等的主要原因。五官九窍，乃五脏之外窍，故经气不畅也常影响到孔窍，出现相应的症状。如肝开窍于目，肝郁化火，经气郁滞，则现目赤肿痛等；肾之经气不能上充于耳，则出现耳聋等。

◎经气逆乱是怎样引起的？

经络的气血逆乱，主要是由于经气的升降逆乱，从而影响气血的正常运行，导致气血的上逆或下陷而致病。

◎经气衰竭是怎样引起的？

经络的气血衰竭，是指由于经气的衰败至终绝，气血也随之衰竭而出现生命垂危的一种病理变化。由于十二经脉之经气是相互衔接的，所以，一经气绝，十二经气亦随之而绝。临床上通过观察经络气血衰竭的表现，即可判断病变的发展和预后。

◎什么是"循经取穴"？

所谓"循经取穴"，是指根据经脉的循行路线和联系范围来选取穴位进行治疗。这是针灸治病的最常用的一种方法。它强调针灸治疗必须按病变部位、病变脏腑的不同来分析和确定属于哪些经脉，然后顺藤摸瓜，选用相应经脉的穴位，这样可避免无的放矢。

◎什么是"药物归经"？

所谓"药物归经"，是指某种药物对某经病症有特殊的治疗作用，即将其归属于某经的中药学理论。古代医家重视药物归经的理论，了解药物性味而使其各归其经，则力专用宏，疗效更著。在此基础上，还有医家提出了"引经报使"的理论，就是治疗某经病症时加入有关药物作为引导（或称向导），使整个处方的药力能更好地发挥作用。

◎奇经八脉，确有其事

武侠片中经常听到的奇经八脉，并非是杜撰的，而是确实存在于人体中。所谓奇经，是奇经八脉的简称。奇经八脉是人体经络走向的另外一个类别。奇经一共有八脉，它们分别是：督脉、任脉、冲脉、带脉、阴维脉、阳维脉、阴跷脉和阳跷脉。和十二正经不同的是，它们既不直属脏腑，又无表里配合的关系。所以称为奇行也就是"奇经"。八脉中的督脉、任脉、冲脉皆起于胞中，同出会阴，称为"一源三岐"，其中督脉行于腰背正中，上至面部；任脉行于胸腹正中，上抵颏部；冲脉与足少阴肾经相并上行，环绕口唇；带脉起于胁下，环行腰间一周；阴维脉起于小腿内侧，沿腿股内侧上行，至咽喉与任脉会合；阳维脉起于足跗外侧，沿腿膝外侧上行，至项后与督脉会合；阴跷脉起于足跟内侧，随足少阴肾经上行，至目内眦与踵阳跷脉会合；阳跷脉起于足跟外侧，伴足太阳膀胱经上行，至目内眦与

阴跷脉会合，沿足太阳膀胱经上额，于项后会合足少阳胆经。

◎奇经八脉中的督脉

督，有总管、统率的意思。督脉行于背部正中，其脉多次与手足之阳经及阳维脉交会，能总督一身之阳经，故又称为"阳脉之海"。其次，督脉行于脊里，上行入脑，并从脊里分出属肾，它与脑、脊髓和肾有密切的联系。

督脉起于小腹内，下出于会阴部，向后行于脊柱的内部，上达项后风府，进入脑内，上行巅顶，沿前额下行至鼻柱。

督脉主治泌尿生殖系统疾病，比如遗

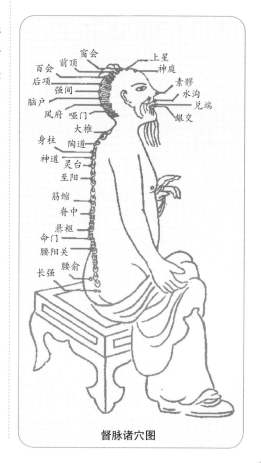

督脉诸穴图

精、白带、腰部酸痛等；还有背部疾病，比如脊柱强直、角弓反张等；其他疾病有气喘、癫痫、聋哑，以及头痛等。

交会俞穴：长强、陶道、大椎、哑门、风府、脑户、百会、水沟、神庭。

◎督脉有哪些保健穴位？

督脉的主要保健穴位有七个，分别为长强穴、腰俞穴、命门穴、陶道穴、大椎穴、风府穴、神庭穴。

长强穴位于尾骨端下，尾骨端与肛门连线的中点处。这个穴位主治腹泻、便血、便秘、痔疮、脱肛、癫狂症等疾病。

腰俞穴位于骶部，当后正中线上，适对骶管裂孔。该穴位主治月经不调、痔疮、腰脊强痛、癫痫等疾病。

命门穴位于腰部，当后正中线上，第二腰椎棘突下凹陷中。该穴位主治阳痿、遗精、带下、月经不调，腰脊强痛等疾病。

陶道穴位于人体的背部，当后正中线上，第一胸椎突下凹陷中。该穴位主治头痛、疟疾、热病。

大椎穴位于后正中线上，第七颈椎突下凹陷中。该穴位主治热病、疟疾、咳嗽、气喘、骨蒸盗汗、癫痫、风疹等疾病。

风府穴位于颈部，当后发际正中直上1寸，枕外隆凸直下，两侧斜方肌之间凹陷中。该穴位主治头痛、眩晕、咽喉肿痛、脑卒中等疾病。

神庭穴位于头部，当前发际正中直上0.5寸。该穴位主治头痛、眩晕、失眠、癫痫等疾病。

◎奇经八脉中的任脉

任，有担任、任受的意思。任脉行于腹面正中线，其脉多次与手足三阴及阴维脉交会，能总任一身之阴经，故又称"阴脉之海"。任，又与"妊"意义相通。其脉起于胞中，与女子妊娠有关，称"任主胞胎"。

任脉起于小腹内，下出会阴部，向上行于阴毛部，沿着腹内，向上经过关元等穴，到达咽喉部，再上行环绕口唇，经过面部，进入目眶下。

任脉主治消化疾病，比如胃痛、腹部胀痛等。同时还治疗泌尿生殖系统疾病，比如遗尿、遗精、疝气、带下等。除此之外，任脉还治疗类似于舌肌麻痹等疾病。

交会俞穴：下脘、中脘、上脘、中极、关元、阴交、天突、会阴、曲骨、廉泉、承浆。

◎任脉有哪些保健穴位？

任脉的保健穴位一共有八个，分别为：会阴穴、曲骨穴、关元穴、气海穴、阴交穴、下脘穴、中脘穴，以及上脘穴。

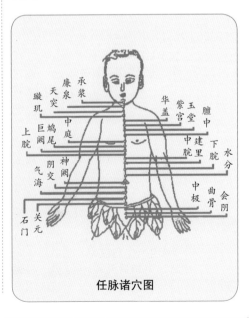

任脉诸穴图

会阴穴位于会阴部，男性阴囊根部与肛门连线的中点，女性大阴唇后联合与肛门连线的中点。该穴位主治小便不利、遗尿、遗精、阳痿、月经不调、带下等。

曲骨穴位于下腹部，当前正中线上，耻骨联合上缘的中点处。该穴位主治小便不利、遗尿、遗精、阳痿、月经不调、带下等疾病。

关元穴位于下腹部，前正中线上，当脐中下3寸的位置。该穴位主治遗尿、小便频数、尿闭、泄泻、腹痛、遗精、阳痿、疝气、月经不调、带下、不孕等疾病。

气海穴位于下腹部，前正中线上，当脐中下1.5寸的位置。该穴位主治腹痛、泄泻、便秘、遗尿、疝气、遗精、月经不调、闭经、虚脱等疾病。

阴交穴位于下腹部，前正中线上，当前脐中下1寸的位置。该穴位主治腹痛、水肿、疝气、月经不调、带下等疾病。

下脘穴位于上腹部，前正中线上，当脐中上2寸的位置。该穴位主治腹痛、腹胀、泄泻、呕吐等疾病。

中脘穴位于上腹部，前正中线上，当脐中上4寸的位置。该穴位主治胃痛、呕吐、吞酸、腹胀、泄泻等疾病。

上脘穴位于上腹部，前正中线上，当脐中上5寸的位置。该穴位主治胃痛、呕吐、腹胀、癫痫等疾病。

◎奇经八脉的分布规律

十二经脉与奇经八脉的分布部位纵横交错，八脉中的任脉、督脉、冲脉皆起于胞中，同出于会阴，其中督脉行于背正中线；任脉行于前正中线；冲脉行于腹部会于足少阴肾经。奇经中的带脉横行于腰部，阳跷脉行于下肢外侧及肩、头部；阴跷脉行于下肢内侧及眼；阳维脉行于下肢外侧、肩和头项；阴维脉行于下肢内侧、腹和颈部。

◎奇经八脉中的其他经脉

奇经八脉中的其他经脉见下表。

名称	循行路线	主要病候	交会俞穴
阳跷脉	起于足跟外侧，经外踝上行腓骨后缘，沿股部外侧和胁后上肩，过颈部上挟口角，进入目内眦，与阴跷脉会合，再沿足太阳膀胱经上额，与足少阳胆经合于风池	目痛从内眦始，不眠，足外翻等病症	申脉、仆参、跗阳、居髎、臑俞、肩髃、巨骨、天髎、地仓、巨髎、承泣、睛明、风池
阴跷脉	起于足舟骨的后方上行内踝的上面，直上沿大腿内侧，经过阴部，向上沿胸部内侧，进入锁骨上窝，上经人迎的前面，过颧部，到目内眦，与足太阳膀胱经和阳跷脉相会合	多眠，癃闭，足内翻等病症	照海、交信、睛明
阳维脉	起于足跟外侧，向上经过外踝，沿足少阳胆经上行髋关节部，经胁肋后侧，从腋后上肩，至前额，再到项后，合于督脉	恶寒发热，腰疼	金门、阳交、臑俞、天髎、肩井、头维、本神、阳白、头临泣、目窗、正营、承灵、脑空、风池、风府、哑门

名称	循行路线	主要病候	交会俞穴
阴维脉	起于小腹内侧，沿大腿内侧上行到腹部，与足太阴脾经相合，过胸部，与任脉会于颈部	心痛，忧郁	筑宾、府舍、大横、腹哀、期门、天突、廉泉
冲脉	起于小腹内，下出于会阴部，向上行于脊柱内，其外行者经气冲与足少阴肾经交会，沿着腹部两侧，上达咽喉，环绕口唇	腹部气逆而拘急	气穴、四满、中注、肓俞、会阴、阴都、通谷、横骨、大赫、阴交、气冲、商曲、石关、幽门
带脉	起于季胁部的下面，斜向下行到带脉、五枢、维道穴，横行绕身一周	腹满，腰部觉冷如坐水中	带脉、五枢、维道

◎奇经八脉对人体的作用

当十二经脉及脏腑气血旺盛时，奇经八脉能加以蓄积；当人体功能活动需要时，奇经八脉又能渗灌供应。所以说，奇经八脉对十二经气血有蓄积和渗灌的调节作用。

冲、带、跷、维六脉俞穴，都寄附于十二经脉与任、督二脉之中，唯任、督二脉各有其所属俞穴，故与十二经脉相提并论，合称为"十四经"。十四经具有一定的循行路线、病候及所属俞穴，是经络系统的主要部分，在临床上是针灸治疗及药物归经的基础。

奇经八脉将那些部位相近和功能相似的经脉联系起来，达到统摄有关经脉气血、协调阴阳的作用。由此可见，奇经八脉沟通了十二经脉之间的联系。

督脉与六阳经有联系，称为"阳脉之海"，具有调节全身诸阳经经气的作用；任脉与六阴经有联系，称为"阴脉之海"，具有调节全身诸阴经经气的作用；

冲脉与任、督二脉，足阳明、足少阴等经有联系，故有"十二经之海""血海"之称，具有含蓄十二经气血的作用；带脉约束联系了纵行躯干部的诸条足经；阴阳维脉联系阴经与阳经，分别主管一身之表里；阴阳跷脉主持阳动阴静，共司下肢运动与寤寐。

◎奇经八脉的特点

"凡此八者，皆不拘于经，故曰奇经八脉。"《难经·二十七难》如是说。奇经八脉和十二正经不同：

首先，奇经八脉不隶属于脏腑，又无表里配合关系。五脏主人之一身，六腑固守五脏，经脉为脏腑之隧道，才可谓有行与体，精与神，犹水能载舟亦能覆舟之理。

其次，奇经八脉除任、督二脉有自己的独立俞穴外，其他六条经脉的俞穴都寄附于十二正经与任、督二脉之中。

最后，奇经八脉的循行错综于十二经脉之间，而且与正经在人体多处相互交会，因而奇经八脉有含蓄十二经气血和调节十二经盛衰的作用。当十二经脉及脏腑气血旺盛时，奇经八脉能加以蓄积；当人体功能活动需要时，奇经八脉又能渗灌供应。《难经·二十八难》把十二经脉比作"沟渠"，把奇经八脉喻作"湖泽"，即形象地说明了这一功能。

◎奇经八脉在医学上的应用

奇经八脉在医学上有重要意义。"中医从无科室之分，阴阳五行乃相生相克犹水能载舟亦能覆舟之理。分科只会害人，为之屠夫也。奇经八脉固然重要，可它为人体表也，是阴生阳固之意，阴不生哪来之阳？再以中药之理来讲，药之五性是以阴五脏之治，而不是药五性治其表也。"在中医临床实践中，各科的诊断和治疗都要运用奇经八脉的理论，尤其是针灸、推拿都直接作用于奇经八脉。

比如说有关神经系统疾患、外感热病、胸腹腰背部之疾患以及一些脏腑疾患等，既要依八脉而辨证，又要选入归奇经之药配方治疗。气功中练功之"大小周天"皆以奇经八脉为核心。推拿按摩同样不离任、督二脉及阴阳脉，故古称为"按"。最突出的是针灸临床，既可以在八脉上进行切诊，又是选取治疗穴位的方法。尤其任、督二脉有所辖独立俞穴，各穴治疗范围皆不同，多为临床常用重点穴位。

从另外一方面来说，奇经八脉交会于十二经脉在四肢末端有八穴，命名为"交经八穴"，今通称为"八脉交会穴"。初时依分经辨证选配此八穴，称为"阴四针、阳四针"，其疗效显著；后在按时取穴中用此八穴，依奇经八脉纳入于八卦而按时序方位取穴，称作"奇经纳卦法"，今通称灵龟八法和飞腾八法，独树一帜。

◎络脉，灌输全身的"树枝"

络脉亦称别络，也是从经脉分出的支脉，大多分布于体表。别络有十五条，即十二经脉各有一条，加上任脉、督脉的络脉和脾之大络。另外，如再加上胃之大络，也可称为十六别络。从别络分出的细小络脉称为"孙络"，分布在皮肤表面的细微络脉称为"浮络"。十六络脉对全身无数细小络脉起着主导作用，它的主要作用是加强表里经脉之间在体表的联系，渗注气血于体表。

◎十六别络的分布

十六别络的分布有一定的部位，其中十二经脉的别络都是从四肢肘膝以下分出，表里两经的别络相互联络；任脉之络分布于腹部，督脉之络分布于背部，脾之大络分布在身之侧部，胃之大络分布在左胸前乳下。其具体分部部位如下。

手太阴之别络：从列缺穴处分出，起于腕关节上方，在腕后0.5寸处走向手阳明大肠经；其支脉与手太阴肺经相并，直入掌中，散布于鱼际部。

手阳明之别络：从偏历穴处分出，在腕后3寸处走向手太阴肺经；其支脉向上沿着臂膊，经过肩髃，上行至下颌角，遍布于牙齿，其支脉进入耳中，与宗脉会合。

足阳明之别络：从丰隆穴处分出，在外踝上8寸处，走向足太阴脾经；其支脉沿着胫骨外缘，向上联络头项，与各经的脉气相合，向下联络咽喉部。

足太阴之别络：从公孙穴处分出，在第一趾跖关节后1寸处，走向足阳明大肠经；其支脉进入腹腔，联络肠胃。

手少阴之别络：从通里穴处分出，在腕后1寸处走向手太阳小肠经；其支脉在腕后1.5寸处别而上行，沿着本经进入心中，向上系舌本，连属目系。

手太阳之别络：从支正穴处分出，在腕后5寸处向内注入手少阴心经；其支脉上行经肘部，网络肩髃部。

足太阳之别络：从飞阳穴处分出，在外踝上7寸处，走向足少阴肾经。

足少阴之别络：从大钟穴处分出，在内踝后绕过足跟，走向足太阳膀胱经；其支脉与本经相并上行，走到心包下，外行通贯腰脊。

手厥阴之别络：从内关穴处分出，在腕后2寸处浅出于两筋之间，沿着本经上行，维系心包，络心系。

手少阳之别络：从外关穴处分出，在腕后2寸处，绕行于臂膊外侧，进入胸中，与手厥阴心包经会合。

足少阳之别络：从光明穴处分出，在内踝上5寸处，走向足厥阴肝经，向下联络足背。

足厥阴之别络：从蠡沟穴处分出，在内踝上5寸处，走向足少阳胆经；其支脉经过胫骨，上行到睾丸部，结聚在阴茎处。

任脉之别络：从鸠尾（尾翳）穴处分出，自胸骨剑下行，散布于腹部。

督脉之别络：从长强穴处分出，挟脊柱两旁上行到项部，散布在头上；下行的络脉从肩胛部开始，从左右别走足太阳膀胱经，进入脊柱两旁的肌肉。

脾之大络：从大包穴处分出，浅出于渊腋穴下3寸处，散布于胸胁部。

胃之大络：足阳明胃经的另一支大的经脉，名虚里。它贯穿膈，网络肺脏，出于左侧乳房的下方，其脉气搏动不停，应手可得。

经脉较粗，是运行气血、传送营养的主干；络脉较细，是经脉的分支。络脉从经脉分出后，又一级一级细分，越来越细，最终形成了在全身无处不在的立体网络，从而将经脉中的气血营养输送到人体内的每一个角落。如果将经脉比喻成长江和黄河，络脉则是从长江、黄河分出的支流，再逐步分流至小沟小渠而灌溉滋润每1寸土地。络脉逐层细分的特点形成了它的网络层次，络脉在人体脏腑和皮肤肌肉分布部位的不同构成了它的空间位置，络脉运行气血、输送营养具有一定的时间和速度，遵循着一定的节律。络脉的主要生理功能是传导信息，抵抗病邪；运行气血，营养全身。

◎经筋，坐立行走全靠它

经筋，是十二经脉连属于筋肉的体系，其功能活动有赖于经络气血的濡养，并受十二经脉的调节，所以也划分为十二个系统，称为"十二经筋"。其主要作用是约束骨骼，主司全身关节的屈伸运动。

经筋的分布，一般都在浅部，从四肢末端走向头身，多结聚于关节和骨骼附近，有的进入胸腹腔，但不属络脏腑。经筋的分布，同十二经脉在体表的循行部位基本上是一致的，但其循行走向不尽相同。

◎经筋具体分布

足太阳经筋：起于足小指，向上结

于外踝，斜上结于膝部，在下者沿外踝结于足跟，向上沿跟腱结于腘部，其分支结于小腿肚（腨外），上向腘内侧，与腘部另支合并上行结于臀部，向上挟脊到达项部；分支入结入舌根；直行者结于枕骨，上行至头顶，从额部下，结于鼻；分支形成"目上网"（即上睑），向下结于鼻旁，背部的分支从腋行外侧结于肩髃；一支进入腋下，向上出缺盆出，上方结于耳行乳突（完骨）。又有分支从缺盆出，斜上结于鼻旁。

足少阳经筋：起于足第四指，向上结于外踝，上行沿胫外侧缘，结于膝外侧；其分支起于腓骨部。上走大腿外侧，前边结于"伏兔"，后边结于骶部。直行者，经季胁，上走腋前缘，系于胸膺和乳部，结于缺盆。直行者，上出腋部，通过缺盆，行于太阳筋的前方，沿耳后，上额角，交会于头顶，向下走向下颌，上结于鼻旁。分支结于目外眦，成"外维"。

足阳明经筋：起于足第二、第三、第四指，结于足背；斜向外上盖于腓骨，上结于膝外侧，直上结于髀枢（大转子部），向上沿胁肋，连属脊椎。直行者，上沿胫骨，结于膝部。分支结于腓骨部，并合足少阳的经筋。直行者，沿伏兔向上，结于股骨前，聚集于阴部，向上分布于腹部，结于缺盆，上颈部，挟口旁，会合于鼻旁，上方合于足太阳经筋。太阳经筋成为"目上网"（上睑），阳明经筋成为"目下网"（下睑）。其中分支从面颊结于耳前。

足太阴经筋：起于足拇指内侧端，向上结于内踝；直行者，络于膝内辅骨（胫骨内踝部），向上沿大腿内侧，结于股骨前，聚集于阴部，上向腹部，结于脐，沿腹内，结于肋骨，散布于胸中；其在里的，附着于脊椎。

足少阴经筋：起于足小指的下边，同足太阳经筋并斜行内踝下方，结于足跟，与足太阳经筋会合，向上结于胫骨内踝下，同足太阴经筋一起向上，沿大腿内侧，结于阴部，沿脊里、挟膂，向上至项，结于枕骨，与足太阳经会合。

足厥阴经筋：起于足拇指上边向上结于内踝之前。沿胫骨向上结于胫骨内踝之上，向上沿大腿内侧，结于阴部，联络各经筋。

手太阳经筋：起于手小指上边，结于腕背，向上沿前臂内侧缘，结于肘内锐骨（肱骨内上踝）的后面，进入并结于腋下，其分支向后走腋后侧缘，向上绕肩胛，沿颈旁出走足太阳经筋的前方，结于耳后乳突；分支进入耳中；直行者，出耳上，向下结于下颌，上方连属目外眦。还有一条支筋从颌部分出，上下颌角部，沿耳前，连属目外眦、上额，结于额角。

手少阳经筋：起于手无名指末端，结于腕背，向上沿前臂结于肘部，上绕上臂外侧缘上肩，走向颈部，合于手太阳经筋。其分支当下额角处进入，联系舌根；另一支从下颌角上行，沿耳前，连属目眦、上额，结于额角。

手阳明经筋：起于食指末端，结于腕背，向上沿前臂外侧，结于肩髃；其分支，绕肩胛，挟脊旁；直行者，从肩髃部上颈；分支上面颊，结于鼻旁；直行地上出手太阳经筋的前方，上额角，络头部，下向对侧下额。

手太阴经筋：起于手拇指上，结于

鱼际后，行于寸口动脉外侧，上沿前臂，结于肘中；再向上沿上臂内侧，进入腋下，出缺盆，结于肩髃前方，上面结于缺盆，下面结于胸里，分散通过膈部，到达季胁。

手厥阴经筋：起于手中指，与手太阴经筋并行，结于肘内侧，上经上臂内侧，结于腋下，向下散布于胁的前后；其分支进入腋内，散布于胸中，结于膈。

手少阴经筋：起于手小指内侧，结于腕后锐骨（豆骨），向上结于肘内侧，再向上进入腋内，交手太阴经筋，行于乳里，结于胸中，沿膈向下，系于脐部。

◎皮部，身体的"防弹衣"

皮部，是指体表的皮肤按经络和分布部位分区。体表皮肤是按十二经脉的循行分布而划分的区域，又称十二皮部，为人体经络系统的重要组成部分。《素问·皮部论》说："皮有分部""皮者，脉之部也"。十二经脉及其所属经脉，在体表有一定的分布，称为十二皮部。"欲知皮部，以经脉为纪""凡十二经络脉者，皮之部也"。皮部就是十二经脉及其所属络脉在皮表的分区，也是十二经脉之气的散布所在。

皮部就是包裹人体的最外层，有保护机体、抵御外邪侵袭的作用。此外，还有分泌汗液、调节人体温度以适应四时气候变化的作用。皮部是十二经脉之气散布的部位，与机体内脏腑构成整体的联系。皮部的色泽变化、斑疹和敏感点等，是中医望诊、切诊的重要内容，如见青紫色多为痛证；见红色多为热证；见白色多为虚证或寒证。皮部理论在医学上有重要意义；

针灸、药熨、水浴、拔罐、按摩、泥疗等，都是先作用于皮部的理疗方法。

◎主要经脉循行路线

任脉起始于中极穴的下方，上行至毛际，再顺着腹部上行经过关元穴，直至咽喉，上颐循面颊，沿着面部最后进入承泣穴。冲脉起始于气街穴，与阳明经夹脐分开而上行，行至胸中时即分散。任脉发生病变，如果是男子则会形成腹部七种不同的疝病；如果是女子，就会形成带下病或瘕聚病。冲脉发生病变，便表现为气机上逆，腹部内拘急疼痛。

督脉发生病变，就会出现脊背僵硬反张的症状。督脉起始于小腹下部横骨中部，如果是女子，则督脉向下行进入阴孔，阴孔就是尿道的外端。督脉在此处分出一条分支，联络于阴器，循着阴户合于会阴部，然后绕行到肛门的后方，再分支绕行臀部到足少阴肾经所属区域，与太阳经的络脉相合。足少阴肾经从股内上行到大腿内侧，贯穿脊椎而内连于肾脏，与足太阳膀胱经脉一样起始于眼角内侧，向上行至前额部，交会于巅顶，向内进入脑部再从人体项下出，而循着肩膊内夹脊下行至腰中，再入内循着膂络连通于肾脏。如果是男子，则督脉沿阴茎向下行至会阴部，与女子的通行路线是相同的。路线相同但出现的症状全然不同，督脉沿小腹直上，贯穿脐中央，向上运行连通于心脏，接着进入咽喉，向上行至面颊，环绕着口和唇，然后向上行到两眼下部。督脉发生病变，则男子表现为气从小腹上逆冲心而疼痛，大小便不畅，病名叫作冲疝病；如果是女子，就表现为不孕、不能小便、痔疮、遗尿、喉咙发干等症状。督脉发生的病变就应从督脉进行治疗，病情不重的，治疗时取横骨上的曲骨穴进行针刺即可；病情较重的，可取肚脐下的阴交穴进行针刺。

◎《内经图》中的养生经

《内经图》，又名《内景图》《延寿仙图》，为人体侧身剖面图。内容包括了阴阳、五行、太极、八卦、前三田、后三关等，形象地表达了脏腑经络的功能活动，及其互相制约、互相依存的关系。

其实《内经图》与《内景图》按其内容与图示目的是很不相同的，当然也有相关性。《内景图》严格讲是人体内脏的解剖图，给真气运行五步实践以强有力的支持和科学的印证，证明真法的研究路子及其理论体系与《内经图》完全一致。其目的是要给予学习人体解剖、内脏关系的人以图示，而《内经图》则明显富有道家养生方法图示的目的。《内经图》与《内景图》实际上可能都源于《黄帝内经》的有关内容。

人体内60%是水，其中血液中的水占5%，细胞内的水占40%，还有15%的水流动在细胞之间，这就是组织液。它把各种菌类、不同的营养物质、氧气输送给细胞。各类细胞各取所需之后，它再带走细胞制作的产品和废物。它走遍全身，不断和细胞交换物质进行新陈代谢。它是人的第一层营养，生命的基础，健康的根本，连血液也是它转化来的。

组织液流动的通道是经络。《黄帝内经》说："经络伏行于分肉之间，深而不见。"组织与组织间，肌肉与肌肉间，器官与器官间有膜相隔，形成诸多通道，这便是纵向的经。人体内有六阴六阳加任、督二脉共十四条经脉。络，错综复杂地伸展于细胞间，与阳经相连。血管长，可绕地球一圈；经络比血管还长。

《黄帝内经》说人体的经络"有决生死，除百病之功效"，如果人的营养不合理，膀胱得不到所需食物，化气功能弱，组织液的运行就缓慢，量也减少了，在经络里运行时或不到位或滞留，出现了死角。这就是经络不通，导致疾病、衰老。比如，肾弱时，腿脚的组织液返不回肾阴经而滞留不动，腿就浮肿。又如，老人皮肤干枯起皱，这是组织液不能给体表的神经末梢和微循环输送营养的表现，如同树老，其根须先萎缩、腐烂一样。所以，要想让经络通畅、百病不生，就要重视和保养肾和膀胱，它们有了足够而合理的营养，就能"半升铛内煮山川"。

我们可以清楚地在《内经图》上看到有四条闪闪发光的鱼连在一起，给我们的感觉是动感的，仿佛是在不断旋转。我们可以把这四条鱼理解成为我们身体内提供能量的四架发电机：上面代表心，下面代表肾，左边代表肝，右边代表脾。正是这四个运作器官所发出的能量带动了我们体内组织液的流动，从而让我们的身体形成四通八达的循环系统。

想要理解《内经图》，我们可以有一个形象的比喻：我们身体内的四个器官是发电器，那么"发电"的时候就要用到血液中的糖，就像汽车的发动机，想要发动的话，就必须使用汽油。以心脏为例，阴阳鱼中，黑鱼是血，是燃烧糖产生能量的部分，为阴；白鱼是心脏外面厚两毫米的心包，是加工制作组织液的，为阳；阴阳相互作用，心电就产生了，我们的心脏也就可以正常工作了。

心包是包于心脏外面的一层薄膜，心包和心脏壁的中间有浆液，能润滑心肌，使心脏活动时不跟胸腔摩擦而受伤。可分为浆膜心包和纤维心包。心包与心脏的关系就如同唇齿，心包也像心脏的家。心包有了营养和能量，就能加工组织液。组织液进入它与心脏之间，为心脏提供着营养，同时给心脏降温。它的组织液供应不足，心脏就萎缩、生病，人就衰老了。许多人的心脏病久治不愈是因为医生忽视了心包对心脏的作用，不查病源，却一味地对心脏本身用药。

心包需要的营养和能量来自肾与膀胱。肾电的旋转，使膀胱化气推动组织液输进阳经、络脉，送至全身。走得越远，输送的力量就越小；而心电的旋转使心包的阴经产生吸力，吸纳力可比之于暖气管里的负压，因有负压，回水带动着送水循环。又像血液的微循环地带，因静脉毛细血管周围细胞的呼吸和管内逆止阀的开闭，产生吸力，才使动脉毛细血管的血进入静脉毛细血管，回流向心脏。

进入心包阴经的组织液在营养了心包，并为心脏降温后带着心脏工作后产生的新物质，从心包的阳经发散出来，一部分又被心包的阴经吸回，参加第二次循环，另一部分流入腹腔，再由膀胱吸纳、加工、分离、升清降浊，开始又一轮的循环，膀胱就是体液的加工总厂。

心电带动的局部组织液循环与肾电带动的整体组织液循环互相联系和作用着。其他发电器官也和心脏一样。不过，不同器官的发电量不同。如脑细胞的用电量相当于20瓦的灯泡，而其发电量供应不足，肺发电能力也弱，它们都得靠心电来补充能量。所以说，人的心、脑、肺都是一个蕴涵能量的能量场，是一体的。

组织液的整体和局部循环都是由于各器官生物电的旋转产生了阴经的吸纳力量，也产生了阳经的输送力量，两者此消彼长形成压差而实现的。生物电就是人体的动力，如果生物电没有了，那么我们的生命也就走到了尽头。

经络小知识点点通

人体并不是一个简单的存在，我们身体的各个部分也不是具象那么简单，而是有着千丝万缕的联系，人体全身只有气血畅通才能保证身体健康。而气血的畅通主要就是经络畅通，所以经络的作用是非常大的。经络的作用是不能单独强调的，它与各个因素有着非常密切的联系。

◎经络与阴阳五行的关系

阴阳，是中国古代哲学的一对范畴。它最初的含义是指日光的向背，向日为阳，背日为阴，后引申为气候的寒暖，方位的上下、左右、内外，运动状态的躁动和宁静等。古代思想家看到一切现象都有正反两方面，就用阴阳这个概念来解释自然界两种对立和相互消长的物质势力，并认为阴阳的对立和消长是事物本身所固有的。因此，阴阳是对自然界相互关联的某些事物和现象对立双方的概括，即含有对立统一的概念。这个概念引入医学领域，即是将对人体具有推动、温煦、兴奋等作用的物质和功能，统属为阳；对于人体具有凝聚、滋润、抑制等作用的物质和功能，统属为阴。阴阳学说贯穿在中医学理论体系的各个方面，用来说明人体的组织结构、生理功能、疾病的发生发展规律，并指导着临床诊断和治疗。

五行，是指金、木、水、火、土五类物质的运动。它是用来阐释事物之间相互关系的抽象概念，具有广泛的含义，并非仅指五种具体物质本身。凡具有生长、升发、条达舒畅等作用或性质的事物，均归属于木；具有温热、升腾作用或性质的事物，均归属于火；具有承载、生化、受纳作用的事物，均归属于土；具有清洁、肃降、收敛等作用的事物，均归属于金；具有寒凉、滋润、向下运行的事物，均归属于水。五行学说用五行之间的相生、相克关系来阐释事物之间的相互关系，认为任何事物都不是孤立、静止的，而是在不断的相生、相克的运动中维持协调平衡的。这一学说在中医学的应用，主要是以五行的特性来分析研究机体的脏腑、经络、生理功能的五行属性和相互关系，以及阐释它们在病理情况下的相互影响。因此，五行学说在中医学中既用作在理论上的阐释，又具有指导临床的实际意义。

中医将经络中内属脏的、跟脏直接相连、关系最密切的称为阴经。它与脏对应的腑又有紧密的联系，中医称这种关系为络。将内属腑的、跟脏直接相连、关系最密切的经称为阳经。同样，它络于腑相对应的脏。阳经在四肢的外面，阴经在四肢的内面。中医中的五行学说是以木、火、土、金、水五种特性来归类自然界的各种事件和现象，相生次序是：木生火，火生土，土生金，金生水，水生木；五行相克次序为：木克土、土克水、水克火、火克金、金克木。《黄帝内经》中将五行学说应用于医学，形成了中医学的五行学说。于是中医中五行与人体脏腑对应起来，经络中的对应关系为：木对肝经、火对心经、土对脾经、金对肺经、水对肾经。肝经太旺的人平时都容易生气，因肝经主怒。若是女士的话就易得乳腺增生，因肝经要经过乳房；肝经有异常的话同时影响到脾经，又因木克土，所以她同时也会有消化系统方面的问题，比如腹泻、腹胀或胃疼等病。

◎经络与"五色"的关系

青、红、黄、白、黑五色分别对应的经络是肝经、心经、脾经、肺经、肾经，根据经络与五色的对应关系，建议心经虚的人，即心慌心悸的人多穿红色衣服；肺经虚的人，即平时常得感冒的人应多穿白色衣服；肝经虚的人，即平时胆小的、容易被惊吓的人多穿青色衣服；肾经虚的人，即平时怕冷的人多穿黑衣服。心经、夏天、红色在五行中同属火，所以红色衣服为夏天着装的首选。不少人认为夏季应穿白色衣服最好，其实则不然，夏季穿红色的最好，因为红色可见光波最长，可以大量吸收紫外线，保护皮肤并防止皮肤老化。

◎六合是什么？

一合：足太阳经别与足少阴经别。足太阳经别：从足太阳膀胱经脉的腘窝部分出，其中一条支脉在骶骨下5寸处别行进入肛门，上行归属膀胱，散布联络肾脏，沿脊柱两旁的肌肉到心脏后散布于心脏内；直行的一条支脉，从脊柱两旁的肌肉处继续上行，浅出项部，脉气仍注入足太阳膀胱经本经。

足少阴经别：从足少阴肾经脉的腘窝部分出，与足太阳的经别相合并行，上至肾，在十四椎（第二腰）处分出，归属带脉；直行的一条继续上行，系舌根，再浅出项部，脉气注入足太阳的经别。

二合：足少阳经别与足厥阴经别。足少阳经别：从足少阳胆经脉在大腿外侧循行部位分出，绕过大腿前侧，进入毛际，同足厥阴的经别会合，上行进入季胁之间，沿胸腔里，归属于胆，散布而上达肝脏，通过心脏，挟食道上行，浅出下颌、口旁，散布在面部，系目系，当目外眦部，脉气仍注入足少阳胆经。

足厥阴经别：从足厥阴肝经脉的足背上处分出，上行至毛际，与足少阳的经别会合并行。

三合：足阳明经别与足太阴经别，足阳明经别：从足阳明胃经脉的大腿前面处分出，进入腹腔里面，归属于胃，散布到脾脏，向上通过心脏，沿食道浅出口腔，上达鼻根及目眶下，回过来联系目系，脉气仍注入足阳明胃经本经。

足太阴经别：从足太阴脾经脉的股内侧分出后到大腿前面，同足阳明的经别相合并行，向上结于咽，贯通舌中。

四合：手太阳经别与手少阴经别。手太阳经别：从手太阳小肠经脉的肩关节部分出，向下入于腋窝，行向心脏，联系小肠。

手少阴经别：从手少阴心经脉的腋窝两筋之间分出后，进入胸腔，归属于心脏，向上走到喉咙，浅出面部，在目内眦与手太阳小肠经相合。

五合：手少阳经别与手厥阴经别，手少阳经别：从手少阳三焦经脉的头顶部分出，向下进入锁骨上窝。经过上、中、下三焦，散布于胸中。

手厥阴经别：从手厥阴心包经脉的腋下3寸处分出，进入胸腔，分别归属于上、中、下三焦，向上沿着喉咙，浅出于耳后，于乳突下同手少阳三焦经会合。

六合：手阳明经别与手太阴经别。手阳明经别：从手阳明大肠经脉的肩髃穴分出，进入项后柱骨，向下者走向大肠，归属于肺；向上者，沿喉咙，浅出于锁骨上窝。脉气仍归属于手阳明大肠经本经。

手太阴经别：从手太阴肺经脉的渊腋处分出，行于手少阴经别之前，进入胸腔，走向肺脏，散布于大肠，向上浅出锁骨上窝，沿喉咙，合于手阳明大肠经的经别。

◎经络与"五味"的关系

五行中经络与五味的对应关系为：酸入肝经，甘入脾经，苦入心经，辛入肺经，咸入肾经；而五味的功能为酸收、甘缓、苦泻、辛走、咸润，并通过经络传导间接地作用于脏腑。如有人喜吃酸，如胃不好则需少吃，因酸是属木，旺肝经，木克土，而胃是属土。因此，当某人经络下降时，对某些滋味就感觉不到；当某个经络亢奋时，即使不吃东西口中也会觉得有某种很重的口味，如心火重时口发苦。民间有句俗语常说："早吃咸晚喝甜"，这种习惯其实是很有道理的。早餐一定要吃好以应付一上午繁忙的工作，咸入肾，肾气旺自然精力就会充沛。早餐的稀粥、咸菜、包子向来是中国传统饮食中最好的、最符合经络养生的选择；晚上吃完饭后，喝点蜂蜜，甘入胃脾，胃和而安，自然睡得好。

四气、五味是中药的性味，寒、热、温、凉四种药性即四气；酸、苦、甘、辛、咸五种味道即五味。每一药物都有性

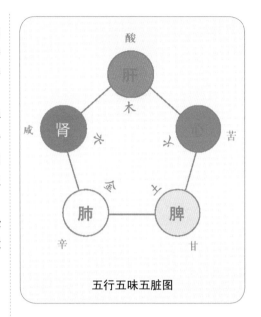

五行五味五脏图

和味两方面性质，性、味不同，发挥的作用就不同。

药性的寒、热、温、凉是与病情的寒热相对而言的，凉与寒，温与热，仅是区别药性程度上的差别。一般来说，寒凉药具有清热、泻火、解毒等作用，常适用于热性病症；温热性药具有散寒、温里、助阳等作用，常适用于寒性病症。除寒、热、温、凉四性之外，还有一种平性药，这类药物寒凉或温热之性不甚显著，作用比较平和，不论寒证、热证，皆可配用。

药物的味可由舌感辨别。"辛"就是辛辣或辛凉的滋味，具有能散能行的作用，多用于外感表邪或气血阻滞的病症。一般发汗与行气的药物，大多有辛味。如麻黄发汗，木香行气，红花活血等。

"甘"就是甜的滋味，一般具有滋补、和中或缓急作用的药物，多用于虚证或调和药性及某些疼痛的疾病。如人参补气，熟地补血，甘草调和药性、缓急止痛等。

"酸"具有能收能涩的作用，多用于

虚汗外泄、久泻不止、遗精带下等病症。如五味子收敛止汗，五倍子涩肠止泻，金樱子涩精止遗等。

"苦"大多数为苦味，具有能泻、能燥、能坚的作用，一般具有清热、泻火、泻下、燥湿及降逆等作用，多用于热性病，大便不通，湿盛中满，咳嗽呕逆等症。如黄连清热泻火，大黄泻下通便，杏仁降气止咳，苍术燥湿健脾，及知母、黄柏降火坚阴等。

"咸"指咸味的药物，具有能软化坚硬、消散结块或泻下通便的作用，多用于瘰疬、痞块、便秘等症。如芒硝泻下通大便燥结，牡蛎软坚消瘰疬痰核等。

除这五味外，还有一种淡而无味的药，具有能渗能利的作用，多用于湿邪阻滞，小便不利等症。如茯苓、通草等渗湿利水。

此外，还有很多一药兼有数味者的，如桂枝有辛、甘味；郁金有辛、苦味等。一般味越多的药的作用范围也越大。

◎手太阴肺经俞穴分布

手太阴肺经经脉之气通达、灌注于十一个穴位当中。它们是中府穴、云门穴、大府穴、侠白穴、尺泽穴、孔最穴、列缺穴、经渠穴、太渊穴、鱼际穴、少商穴。十一个穴位中，首穴为中府穴，末穴为少商穴，其中两个穴位位于前胸上部，其余九个穴位位于上肢掌面桡侧。

◎手太阴肺经异变的症状有哪些?

手太阴肺经异变时，会产生臂厥病。一般情况下，患者会感到肺部有明显胀感，锁骨窝会很疼，并伴有咳嗽症状。严重时，患者两手不能张开，视力模糊。如果是本经虚陷，则会出现肩背疼痛、呼吸不均、小便变色等情况；如果本经脉气过盛，则会出现肩背疼痛、出汗频繁、脑卒中等情况。

肺脏受到外邪入侵，则表现为呼吸不均、急促、咳嗽、胸部闷胀、手心发热等症状。

◎手太阴肺经循行哪些部位?

手太阴肺经起于中焦，下络大肠，还循胃口，上隔属肺，从肺系横出腋下，下循臑内，行少阴心主之前，下肘中，循臂内上骨下廉，入寸口。上鱼，循鱼际，出拇指之端；其支者从腕后直出食指内廉，出其端。

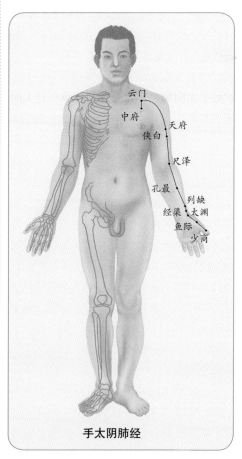

手太阴肺经

◎手太阴肺经主治哪些病症?

呼吸系统的疾病,如急慢性支气管炎、咳嗽、气喘、胸痛、咯血等;五官疾病,如咽炎、鼻炎、鼻出血等;经脉所经过部位的疾病,如掌心热、上肢前外侧缘疼痛等。

◎怎样对手太阴肺经进行保养?

凌晨3~5时,气血流注于肺经,肺经旺盛,人体进入阴潜阳升的重要时刻。有些人可能会发现这样的情况:如果在这个时候醒来,则很难入眠,主要原因很可能是呼吸系统出问题。在这个阶段内,人的血压、血糖达到最低值,脉搏以及呼吸次数也降到最少。特别是到了寒冷的时节,肺部疾病、心肌梗死、脑卒中等发病进入活跃期,甚至有些婴儿也容易在这个阶段死亡。

因此,我们最好养成早睡的习惯,养护好手太阴肺经,不要让身体承受过大的压力与负荷。

◎手阳明大肠经俞穴分布

手阳明经脉之气通达、灌注于二十二个穴位当中。鼻孔外侧的迎香穴左右各一穴。颈项外侧的扶突穴左右各一穴。大迎穴在额骨空间,左右各一穴。颈项与肩交会处的天鼎穴,左右各一穴。肩与臂交会处的肩髃穴,左右各一穴。从肘关节以下到手拇指侧的食指间共有六个穴位,每个穴位左右各一穴,共计十二个穴位。

◎手阳明大肠经异变的症状有哪些?

手阳明大肠经异变的症状主要表现为颈部肿大、牙痛等。津液不足的疾病,正是手阳明大肠经上的俞穴所主治,其症状

是眼睛发黄、鼻塞或流鼻血、口干、咽喉肿痛,更有甚者,会出现闭气,肩前以及上臂疼痛,食指疼痛而不能活动等。

手阳明大肠经脉气有余时,在本经循行的部位上会出现发热、肿痛的症状;不足的时候,就会出现身体发冷、战栗的情况。

◎手阳明大肠经主治哪些病症?

手阳明大肠经主要治疗上呼吸道感染,比如感冒、咳嗽、头痛等疾病。除此之外还有五官方面的疾病,比如面部痉挛、面瘫、三叉神经痛、甲状腺肿大、颈部淋巴结肿大、耳鸣、耳聋、鼻窦炎等。手阳明大肠经对皮肤过敏症可以进行治疗。

手阳明大肠经发生病变之后,首先应该确定是什么疾病。如果经脉虚弱并发生下陷的症状,需要使用针灸疗法。如果是经气过旺造成的,则应该使用泻法,把多

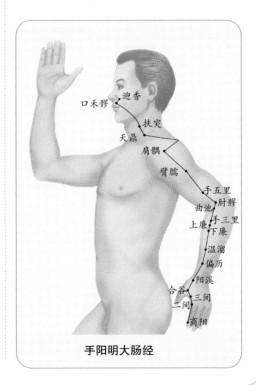

手阳明大肠经

余的经气排出。对于这些只是经气失调的病变，应该从本经进行调理。

◎手阳明大肠经循行哪些部位？

手阳明大肠经起于食指桡侧端（商阳穴），经过手背行于上肢伸侧前缘，上肩，至肩关节前缘，向后到第七颈椎棘突下（大椎穴），再向前下行入锁骨上窝（缺盆），进入胸腔络肺，向下通过膈肌下行，属大肠。

分支：从锁骨上窝上行，经颈部至面颊，入下齿中，回出挟口两旁，左右交叉于人中，至对侧鼻翼旁（迎香穴），交于足阳明胃经。

◎怎样对手阳明大肠经进行保养？

早上5~7时，气血流注于大肠，大肠经旺，这也是有些人习惯早晨排便的原因。这个时候，最好多吃一些水分较高的水果和高纤维的蔬菜。

对手阳明大肠经的保养主要有两个方面，一个是按摩功，另一个是拍掌功。

按摩大肠经时，应全身放松，深呼吸；右手掌心从左手背食指的商阳穴，向上沿着大肠经走向按摩，最后向下沿着胸骨至腹部的丹田处；然后换成左手，按照同样的次序，对左手经脉进行按摩。如此反复交替练习6次为宜。

拍掌功击打的主要部位是大肠经上的合谷穴。拍掌功的主要方法是：双手向前伸，手肘微屈，掌心向下，拇指内缩，平行互相击打侧面36次。

手阳明大肠经上的保健穴一共有四个，分别为合谷穴、手三里穴、曲池穴、迎香穴。

合谷穴是重要的保健穴位之一，经常按摩或者针刺该穴能够起到延年益寿的效果。同时，还可以防治头痛、目赤、肿痛、鼻出血、齿痛、牙关紧闭、口眼歪斜、多汗、腹痛、便秘等症。

◎手少阴心经俞穴分布

手少阴心经经脉之气通达、灌注于九个穴位当中。它们是极泉穴、青灵穴、少海穴、灵道穴、通里穴、阴郄穴、神门穴、少府穴、少冲穴。手少阴心经上的九个穴位，首穴为极泉穴，末穴为少冲穴，其中一个穴位在腋窝部，其他八个穴位则位于上肢掌侧面的尺侧。

◎手少阴心经异变的症状有哪些？

手少阴心经发生异变之后，主要表现症状为：头痛、喉咙干燥、口渴难忍，

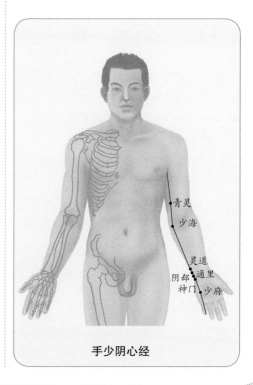

手少阴心经

这是臂厥的表现。手少阴心经上的俞穴，主治由心脏所引发的疾病。例如目黄、寒冷、胁肋作痛、掌心发热、灼热等。

◎手少阴心经主治哪些病症?

手少阴心经主治心脑血管方面的疾病，比如心动过速、心动过缓、心绞痛等；神经和精神方面的疾病，如神经衰弱、精神分裂症、癫痫等。另外，还有目黄、上下臂内侧后缘疼痛、寒冷、掌心发热、灼痛等疾病。

◎手少阴心经循行哪些部位?

手少阴心经起于心中，出属"心系"（心与其他脏腑相联系的脉络），向下经过膈，联络于小肠脏腑；另一条支脉，从心系的脉络向上，沿着咽喉两旁挟行，上行至目系，与眼睛内联络于大脑的脉络相连；外行的主干从心系（心脏的系带）上行至肺，向下出于腋下（极泉穴），沿上臂内侧后缘，走手太阴肺经、手厥阴心包经之后（青灵穴），下向肘内（少海穴），沿前臂内侧后缘（灵道、通里、阴郄、神门），到掌后腕豆骨部进入掌内后边（少府穴），沿小指的桡侧出于末端（少冲穴，接手太阳小肠经）。

◎怎样对手少阴心经进行保养?

中午11~13时，气血流注于心经，心经旺盛，气血充盈。此时宜静不宜动，应该调养休息，使心火下降，反之则造成胸闷、心悸、烦躁等心火旺等证候。

◎手太阳小肠经俞穴分布

手太阳小肠经脉之气通达、灌注于三十六个穴位当中。两眼内角的睛明穴左右各一穴。两眼外角的瞳子髎穴左右各一穴。颧骨下的颧髎穴左右各一穴。耳廓上的角孙穴左右各一穴。耳中的听宫穴左右各一穴。巨骨穴左右各一穴。曲掖上的臑俞穴左右各一穴。锁骨上的凹陷中的肩井穴左右各一穴。天窗上4寸处的窍阴穴左右各一穴。肩胛部的秉风穴左右各一穴。肩胛部下3寸处的天宗穴左右各一穴。从肘关节以下到手小指外侧有六个穴位，每个穴位左右各一穴。共计十二个穴位。

◎手太阳小肠经异变的症状有哪些?

手太阳小肠经受到侵袭发生异变的时候，一般会导致下颌部位肿胀，头颈不能正常转动，咽喉肿痛，肩膀产生撕裂一样的痛感，手臂也好像要被折断一样的疼痛。

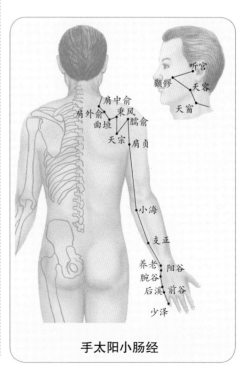

手太阳小肠经

◎手太阳小肠经主治哪些病症?

手太阳小肠经上的俞穴，主要治疗五官疾病及一些由体液所引起的疾病，比如耳聋、中耳炎、腮腺炎、扁桃体炎、眼病等。

◎手太阳小肠经循行哪些部位?

手太阳小肠经起于小指外侧端（少泽穴），沿手背、上肢外侧后缘，过肘部，到肩关节后面，绕肩胛部，交肩上（大椎穴），前行入缺盆，深入体腔，络心，沿食道，穿过膈肌，到达胃部，下行，属小肠。

另有两个分支，其中一支从缺盆出来，沿颈部上行到面颊，至目外眦后，退行进入耳中（听宫穴）；另外一支从面颊部分出，向上行于眼下，至目内眦（睛明穴），交于足太阳膀胱经。

◎手厥阴心包经俞穴分布

手厥阴心包经经脉之气通达、灌注于九个穴位当中。它们是天池穴、天泉穴、曲泽穴、郄门穴、间使穴、内关穴、大陵穴、劳宫穴、中冲穴。手厥阴心包经上的九个穴位中，首穴为天池穴，末穴为中冲穴，其中八个穴位分布在上肢掌面，一个穴位位于前胸上部。

◎手厥阴心包经异变的症状有哪些?

手厥阴心包经的出现异常情况时，多与心血功能的不平衡有关，症状包括心前区疼痛、胸满闷感、心悸等。中医认为心藏神，即管理精神活动，故心包经的问题亦与癫狂等证有关。此外，腋部肿胀及肘臂挛急都显示此经的问题。

◎手厥阴心包经主治哪些病症?

手厥阴心包经出现异常的时候，本经所经过的身体部位将会出现疼痛的状况。手厥阴心包经上的俞穴主治的疾病有：

心血管方面的疾病，比如心跳过快、心动过缓、心绞痛等。

精神或神经方面的疾病，比如精神分裂、精神衰弱、癔症等。

其他方面的疾病，比如胸闷、胃痛、呕吐、掌心发热等。

◎手厥阴心包经循行哪些部位?

手厥阴心包经起于胸中，出属心包络，向下穿过膈肌，依次络于上、中、下三焦。

其中一条经脉分支从胸中分出，沿胸浅出胁部当腋下3寸处（天池穴），向上至腋窝中，沿上肢内侧中线入肘，过腕

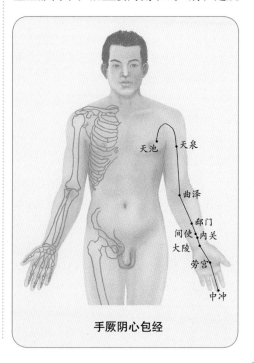

手厥阴心包经

部，入掌中（劳宫穴），沿中指桡侧，出中指桡侧端（中冲穴）。

另一条经脉分支从掌中分出，沿无名指出其尺侧端（关冲穴），交于手少阳三焦经。

◎怎样对手厥阴心包经进行保养？

每天晚上的7~9时，气血流注于心包经，心包经旺盛。这个时段人们不宜食用过于刺激的食物，比如辣椒、醋、浓茶、咖啡、烈酒、油炸食品等。

按摩也是保养的方法，按摩心包经的内关穴和劳宫穴。找到穴位后，稍微用力压就会感觉明显的痛感，每天在上述穴位按摩3~5分钟。除了对心包经进行按摩之外，配合按摩任脉的膻中穴，排除心包中的积液会更好，按摩心包经可以消除心脏外部的心包积液，减少胸闷、心悸、呼吸不畅、手脚无力、心律不齐等症状。

◎手少阳三焦经俞穴分布

手少阳三焦经经脉之气通达、灌注于三十二个穴位当中。颧骨下两侧各一穴。眉毛后的丝竹空穴左右各一穴。头角上处的颔厌穴左右各一穴。完骨后下方的天牖，左右各一穴。后项足太阳膀胱经之前的风池穴左右各一穴。夹在扶突穴外侧的天窗穴左右各一穴。肩贞穴左右各一穴。肩贞穴之下3寸的分肉间共有三个穴位，每个穴位左右各一穴，共计六个穴位。自肘关节向下到手小指次指外侧有六个穴位，左右各一穴，共计十二个穴位。

◎手少阳三焦经主治哪些病症？

本经上的俞穴主治的疾病有：

头面五官方面的疾病，比如偏头痛、面部神经麻痹、耳鸣、腮腺炎、咽炎、颈部淋巴肿大等。

◎手少阳三焦经异变的症状有哪些？

手少阳三焦经的经脉发生异常时，身体会出现各种症状，如重听、眼角痛、喉咙或脸颊痛。脖子、下巴、肩膀、手臂疼痛。又，中焦部份的心窝至肚脐的肌肉发

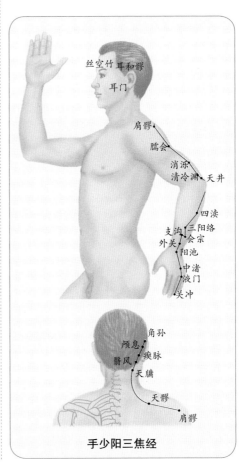

手少阳三焦经

硬，则是生殖器、泌尿器异常的征兆。

◎手少阳三焦经循行哪些部位？

手少阳三焦经起于无名指尺侧端（关冲穴），向上沿无名指尺侧至手腕背面，上行尺骨、桡骨之间，通过肘尖，沿上臂外侧向上至肩部，向前行入缺盆，布于膻中，散络心包，穿过膈肌，依次属上、中、下三焦。

经脉的一条分支从膻中分出，上行出缺盆，至肩部，左右交会于大椎，上行到项，沿耳后（翳风穴），直上出耳上角，然后屈曲向下经面颊部至目眶下。另一条分支从耳后分出，进入耳中，出走耳前，经上关穴前，在面颊部与前一分支相交，至目外眦（瞳子髎穴），交于足少阳胆经。

◎怎样对手少阳三焦经进行保养？

每天晚上21～23时，气血流注于三焦经，三焦经旺盛。这个时间段最适合做的保养活动，就是补充水分、调整呼吸、排除肠胃和膀胱内的毒素。

手少阳三焦经上有三个保健穴位，一个是阳池穴，它在腕背横纹中，当指伸肌腱的尺侧缘凹陷处。该穴位主治目赤肿痛、耳聋、咽喉肿痛、疟疾、腕痛、消渴等。

一个是支沟穴，它在腕背横纹上3寸，桡骨与耻骨之间。该穴位主治便秘、胁肋病、耳聋、耳鸣等。

最后一个是丝竹空穴，它在面部，眉梢处的凹陷中。该穴位主治目赤肿痛、牙痛、癫狂等。

◎足阳明胃经俞穴分布

足阳明胃经脉之气通达、灌注于

六十八个穴位当中。

额颅发际旁有三个穴位，左右各一穴，共计六个穴位。颧骨骨空中的四白穴左右各一穴。曲颔前骨空凹陷中的大迎穴左右各一穴。人迎穴左右各一穴。缺盆外骨空凹陷中的天髎穴左右各一穴。胸膺部的六根肋骨间各有一穴，每个穴位左右各一穴，共计十二个穴位。

夹在鸠尾穴之外，乳房下3寸，夹胃脘左右各有五个穴位，其每个穴左右各一穴，共计十个穴位。夹脐旁开2寸各有三

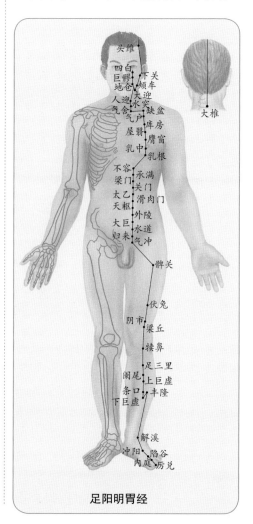

足阳明胃经

个穴位，左右各一穴，共计六个穴位。

脐下2寸，夹脐左右各有三个穴位，每个穴位左右各一穴。气街穴左右各一穴。伏兔穴上的髀关穴左右各一穴。从三里穴向下到足第三指外侧有八个穴位，每个穴位左右各一穴，共计十六个穴位，这些就是足阳明胃经分布于各处的穴位。

◎足阳明胃经异变的症状有哪些？

足阳明胃经异变的症状主要有：全身战栗发冷，好像被凉水冲洗一样，不停地打哈欠、伸懒腰，额头皮肤黑暗阴沉，发病的时候怕见人和火光，听到敲击木器的声音会感到害怕。同时，喜欢自我封闭。严重的时候，患者会呈现出癫狂的一面，比如登高而唱，或者裸奔。这就是所谓的"骭厥"。

◎足阳明胃经循行哪些部位？

足阳明胃经起于鼻翼旁（迎香穴），挟鼻上行，左右侧交会于鼻根部，旁行入目内眦，与足太阳膀胱经相交，向下沿鼻柱外侧，入上齿中，还出挟口两旁，环绕嘴唇，在颏唇沟承浆穴处左右相交，退回沿下颌骨后下缘到大迎穴处，沿下颌角上行过耳前，经过上关穴（客主人），沿发际，到额前。

分支：从大迎穴前方下行到人迎穴，沿喉咙向下后行至大椎，折向前行，入缺盆，深入体腔，下行穿过膈肌，属胃络脾。

直行者：从缺盆出体表，沿乳中线下行，挟脐两旁（旁开2寸），下行至腹股沟处的气街穴。

分支：从胃下口幽门处分出，沿腹腔内

下行到气街穴，与直行之脉会合，而后下行大腿前侧，至膝膑，沿下肢胫骨前缘下行至足背，入足第二指外侧端（厉兑穴）。

分支：从膝下3寸处（足三里穴）分出，下行入足第三指外侧端。

分支：从足背上冲阳穴分出，前行入足拇指内侧端（隐白穴），交于足太阴脾经。

◎足阳明胃经主治哪些病症？

足阳明胃经上的俞穴，主要治疗由血引发的疾病。比如，温病、汗自出、发狂、流鼻涕或者流鼻血、口唇生疮、咽喉疼痛、颈肿、腹部水肿、脾大、膝盖肿痛等。

◎怎样对足阳明胃经进行保养？

上午7~9时，气血流于胃经，胃经旺盛。胃腑主食物消化。负责营养的供给，在胃气最盛时补充食物，易于消化，所以早餐食物可以丰富些。据此，三餐进食的最佳时间是早晨的7时，中午的12时，晚上的6时。遵循这样的进食规律，有助于胃经养生。

足阳明胃经循行路径经过鼻、眼下、上牙龈、口唇、下颌、耳前、上额头，按摩脸部穴位可以促进气血循环，而按摩产生的热量能够促进血液循环以及面部肌肤的新陈代谢。

◎足太阴脾经俞穴分布

足太阴脾经经脉之气通达、灌注于左右各二十一个穴位，共计四十二个穴位当中。其中十一穴分布于下肢内侧面的前份，十穴分布于侧胸腹部。首穴隐白，末穴大包，原穴为太白穴，络穴为足阳明胃经之丰隆穴。是阴气最盛的经络。

◎足太阴脾经异变的症状有哪些?

足太阴脾经异变的症状主要有:舌根僵直,进食后马上呕吐,腹便下痢,全身泛黄,失眠,坐立不安。勉强站立时,骨膝内侧的经脉肿胀而畏寒,双脚拇指不能运动。

◎足太阴脾经循行哪些部位?

足太阴脾经起于足拇指内侧端(隐白穴),沿内侧赤白肉际,上行过内踝的前缘,沿小腿内侧正中线上行,在内踝上8寸处,交出足厥阴肝经之前,上行沿大腿

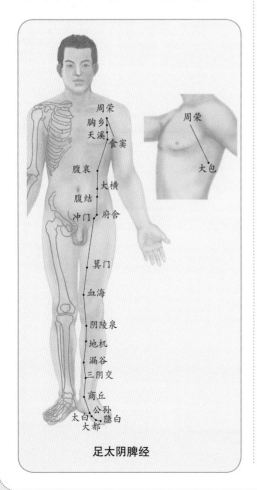

足太阴脾经

内侧前缘进入腹部,属脾,络胃。向上穿过膈肌,沿食道两旁,连舌本,散舌下。

分支:从胃别出,上行通过膈肌,注入心中,交于手少阴心经。

◎足太阴脾经主治哪些病症?

足太阴脾经主治消化系统疾病,比如消化不良、腹泻、便秘、肠胃功能紊乱等;泌尿生殖系统的疾病,如月经不调、痛经、闭经、难产、盆腔炎、前列腺炎、遗精、阳痿等;经脉所经部位的疾病,如下肢瘫痪、风湿性关节炎等。

◎怎样对足太阴脾经进行保养?

早晨9~11时,气血流注于脾经,此时不宜食用燥热及辛辣刺激的食物,以免伤胃败脾,即使是脾虚者进行补养,也需要格外小心。

对足太阴脾经进行保养,应多吃一些黄颜色食品,这类食品属"土",可入足太阴脾经和足阳明胃经,起到护脾健胃的功效。一般情况下,黄颜色的食物多为根茎类,淀粉比较多。例如地瓜、土豆、南瓜等。

运动方面,经常活动脚趾能够健脾养胃。这是因为脾经起于足拇指,胃经经过第二、第三指尖,所以对脾胃虚弱的人来说,经常活动脚趾头,可达到健脾的作用。

◎足太阳膀胱经俞穴分布

足太阳膀胱经脉之气通达、灌注于七十八个穴位当中。两眉头间的攒竹穴左右各一穴。从攒竹穴上行至头发中的前顶穴,共长3.5寸,前顶穴居于中间一行,其左右各

有两行，共计五行，从中间一行到左右外行的距离均为3寸。足太阳膀胱经脉之气浮于头部皮肤中，运行于头皮之中，共计五行，每行各有五个穴位，共二十五个穴位。后项中大筋两侧的天柱穴左右各一穴。风府两侧的风池穴左右各一穴。从风池穴向下行至脊背两旁，从大椎至尾骨共有二十一节，其中有十五个脊椎骨间两旁各有一个穴位。五脏俞穴左右各有五个穴位，六腑俞穴左右各有六个穴位。从委中向下到脚小指旁，左右各有六个穴位。

◎足太阳膀胱经异变的症状有哪些?

足太阳膀胱经发生异变之后，会出现以下症状：气上冲，头痛，眼球痛得好像要突出来一样；颈部好像受到外力的牵拔一样僵硬疼痛；脊柱和腰部疼痛，就像被折断了一样；髋关节无法屈曲，膝盖部分麻木，好像被捆扎一样；小腿疼痛欲裂，这是患了踝厥病的症状。

◎足太阳膀胱经主治哪些病症?

足太阳膀胱经上的俞穴，主要治疗经脉异常引发的疾病，比如疟疾、痔疮、癫痫、颈部疼痛，流鼻涕、目黄、流泪、足小指僵直无法活动。

呼吸系统疾病，比如感冒、肺炎、支气管炎、肺结核等。

心血管疾病方面，比如心动过速、心动过缓、心绞痛等。

消化系统疾病，比如肠炎、痢疾、胃炎、消化不良、溃疡病等。

泌尿系统疾病，比如遗精、遗尿、阳痿、闭经、痛经、肾炎、肾绞痛、盆腔炎、胎位不正、难产等。

经脉所经过的部位的疾病，比如头痛、眼痛、颈背痛、坐骨神经痛等。

◎足太阳膀胱经循行哪些部位?

足太阳膀胱经，从人的眼睛内角起始，向上经过额部，交会于头顶。它的一条支脉，由头顶至而上角；其直行的经脉，由头顶深入大脑内部，到达脑髓，而后复出，向下行走到颈部后面，沿着肩胛骨内侧，在脊柱两旁挟行，直达腰部，再沿着脊椎旁深入腹内，与肾脏相联络，最后合并于本经所属的膀胱。

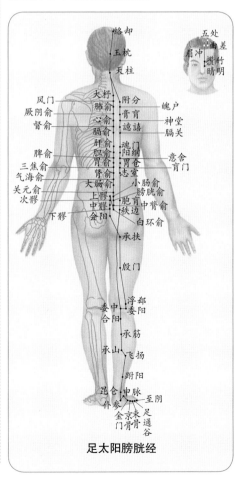

足太阳膀胱经

本经中直行的支脉，从头顶部分别向后行至枕骨处，进入颅腔，络脑，下行至项部（天柱穴），下行交汇于大椎穴，再分左右沿肩胛内侧，脊柱两旁（1.5寸），到达腰部（肾俞穴），进入脊柱两旁的肌肉（膂），深入体腔，络肾，属膀胱。

还有一条支脉从腰部分出，沿脊柱两旁下行，穿过臀部，从大腿后侧外缘下行至腘窝中（委中穴）。

◎怎样对足太阳膀胱经进行保养？

每日15~17时，气血流注于膀胱经，膀胱经最旺。足太阳膀胱经在古代中医的眼中，是一条能够强身健体的经脉，在人体后背、腰部，膀胱经有许多穴位，经常按摩膀胱经可以增加五脏六腑的功能、平衡自律神经、提升免疫功能，同时刺激肾俞穴，可以帮助各个器官排毒。

◎足少阴肾经俞穴分布

足少阴肾经经脉之气通达、灌注于五十四个穴位当中，一侧27穴（左右两侧共54穴），其中10穴分布于下肢内侧面的后缘，其余17穴位于胸腹部任脉两侧。首穴涌泉，末穴俞府。

◎足少阴肾经异变的症状有哪些？

足少阴肾经受到外邪侵袭，发生异变之后，一般会表现出如下症状：胃感饥肠辘辘，却食欲不振，因此而面容憔悴。面色黧黑缺乏光泽，喘息时会发出异常的"呼哧"声。咯血、视线模糊、腹鸣如鼓，常感心神不宁、坐立不安。患者发病的时候，精神高度紧张，总是感觉到有人要抓他。这样的病被称之为"骨厥病"。

◎足少阴肾经主治哪些病症？

足少阴肾经的俞穴，主要治疗肾脏所引起的疾病，比如舌根痛、口热、咽喉痛、气息上冲、心烦、下痢、脊骨内侧后疼痛、脚软寒冷、身体疲倦、嗜睡等。

本经还治疗泌尿系统方面的疾病，比如阳痿、尿潴留、睾丸炎、痛经、肾炎等。另外也可治疗五官方面的疾病，比如耳聋、耳鸣、牙痛等。

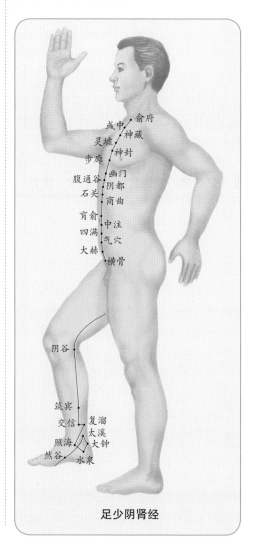

足少阴肾经

◎足少阴肾经循行哪些部位？

足少阴肾经起于足小指下，斜行于足心（涌泉穴），出行于舟骨粗隆之下，沿内踝后，分出进入足跟，向上沿小腿内侧后缘，至腘内侧，上股内侧后缘入脊内（长强穴），穿过脊柱，属肾，络膀胱。

一条直行经脉从肾上行，穿过肝和膈肌，进入肺，沿喉咙，到舌根两旁。一条分支经脉从肺中分出，络心，注于胸中，交于手厥阴心包经。

◎怎样对足少阴肾经进行保养？

对于足少阴肾经的保养主要通过对人体的几个部位进行按摩。

按摩腰部：双手摩擦发热之后，放到腰部，手掌向着皮肤，上下按摩腰部200次，当被按摩者有热感之后便可以停止了。按摩的最佳效果为早、中、晚各一次，可以起到补肾纳气的作用。

按摩脚心：每天晚上睡觉之前，用温水泡脚，搓热双手掌心之后，用左手心按摩右脚心，用右手心按摩左脚心。每晚200次为宜，至双脚发热即可。

提肛运动：采取坐式或立式的姿势，精神集中，双目微闭，然后慢慢地收缩肛门，然后一下将它缩紧，与排便后的生理动作一样。接着，立刻将肛门放松，几秒钟之后再次收紧，然后再放松再收紧。如此反复练习50~100次。

◎足少阳胆经俞穴分布

足少阳胆经脉之气通达、灌注于六十二个穴位当中。两头角左右各二穴，共计四个穴位。从瞳孔到发际内左右各五穴，共计十

个穴位。耳前角上的颔厌穴左右各一穴。耳前角下的醪穴左右各一穴。耳前锐发下左右各一穴。上关穴左右各一穴。耳后凹陷中的翳风穴左右各一穴。下关穴左右各一穴。耳下牙车骨后的颊车穴左右各一穴。缺盆穴左右各一穴。腋下3寸之处有三穴位，左右共计六个穴位。从胁下到季肋共有六个穴位，左右各一穴，共计十二个穴位。髀枢中的环跳穴左右各一穴。从膝关节以下到脚小指、第二指有六个穴位，左右各一穴，共计十二个穴位。

◎足少阳胆经异变的症状有哪些？

足少阳胆经发生异变之后，会出现以下这些症状：

习惯性地叹息，口中感到苦涩，胸肋疼痛，身体僵直，面色发灰、黯淡，皮肤失去水分和光泽，足外部发热等。

◎足少阳胆经主治哪些病症？

足少阳胆经上的俞穴主治肝胆方面的疾病，比如胆绞痛、慢性胆囊炎、慢性肝炎等；还有五官方面的疾病，比如偏头痛、眼痛、颈部疼痛、牙痛、面部神经麻痹、耳鸣等。本经所经过的身体部位的疾病，比如胁痛、关节痛、膝关节疼痛等。

◎足少阳胆经循行哪些部位？

足少阳胆经从眼角下方（瞳子髎穴）开始出发，上至头角（颔厌穴），再向下到达耳后（完骨穴），沿着颈部，流到手少阳三焦经的前面，再行至肩上，而后交叉到手少阳三焦经后，进入缺盆。

本经的支脉从耳后进入耳内，再流出，行至眼前，最终到达眼外角的后方。

本经的另一条支脉从眼外角分出，向下行至大迎穴处，与手少阳三焦经相合，行至眼眶下方，再从颊车下行至颈部，与前面的那条支脉相会于缺盆处，而后向下行至胸中，穿过横膈膜，再与本经互为表里的肝脏相联络。同时，与胆腑相连，之后沿着胁部之中，经过气冲，绕过阴毛，横入大框环跳部。

本经的一条直行脉从缺盆下行至腋，沿胸侧，过季胁，下行至环跳穴处与前脉会合，再向下沿大腿外侧、膝关节外缘，

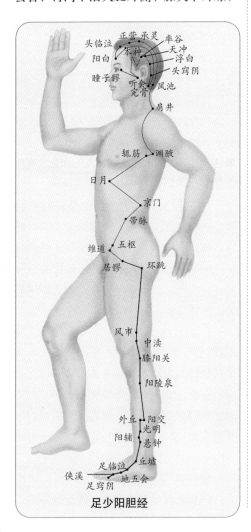

足少阳胆经

行于腓骨前面，直下至腓骨下端，浅出外踝之前，沿足背行出于足第四指外侧端（窍阴穴）。

◎怎样对足少阳胆经进行保养？

午夜23时到凌晨1时，这个时段气血流注于胆经，胆经旺盛。人们在子时之前进入睡眠，胆经才能正常地代谢、排毒。俗话说"胆有多清，脑子就有多清"。我们不难发现这一点：如果晚上睡得好，清晨起床后头脑就比较清醒，人的气色也会显得红润。而睡眠不好的人们，通常面色青白，久而久之容易患上胆部结石。

对于足少阳胆经的保养，我们可以通过定时敲击胆经来完成，保养方法如下：

每天在大腿外侧（四个重要的保健穴位在此，有环跳穴、风市穴、中渎穴，以及膝阳关穴，不用过分精准），敲打4下为一次，每天敲击左右大腿外侧各50次，也就是每条腿敲打200下。这里需要注意的是，由于大腿部位的脂肪较厚，敲击时应稍稍用力，才能有效地刺激到保健穴位。

◎足厥阴肝经俞穴分布

肝经俞穴左右合28穴。其中一侧2穴分布于腹部和胸部，12穴在下肢部。首穴大敦，末穴期门。左右各14穴：大敦、行间、太冲、中封、蠡沟、中都、膝关、曲泉、阴包、足五里、阴廉、急脉、章门、期门。

◎足厥阴肝经异变的症状有哪些？

足厥阴肝经发生异变之后，人们会出现身体僵硬、腹痛的情况。男人的表现病

征为阴囊肿大，女人的表现病征则是小腹肿胀、面色灰暗、容颜憔悴、咽喉干涩。

◎足厥阴肝经主治哪些病症？

足厥阴肝经上的俞穴主治的疾病有：泌尿生殖系统疾病，如痛经、崩漏、膀胱炎、睾丸炎、前列腺炎、疝气痛等；肝胆方面的疾病，比如急慢性肝炎、胆囊炎、胆囊或肝脾肿大等；由肝脏所引发的疾病，比如胸闷气满、呕吐逆气、腹泻、小肠坠入阴囊并时上时下；其他方面的疾病，比如头晕目眩、癫痫等。

◎足厥阴肝经循行哪些部位？

足厥阴肝经起于足拇指爪甲后丛毛

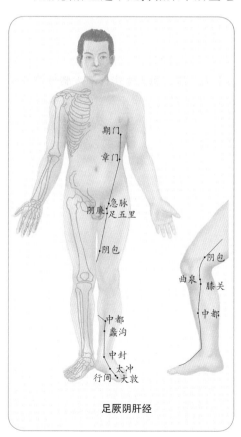

足厥阴肝经

处，向上沿足背至内踝前1寸处（中封穴），向上沿胫骨内缘，在内踝上8寸处交出足太阴脾经之后，上行过膝内侧，沿大腿内侧中线进入阴毛中，绕阴器，至小腹，挟胃两旁，属肝，络胆，向上穿过膈肌，分布于胁肋部，沿喉咙的后边，向上进入鼻咽部，上行连接目系，出于额，上行与督脉会于头顶部。

其中一条经脉分支从目系分出，下行于颊里，环绕在口唇的里边；另外一条分支则是从肝分出，穿过膈肌，向上注入肺，交于手太阴肺经。

◎怎样对足厥阴肝经进行保养？

凌晨1~3时，气血流注于肝经，肝经旺盛。俗话说"人卧则血归于肝"，人静卧时，肝脏血液的灌流量可以增加四分之一，整个肝脏可以储藏全身血液的一半以上，如果这一时段之前未能入眠，人的面色会变成青灰色，情志倦怠且焦躁，易得肝病。

足厥阴肝经的保养方法也是通过按摩，如下：

按胸：端坐放松，将双手掌心搓热，右手掌心按摩左胸肋部，左右反复按摩10~15次，换左手按摩右胸肋部，早晚各1次。

按摩足部：端坐放松，右腿屈曲，将左脚放在右腿的膝盖上，然后用右手的食指按住涌泉穴，拇指按揉太冲穴，力度适中，以按压部位产生酸麻感觉为准。按揉5分钟之后，换右脚，如此反复按摩，每日早晚各1次。

◎三阴三阳经脉的气血分布

人体各经脉气血多少，是有定数的。

太阳经脉常是多血少气，少阳经脉常是少血多气，阳明经脉常是多气多血，少阴经脉常是少血多气，厥阴经脉常是多血少气，太阴经脉常是多气少血，这是人体中的自然常数。

足三阴经与足三阳经的表里关系是：足太阳膀胱经和足少阴肾经是表里，足少阳胆经和足厥阴肝经是表里，足阳明胃经和足太阴脾经是表里。手三阴经与手三阳经的表里关系是：手太阳小肠经和手少阴心经是表里，手少阳三焦经和手厥阴心包经是表里，手阳明大肠经和手太阴肺经是表里。治疗疾病要先在病变经脉上气血壅滞的地方针刺出血，才能除去病人痛苦。再根据疾病虚实，泻其有余，补其不足。

而什么是三阴三阳划分的依据呢？因为阴阳之气有多少的不同，所以作用也就各有差异，疾病也有盛衰的差异，治疗有缓急之分，方剂也有大小之别。

病气有不同的高下，病位有远近的差别，病症有内外之分，所以治疗有轻重的差别，总之要以使药物达到病之所在为准则。

《黄帝内经》对此有非常系统的记载。其三阳也就是太阳、阳明、少阳；三阴也就是太阴、少阴、厥阴。三阴三阳的划分依据也是阴阳之气的多少盛衰。《素问·至真要大论》说："阴阳之三也，何谓？岐伯曰：气有多少，异用也。"可见三阴三阳的分类方法是用于标记阴气与阳气的多少盛衰的，而阴阳之气的多少盛衰的不同，对我们的生命体征和活动也会有所不同。

三阴三阳理论的提出，对于中医理论体系的形成和发展起着重要作用。《黄帝内经》就有三阴三阳经及其开、阖、枢理论，三阴三阳标本 中气理论及热病的三阴三阳传变理论。尤其是三阴三阳与经络脏腑相配，展示了一幅错综复杂的人体形质与机能统一的生动画卷；三阴三阳热病传变之说亦为《伤寒论》的三阴三阳之六经辨证奠定了理论基础。

◎ 三阴三阳的经脉脉象

三阳统领阳分，是经；二阳络于前后，是纬；一阳出入于二阳之间，是游部。这样推演，就可以知道五脏之气的终始。三阴是表，二阴是里，一阴是阴尽阳生即晦朔相交之时，这与阴阳的道理完全符合。

三阳指的是太阳经，太阳经的脉气到达手太阴寸口，其脉弦浮而不沉，这时要用一般规律推测，细心地体察，结合阴阳理论分析，从而判断疾病的轻重。所说的二阳指的是阳明经，阳明经的脉气到达手太阴寸口，其脉象弦而沉、急而不鼓指，等火热之气来临时，病人就会死亡。一阳指的是少阳经，少阳经的脉气到达手太阴寸口，上连人迎，其脉象弦急、悬而不

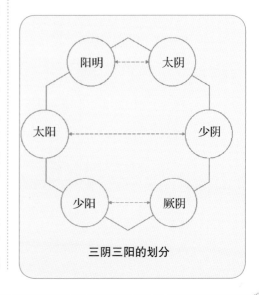

三阴三阳的划分

绝，这是少阳经的病变，如果有阳无阴，就会死亡。三阴是太阴经，其脉气交会于手太阴寸口，脉象沉、伏，鼓动而不浮，上连心脉。二阴是少阴经，脉气到肺，下归于膀胱，外连于脾胃。一阴是厥阴，其气独至于手太阴寸口，这时经气已绝，脉象浮而不鼓指，脉象如钩而滑。以上六脉，有的是阴脏见阳脉，有的是阳脏见阴脉，互相交错而与五脏相通，与阴阳相应，只要是先到达寸口的脉就是主，后到达寸口的脉就是客。

◎三阴三阳经脉的雌雄

三阳指的是太阳经，位高至尊，就像父亲；二阳指的是阳明经，能抵御邪气的侵袭，就像护卫；三阳指的是少阳经，出入二阳之间，就像枢纽。三阴指的是太阴经，性柔善养，就像母亲；二阴指的是少阴，性静内守，就像雌性；一阴指的是厥阴经，阴尽阳生，交通阴阳，就像使者。二阳一阴发

病，阳明主病，二阳不胜一阴，阳明功能失常、九窍滞塞不通；三阳一阴发病，太阳经脉气胜，一阴不能静止，内使五脏之气混乱，外则出现惊惧；二阴二阳发病，病在肺，少阴脉沉，火邪胜肺伤脾，外伤四肢；二阴二阳交互发病，病位在肾，病人叫骂奔走，出现癫狂病；二阴一阳发病，病出于肾，阴气上逆行于心脘，下部空窍闭塞不通，四肢就像离开形体一样不受人支配；一阴一阳的脉象代绝，这是阴气上逆于心，上下无定处，饮食失常、二便失禁、咽喉干燥，病在脾土。二阳三阴，至阴的脉都到寸口，阴气不能胜过阳气，阳气也不能控制阴气，阴阳相互阻隔。阳气浮于外，内为血瘀病，阴气沉于内，外痈疡溃烂。如果阴阳二气都壮实，病气下行，出现男女生殖器的病变。脉象的阴阳，上合昭昭的天象，下合冥冥的地理，判断病人死生日期，必须结合一年中六气以什么为气首来推求。

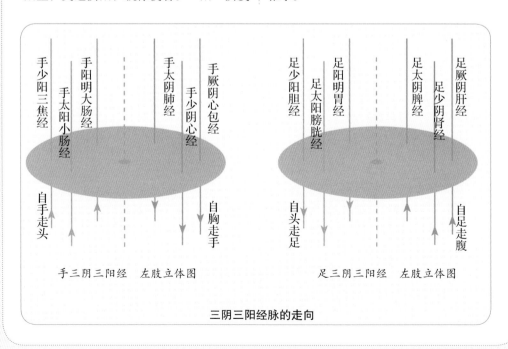

手三阴三阳经　左肢立体图　　　　足三阴三阳经　左肢立体图

三阴三阳经脉的走向

◎三阴三阳经脉的离合

我们面向南方站立，前面为南方，在自然界，南方为阳，北方为阴，因人与天地相应，所以人前面阳气广大，叫作"广明"；背后为北，属阴，称为"太冲"。太冲脉起始的地方与足少阴肾经相交，足少阴肾经的上面是足太阳膀胱经，足太阳膀胱经起于足小指外侧的至阴穴，上行结于眼睛。因足太阳膀胱经与足少阴肾经互为表里，所以又把太阳经叫作"阴中之阳"。

在人身之中，上半身叫作广明，下半身叫作太阴，太阴的前面是阳明经。足阳明胃经起于足第二指末节外侧的厉兑穴，因为足阳明胃经与太阴经相合，互为表里，所以足阳明胃经也是"阴中之阳"。

厥阴经之表为少阳经。足少阳胆经脉的下端，起始于足第四指外端的窍阴穴。足少阳胆经被称为"阴中之少阳"。正因为如此，所以三阳经的离合关系是，太阳经在表为开，阳明经在里为合，少阳经居表里之间为枢。如果在脉象上表现为搏动有力，而又不太浮起，就说明三阳经的功能协调统一，这样三阳经合起来成为一体，所以称为"一阳"。

四肢外侧的经脉属于阳经，四肢内侧经脉属于阴经，然而按上下来分阴阳，位于中间（胸腹）的经脉也属阴经。冲脉在下，在冲脉之上为太阴经。足太阴脾经的下端，起始于足拇指端内侧的隐白穴，这

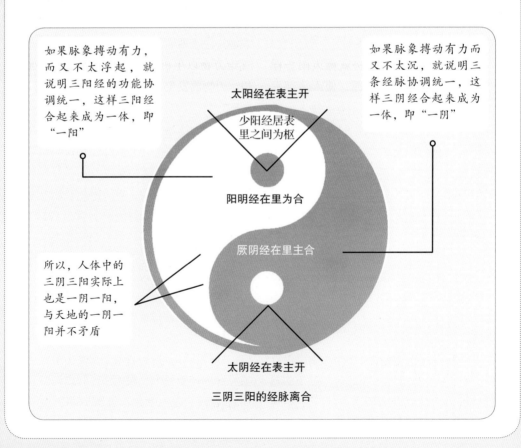

如果脉象搏动有力，而又不太浮起，就说明三阳经的功能协调统一，这样三阳经合起来成为一体，即"一阳"

如果脉象搏动有力而又不太沉，就说明三条经脉协调统一，这样三阴经合起来成为一体，即"一阴"

太阳经在表主开

少阳经居表里之间为枢

阳明经在里为合

厥阴经在里主合

所以，人体中的三阴三阳实际上也是一阴一阳，与天地的一阴一阳并不矛盾

太阴经在表主开

三阴三阳的经脉离合

条经脉又称为"阴中之阴"。

太阴经后面的经脉，名叫少阴经。足少阴肾经起于足心的涌泉穴，为"阴中之少阴"。

少阴经前面的经脉，名叫厥阴经。足厥阴肝经的下端，起始于足拇指端外侧的大敦穴。厥阴经有阴而无阳，且又是阴气循行终止的地方，所以又称为"阴之绝阴"。正因为如此，所以三阴经脉的离合关系是，太阴经在表主开，厥阴经在里主合，少阴经在表里之间主枢。三条经脉的作用相互协调，团聚在一起，搏动有力而又不可太沉，合于一即为和调的阴气，被称为"一阴"。形与气，相互协调，相互为用。三阴三阳，有离有合，相辅相成，从而保证了人体旺盛的生命力。

◎三阳相并引起疾患

三阳之气合并，其势就像风雨一样迅疾，向上侵袭人体头部，使人头部发生疾病；向下侵袭人体下部，使人出现二便失禁的症状。所引起的病理变化，外没有一定的脉色可观察，内没有特定的征象可以分辨，而且这病变也没有固定的规律可以遵循，因此诊断时不能确定病位是属上还是属下，应将其记录下来加以辨别。

三阳之气合并后，阳气就极盛，且积在一起使人产生惊惧，像风一样迅速得病，病势像霹雳一样猛烈，九窍闭塞不通，阳气过盛而满溢，于是出现咽干喉塞的症状。如果阳气内并于阴，上下就会失常，下迫肠道形成肠澼。如果三阳之气直冲于心，病人就会坐下不能起，卧下感觉身体沉重。这就是三阳合并所产生的疾

病。这里说明了天和人相应的关系，四时和阴阳相应，五行相合的道理。

◎阴阳变化的规律

天属阳，地属阴，日属阳，月属阴。大月、小月合在一起共三百六十天，形成了一年，人身与它也相应。但是，人体中的经脉，却分为三阴三阳，和天地的一阴一阳并不符合，这是什么缘故呢？

《黄帝内经》中是这样解释的，阴阳可数出数十个，推论出数百个；数出数千个，推论出数万个，万数可就大了，于是便数不胜数。但是，归根结底却不外乎阴阳对立统一的基本道理。天在上覆盖着一切，地在下承载着一切，天气下交，地气上迎，阴阳相互交通，才能产生万物。还未出地面的为阴处，又称为阴当中的阴，若已经出了地面，就称为阴当中的阳。阳气给万物以生机，阴气使万物成形。所以，万物的发生，因于春季天气的温暖；万物的繁茂，因于夏季天气的炎热；万物的收成，因于秋季天气的清凉；万物的闭藏，因于冬季天气的寒冽。如果四时失序，气候变化无常，那么天地之间，就会阴阳相互阻隔而闭塞不通，生长收藏的变化就会失去正常。这种阴阳变化的规律对人体也一样，人体中的阴阳相互间保持着对立、协调，从而使人体能够正常地生长发育。

◎脉象反映体内阴阳变化

脉的搏动有力，来时旺盛而去时力衰，叫作钩脉。这种脉象，反映出阳气正盛。脉的搏动无力，像毛一样轻虚而浮，叫作毛脉。这种脉象，反映少阴初生。

脉的搏动紧张，如同触按琴弦一般且带有弹性，叫作弦脉。这种脉象，反映阳气初生。脉的搏动虽有力，但需重按，轻按则不足，如同石沉水底，叫作石脉。这种脉象，反映阳藏而阴盛。脉的搏动滑而和缓，叫作溜脉，也就是滑脉。这种脉象，反映阴阳和平。

阴气盛于内，阳气扰乱于外，出汗不止，四肢逆冷，浮阳熏蒸肺脏，则使人喘息气粗。阴气之所以能不断生化，在于阴阳调和。正因为这样，如果以阳助阳，就会使阳气过盛而破散消亡，这时阴气不能与阳气相调和，也必随之消亡；反之，如果阴气过盛，使阴阳失调，经脉的气血也会衰败枯竭。

◎阴阳脉象的逆顺与生死

阴阳二气盛衰的多少，到底什么情况是逆，什么情况是顺？

阳气的多少表现在左是顺，表现在右是逆；阴气的多少表现在右是顺，表现在左是逆。老年人表现在上是顺，青年人表现在下是顺。因此，春季、夏季的病变，出现阳证阳脉的就生；秋季、冬季的病变，出现阳证阳脉的就死；反过来，秋季、冬季的病变，出现阴证阴脉的就生。因而无论气多还是气少，只要出现不顺就是厥病。气逆行于上而不下，足胫寒冷到达膝关节，如果是年轻人，这个病又出现在秋冬季，就会死亡；如果是老年人，这种病在秋冬季出现，就有生存的可能。气逆行于上而不下，会导致头痛和头顶疾病，这种厥病，既不表现出阳热证，又不表现出阴寒证，五脏之气相互隔绝，好像置身于空旷的原野之中，又好像居于空空

的房间内，其生气欲绝，死期将至。所以气虚所引起的厥病，使人噩梦连连，达到极点时，会使人神志不清。

三阳脉悬绝，三阴脉微，这是少气的脉象。因此肺气虚，于是便梦见白色的东西，或梦见杀人流血、尸横遍野，如果到秋季就会梦见兵战；肾气虚，于是便梦见船，或梦见水淹死人，如果到冬季就会梦见潜伏水下非常恐惧；肝气虚，于是便梦见草木之类的事物，如果到春季就会梦见人伏卧树下而不敢站起；心气虚，便梦见救火及雷电，如果到夏季就会梦见大火焚烧；脾气虚，便梦见饮食不足，如果到长夏就梦见筑墙盖屋。这些都是五脏气虚、六腑的阳气过盛、五脏阴精亏损而导致的。治疗时当参合五脏病症，调和阴阳，这些方法在《经脉篇》中都有记载。

◎手太阴肺经和肺的关系

肺位于胸中，上通喉咙，左右各一，在人体脏腑中位置最高，故称肺为五脏之华盖。因肺叶娇嫩，不耐寒热，易被邪侵，故又称"娇脏"。为魄之处，气之主，在五行属金。手太阴肺经与手阳明大肠经相互络属于肺与大肠，故肺与大肠相为表里。

《黄帝内经·素问·六节藏象论》中说："肺者，气之本……其华在毛，其充在皮。"肺主气，分管呼吸，是人体内外清气和废气的交换场地，人体正是通过肺吸入自然界的清气，也就是氧气，呼出体内的废气，也就是二氧化碳。这样新旧交替、吐故纳新，才使我们身体中的气体不断和外界交换。肺者，相傅之官。主气司呼吸，为气之主。主通调水道，肺的宣发

和肃降对体内水液的输布、运行和排泄起着疏通和调节的作用。

《黄帝内经》又云："肺气通于鼻，肺和则鼻能知臭香矣。"面部和肺部联系最紧密的器官就是鼻子了。鼻子是气体出入的通道，与肺直接相连，所以称鼻子是肺之窍。鼻子的通气和嗅觉作用必须依赖肺气的作用。只有肺气畅快，嗅觉才能正常，感冒的时候我们鼻塞咳嗽，对食物的味觉和嗅觉就钝化许多，也是我们体内毒气排不出去的时候。所以说"肺气通于鼻"。体内既然有毒，那么毒素一定不会让我们的颜色好看。只有了解到怎样排"肺气"我们才能"和颜悦色"。

手太阴肺经：起始于中焦胃部，向下络于大肠，回过来沿着胃上口，穿过膈肌，属于肺脏。从肺系——气管、喉咙部横出腋下（中府、云门），下循上臂内侧，走手少阴心经，手厥阴心包经之前（天府、侠白），下向肘中（尺泽），沿前臂内侧桡骨边缘（孔最），进入寸口——桡动脉搏动处（经渠、太渊），上向大鱼际部，沿边际（鱼际），出拇指的末端（少商）。

根据《黄帝内经》脏腑的对应关系，我们可以得出"肺与大肠相表里"，所以两者的经络一定是互通的。所以医生在诊断疾病的时候总是问我们大便如何就是这个道理。

◎手阳明大肠经和大肠的关系

《灵枢·经脉》："大肠手阳明之脉，起于拇指次指之端，循指上廉，出合谷两骨之间，上入两筋之中，循臂上廉，入肘外廉，上臑外前廉，上肩，出髃骨之前廉，上出于柱骨之会上，下入缺盆，络肺，下膈，属大肠。"

气血是维持生命活动的基础，《黄帝内经》上说："阳明经多气多血。"手阳明大肠经与足阳明胃经络属的肠胃是人消化、吸收营养物质以及排出废物的器官。人的体质由先天和后天决定，先天部分是遗传于父母的，我们无法改变，后天部分就来源于我们的食物，而肠胃消化吸收功能正常，体内生成的气血充足，抵抗疾病的能力自然会增强；胃肠排泄功能正常，体内产生的垃圾能够及时排出，不在体内堆积，那么由内在性原因产生的疾病自然会减少。所以阳明经是人体重要的经络，大家平时一定要注意疏通手足阳明经的气血。

◎"是动则病"和"是主所生病"的含义

《黄帝内经》和《针灸学》中对于这两句话有共同的理解：认为"是动则病"，是在说明经脉的病理现象。在《黄帝内经》中，"是"是指这一经脉，"动"即变动之义。由于经脉及其经气的变化，才产生脉的盛虚、肌肤的寒热、络脉的陷下等症状，以及各经所过、所络属部位的特有病症。对于这个观点，这可体现于《黄帝内经》中，每一经在论述"是动则病"时，均列举一些证候来证明，而这些证候都属于疾病的不同表现。

"是主所生病"，则是在说明该经经穴的主治病症。《黄帝内经》中是这样说的：某一经有病，不但出现本经所过、所络属部位的病症，也会影响所联系的经、脏而发生相应的证候。

"是动则病"与"是主所生病"，

是在说每一条经脉气血的变动，可以引起疾病，也可主治疾病。因而，就有了《灵枢·经脉》篇所说的"经脉者，所以能决死生，处百病，调虚实"的治疗法则。

◎脉象的阴阳

脉有阴阳之分，只要知道了什么样的脉象是阳脉，就能知道什么样的脉象是阴脉；同样的，只要知道了什么样的脉象是阴脉，就能知道什么样的脉象是阳脉。阳脉有五种，分别为肝、心、脾、肺、肾五脏的正常脉象，而春、夏、长夏、秋、冬五季之中，五脏脉象又都有变化，各有其正常的脉象。五季配合五脏，便有了二十五种脉象，这都属于正常脉象。所谓阴脉，是指没有胃气的"真脏脉"。这种脉象中，丝毫没有柔和的现象。真脏脉出现，表明脏气已败，脏气已败必然死亡。所说的阳脉，是指有胃气的从容柔和的脉象。医生在临床诊断中，发现某一部位的脉象中胃气不足时，便可以根据这一部位与内脏的特定联系，判断出疾病所在的脏腑；在发现某一部位的脉象中出现真脏脉时，就可以按照五行相克的理论，推断出死亡的时间。

颈部的人迎脉可以诊察三阳经的经气盛衰，手腕部的寸口脉可以诊察三阴经的经气盛衰，两种诊脉部位是相互补充的，它们在诊断中的作用也是统一的。能够辨认有胃气的阳和脉象，便能判断疾病轻重变化的时间；能够辨认没有胃气的真脏脉象，便能判断病人的死期。只要谨慎熟练地辨别阴脉和阳脉，诊治时便不至于疑惑不决而去和别人商量了。

脉象的阴阳属性，一般来说，脉沉伏而去的为阴，洪大鼓指而来的属阳；安静的为阴，躁动的属阳；迟缓的为阴，疾数的属阳。凡是切到没有胃气的真脏脉象，如肝脉来时胃气断绝，十八天后便会死亡；心脉来时胃气断绝，九天后便会死亡；肺脉来时胃气断绝，十二天后就会死亡；肾脉来时胃气断绝，七天后便会死亡；脾脉来时胃气断绝，四天后便会死亡。

◎饮食对经络的影响

中国有句老话："民以食为天"，这就告诉我们食物是我们养命的源泉，我们平素吃的各种肉、蔬菜、粮食、水果、饮料成分各异，都具有寒、热、温、凉四气，酸、甘、苦、辣、咸五味和归经。蛋白质有热性蛋白质和寒性蛋白质，植物蛋白和动物蛋白之分。如能按节气所需选食，根据自己的体质来选择食物，有目标性和针对性，这样做有百利而无一害。

如果你是阳虚、寒性体质，那就应该多选用辛甘化阳的食物。羊、牛、狗、鹿、鸡、鸭、鹅、奶制品、鱼、虾、核桃等坚果类、大豆制品、韭菜、香菜、小茴香苗、大萝卜、蒜薹、大葱、姜、大蒜、辣椒和调味品，有度的饮用白酒、米酒等发物之品。常言：一日三片姜，不用医生开药方。忌食：生、冷、凉、苦、酸性食物，阴性水果和瓜类、饮料，以达机体内阳气秘，经络自通条，生化则无穷矣。

如果你是阴虚，且体质属于火性，那就应该多选用酸甘化阴之品。猪、兔、鱼、虾、贝壳类海物、大豆制品、莲子心、菌菇类、水果饮料、矿泉水，多食蔬菜、水果类，如苦瓜、西瓜、黄瓜、西红柿等，有度饮用葡萄酒、啤酒等苦寒之品。一日一个苹果，胜过医生开处方，火邪自避。忌食：一切辛辣发物之品。以达机体内阴气平，经络自四通八达，升泉源则不竭矣。

饮食过饱时，汗液就会从胃中发出；大惊会伤损心精，使汗液从心脏发出；负着重物，长途跋涉时，汗液会从肾脏发出；快速行走又感恐惧时，汗液会从肝脏发出；过度劳作时，身体不断摇动，汗液会从脾脏发出。因此，春夏秋冬四时阴阳变化适度，由于身体劳损过度会形成疾病，这是常理。

食物到胃里，经过胃液消化，这时候一部分的营养成分就会到达肝脏，然后再将精气扩散到筋。所饮食物进入胃中，经过消化，一部分营养物质转输到心脏，后又将精气输入脉中。精气沿着经脉运行，归于肺脏中，这时百脉汇聚于肺脏，脉与皮毛相应，精气就输送到皮毛。皮毛与经脉、精气相合，精气流于经脉中，经脉中精气旺盛，精神的活动正常，精气均匀地散布到心、肝、脾、肺四脏，于是精气在全身分布平衡，寸口就具备了诊断疾病的条件，凭此判断是生是死。

食物进入胃中，经消化后，分离其中的精气，再输送到脾脏，脾脏布散精气向上到达肺脏，肺脏调通水液运行的道路，向下输送至膀胱。这样水液和精气四散布于全身，与五脏经脉并行，且运行规律与四季及五脏的阴阳变化相应。推测其中变化规律，应属于正常生理现象。

总之，我们在吃食物的时候一定要有所讲究，当然，这个讲究并不是要我们只吃精粮食，而是精粗搭配、荤素适宜。总之选食精当，只要符合"阴平阳秘"，我们的经络就会通达。

◎几种常见食物对血管的影响

防止血管过早老化应多吃具有清理和保护血管作用的食物。医学研究证明，以下8种食物对疏通、清理血管、预防血管硬化有特殊的功效。

茶叶：含有茶多酚，能提高机体抗氧化能力、降低血脂、缓解血液高凝状态、增强红细胞弹性、缓解或延缓动脉粥样硬化。经常饮茶可以软化动脉血管。

大蒜：含挥发性辣素，可消除积存在血管中的脂肪，有明显降脂作用，是主治高脂血症和动脉硬化的良药。

洋葱：含有一种能使血管扩张的前列腺素A，它能舒张血管，降低血液黏度，减少血管的压力，同时洋葱还含有二烯丙基二硫化物和含硫氨基酸，可增强纤维蛋白溶解的活性，具有降血脂，抗动脉硬化的功能。

茄子：保护心血管、降血压，茄子含丰富的维生素P，是一种黄酮类化合物，有软化血管的作用，还可增强血管的弹性，降低毛细血管通透性，防止毛细血管破裂，对防止小血管出血有一定作用。

玉米：玉米富含脂肪，其脂肪中的不饱和脂肪酸，特别是亚油酸的含量高达60%以上。有助于人体脂肪及胆固醇的正常代谢，可以减少胆固醇在血管中的沉积，从而软化动脉血管。

西红柿：不仅各种维生素含量比苹果、梨高2~4倍，而且还含维生素P，它可提高机体氧化能力，消除自由基等体内垃圾，保护血管弹性，有预防血栓形成的作用。

苹果：苹果富含多糖果酸及类黄酮、钾及维生素E和维生素C等营养成分，可使积蓄体内的脂肪分解，对推迟和预防动脉粥样硬化发作有明显作用。

海带：海带中含有丰富的岩藻多糖、昆布素，这类物质均有类似肝素的活性，既能防止血栓又能降胆固醇、脂蛋白，抑制动脉粥样硬化。

◎脉象，脉中有玄机

在中医学上，脉象指手指感到的脉动征象，包括频率、节律、形态、充盈度、显现部位、通畅的情况、动势的和缓、波动的幅度等方面。脉象的形成与脏腑气血密切相关，人体若有疾病，就会在脉象上发生相应的变化和反映。因此，脉象说是中医辨证论治的依据之一。

脉象有浮脉、沉脉、迟脉、数脉、虚脉、实脉、滑脉、洪脉、细脉、弦脉等二十八种。正常的脉象在生理的调节范围内，超过生理范围，就是病态的脉象。这时候，医生的经验就显得尤其重要，诊脉技艺高超、经验丰富的中医大夫能较准确地掌握脉象，发现病变。而一般的大夫，由于受脉象的干扰及医术原因，可能对病人病情诊断不清，甚至出现失误。因此，脉象是医生较难把握的中医技术。

健康人脉象应该是一次呼吸跳四次，寸关尺三部有脉，脉不浮不沉，和缓有力，尺脉沉取应有力。

常见病脉有以下几种：

浮脉：浮脉的部位表浅、浮在皮肤上，手指轻按即可摸到搏动，重按稍减，但不空泛无力。总之，浮脉是脉搏动的部位浅显，有的甚至看得到搏动，摸到浮脉表示病人有外感，其病轻浅，外邪刚进入人体，人体的正气尚强，与外邪相争斗，

将脉气鼓动于外，所以脉象显浮而有力。如果表证脉现浮而无力，说明患者平时体虚，卫气弱，这样的表证就叫表虚证。若久病见脉浮而无力，摇摇晃晃的，是阳气浮越，病情危重的表现。

沉脉：轻按不得，重按乃得。主病：里证。有力为里实，无力为里虚。邪郁于里，气血阻滞阳气不畅，脉沉有力为里实；脏腑虚弱，阳虚气陷，脉气鼓动无力，则脉沉无力。

迟脉：迟脉是指每一息脉跳动不足4次，即每分钟脉跳在60次以下。这种跳得很慢的脉，表示寒邪为患。寒则血凝，使血气运行缓慢，所以脉搏跳动也慢。迟而有力是实寒证，即实实在在的寒邪致病。迟而无力是虚寒证，主要是阳气虚弱，无力推动血液运行。这种寒是因为阳寒所引起的，如冬天的寒冷，是因为阳光弱一样，并非实在的寒邪或寒水，所以脉现迟而无力。

数脉：脉搏急促，每分钟脉搏在90次以上。主病：热证。有力为实热，无力为虚热。外感热病初起，脏腑热盛，邪热鼓动，血行加速，脉快有力为实热。阴虚火旺，津血不足，虚热内生，脉快而无力为虚热。

虚脉：寸关尺三部脉皆无力。重按空虚。虚证：多为气血两虚，气血不足，难以鼓动脉搏，所以按起来感觉虚。

实脉：寸关尺三部脉皆有力。实证：邪气亢盛而正气充足，正邪相搏，气血充盈脉道，搏动有力。

滑脉：按之流利，圆滑如按滚珠。多见于青壮年气血充实。妊娠妇女的滑脉是气血旺盛养胎之现象。这都是正常的生理

期现象。

洪脉：脉大而有力，如波涛汹涌，来盛去衰。内热盛脉道扩张，脉形宽大，因热盛邪灼，气盛血涌，使脉有大起大落。

细脉：脉细如线而应指明显的脉象。又称小脉。细脉主气血两虚，诸虚劳损，也主湿病。细脉须与近似脉微、弱、濡脉相区别。细脉虽脉细如线，但应指明显，起落清楚；微脉极细而软，似有似无；弱脉则沉细而软，须重按始得；濡脉浮细而软，脉位浅表。细脉与洪脉为相反的脉象。临床上，细脉常同数、弦、濡、沉、涩等脉兼见。

弦脉：端直而长，挺然指下，如按琴弦。主肝胆病、痛证、痰饮。气机不利，肝失疏泄，脉道拘急而显弦脉。病则气乱或痰饮内停，致使气机输转不利，出现弦脉。

◎归经——药效有所属

归，指药物作用的归属；经，即人体的脏腑经络；归经即药物作用的定位。如龙胆草归胆经，说明它有治疗胆病症的功效；藿香能归脾、胃二经，说明它兼有治疗脾、胃病症的功效。

一般采用十二脏腑经络法表述药物归经，常直接书为归心、肝、脾、肺、肾、胃、大肠、小肠、膀胱、胆、心包、三焦经等；或不提脏腑之名而用经络的阴阳属性表述，如入少阴、入太阴、入厥阴、入少阳、入太阳、入阳明；有时也将上述二法合并表述，如入少阴心经、入厥阴肝经等。

归经的依据是药物四气、五味的特性，或临床实践上发现的药物疗效。如有的医生根据五味归经，辛入肺，陈皮、半夏、荆均味辛，故归肺经；甘入脾，饴糖、甘草、党参均味甘，故归脾经等。根据临床实践确定药物的归经更准确，如苏子、白前能治疗咳喘，而咳喘为肺脏功能失调所致，故归肺经；茯神、柏子仁能治疗心悸、失眠，而心悸、失眠为心脏功能失调所致，故归心经。

◎升降浮沉——药在体内四处奔走

升是上升，降是下降，浮是发散上行，沉是泻利下行。药物的升降浮沉是指药品物在人体的作用趋向，这种趋向与所疗疾患的病势趋向相反，与所疗疾患的病位相同。

一般来说，升浮类药主向上向外，如呕吐、喘咳、自汗、盗汗。此类药能上行向外，具有升阳发表、祛风散寒、涌吐、开窍等作用，宜用于病位在上在表或病势下陷类疾病的防治。一般质地轻、气味薄、性味温热、味辛甘的药多主升浮，如菊花、银花、桂枝等。

沉降类药品主向下向内，能下行向内，如泻利、崩漏、脱肛、表证不解。此类药具有泻下、清热、利水渗湿、降逆止呕、止咳平喘作用，宜用于病位在下在里或病势上逆类疾病的防治。凡气寒凉，味苦酸的药物，大多有沉降作用。种子、果实及质重的药物，大多沉降。一般质地重、气味厚、性味寒凉、味酸苦咸的药多主升浮，如菊花、银花、桂枝、熟地、天花粉等。

此外，还有些药物升降浮沉的性能不明显或存在着二向性，如麻黄既能发汗，又可平喘、利水；川芎既"上行头目"，又"下行血海"。

◎配伍——药物相配各不同

配伍是指根据病情的需要和药物性能，有选择地把两种或两种以上的药物配合在一起应用。

古人把中药的配伍关系总结为单行、相须、相使、相畏、相杀、相恶、相反七个方面，称为药物的"七情"。

单行：是指单味药就能发挥预期治疗效果，不需其他药辅助。如独参汤，单用人参一味补气固脱等。

相须：表示增效，是指性能功效相似的药物配合应用，可以明显地增强原有疗效。如石膏与知母配合，能增强清热泻火的作用。

相使：表示增效，是指性能功效有某种共性的药物主辅配合，辅药能助主药提高疗效。如黄芪配茯苓，可增强黄芪利水消肿的作用。

相畏：表示减毒，是指两药配合，一种药物的功能和毒不良反应能被另一种药物所抑制。如生姜可以抑制生半夏或生南星的不良反应。

相杀：表示减毒，是指一种药物能减轻或消除另一种药物的不良反应。如防风能缓解消除砒霜的毒性。

相恶：表示减效，是指两种药物配合能相互牵制或破坏而使作用降低，甚至丧失功效。如黄芩能削弱生姜的温中作用。

相反：表示增毒，是指两种药物合用能产生不良反应。如甘草与甘遂配伍可产生不良反应。

◎什么是循经感传现象？

20世纪50年代，人们在针刺中发现了一种奇怪的现象：有些人接受针刺治疗时，会产生一种沿经脉路线移动的感觉。后来正式命名这一现象为循经感传现象，能产生这一现象的人称为"经络敏感人"，但这类人只占人群中的很小一部分。循经感传现象的发现扭转了人们认为经络就是血管的观点，因为血管显然无法形成这种感觉循经移动的现象。另外，人们还发现循经脉路线的皮肤电阻较低，这些现象为验证经络的客观存在奠定了一定的基础。

◎什么是经络敏感人？

经络敏感人是指对经络刺激特别敏感的人。这种人的经络在接受刺激时，可沿经络循行路线出现感传现象或皮肤反应。一般指十二经脉中有六条以上经脉出现全经传导，其余经脉的传感也通过肘膝关节以上者，则称之为"经络敏感人"。

◎循经感传的奇异特性有哪些？

多年以前，人们就对循经感传现象进行了深入的研究，发现了循经感传的一些奇异特性：

（1）速度较慢，为每秒厘米量级。

（2）可被机械压迫和注射生理盐水及冷冻降温所阻断。

（3）可出现回流和乏感传。

（4）可绕过疤痕组织及通过局部麻醉区，可趋向病灶。

（5）循经感传的路线上有时出现血管扩张、轻度水肿并可测出肌电发放。

（6）发现部分截肢病人在截肢部位出现幻经络感传。

第二章

各司其职的经穴

督脉经穴

人体奇经八脉之一。督脉总督一身之阳经，六条阳经都与督脉交会于大椎，督脉有调节阳经气血的作用，故称为"阳脉之海"。督脉主生殖机能，特别是男性生殖机能。督脉起于胞中，下出会阴，后行于腰背正中，循脊柱上行，经项部至风府穴，进入脑内，再回出上至头项，沿头部正中线，经头顶、额部、鼻部、上唇，到唇系带处。该经脉发生病变，主要表现为脊柱强直、角弓反张、头重痛、项强、眩晕、癫痫、癃闭、遗溺、痔疾、妇女不孕等。

◎命门穴——关乎生命存亡的"命门"

主治：腰痛、腰扭伤、坐骨神经痛。

命，人的根本；门，出入的门户；"命门"指人体脊骨中的高温高压阴性水液由此穴外输督脉。本穴因其位于腰背正中部位，内连脊骨，在人体重力场中位置低下，脊骨内的高温高压阴性水液由此穴外输体表督脉，本穴外输的阴性水液有维系督脉气血流行不息的作用，是人体生命之本，故称"命门"，也称属累穴、精宫穴。

医史记载，雷公问岐伯："十二经各有一主，主在何经？"岐伯答："肾中之命门为十二经之主也。"雷公不同意。岐伯答：

"……人非火不生，命门属火，先天之火也……人身先生命门而后生心……十二经非命门不生……故心得命门，而神明应物也；肝得命门，而谋虑也；胆得命门，而决断也；胃得命门，而受纳也；脾得命门，而转输也；肺得命门，而治节也；大肠得命门，而传导也；小肠得命门，而布化也；肾得命门，而作强也……是十二经为主之官，而命门为十二官之主……"这段话形象概括了人体命门的重要意义。

命门穴属督脉的穴道，在人体腰部，当后正中线上，第二腰椎棘突下凹陷处，用指压时有强烈的压痛感。

1.主治病症

（1）按摩此穴对肾气不足、精力衰

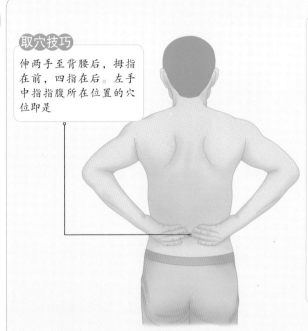

取穴技巧

伸两手至背腰后，拇指在前，四指在后。左手中指指腹所在位置的穴位即是

命门穴

指　　法：中指折叠法
程　　度：重
时　　间：1~3分钟
功　　用：接续督脉气血。

配合治疗

遗精、早泄：命门配肾俞和太溪。

破伤风抽搐：命门配百会、筋缩和腰阳关。

自我按摩法：双手中指同时出力揉按穴位，有酸、胀、疼痛的感觉。每次左右手中指在下各揉按1～3分钟，先左后右。

退，有固本培元的作用，对腰痛、腰扭伤、坐骨神经痛有明显疗效。

（2）经常按摩此穴能治疗阳痿、遗精、月经不调、头痛、耳鸣、四肢冷等疾患。

（3）长期按压此穴，能治小儿遗尿。

（4）配肾俞穴能调补肾气，可治肾虚溺多、腰酸背疼；配肾俞穴、气海穴、然谷穴能补益肾气、固涩精关，能治阳痿、早泄、滑精；配天枢穴、气海穴、关元穴能温肾健脾，能治肾泄、五更泄。

2.自我取穴按摩法

（1）正坐或俯卧，两手伸到腰背后，拇指在前，四指在后。

（2）用左手中指的指腹按住穴位，右手中指的指腹压在左手中指的指甲上。

（3）双手中指同时用力揉按穴位，有酸、胀、疼痛的感觉。

（4）左右手中指轮流在下按揉穴位，先左后右，每次1~3分钟。

◎百会穴——忧郁烦躁失眠点百会

主治：高血压、脑卒中失语、脑贫血、鼻孔闭塞。

百，数量词，多的意思；会，交会。"百会"指手足三阳经及督脉的阳气在此交会。本穴在人的头顶，在人的最高处，因此人体各经上传阳气都交会于此，所以名"百会"。也称顶中央穴、三阳五会穴、天满穴、天蒲穴、三阳穴、五会穴、巅上穴。

如果你长期感到忧郁不安、情绪不佳，还时常头昏、脑胀、胸闷、失眠的话，只要按压这个穴位，就有很好的调理和保健作用。此穴位名首次出现于《针灸甲乙经》，属督脉，别名"三阳五会"。《采艾编》云："三阳五会，五之为言百

正坐，举双手，虎口张开，拇指指尖碰触耳尖，掌心向头，四指朝上。双手中指在头顶正中相碰触所在穴位即是

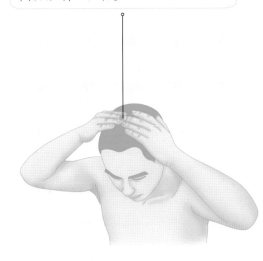

百会穴

指　　法：二指压法
程　　度：轻
时　　间：1~3分钟
功　　用：升阳举陷，益气固脱。

配合治疗

脑卒中失音、不能言语：百会配天窗。

小儿脱肛：百会配长强和大肠俞。

自我按摩法：先左手中指按压在穴位上，右手中指按在左手中指指甲上，双手中指交叠，同时向下用力揉按穴位，有酸胀、刺痛的感觉。每次各揉按1~3分钟。

也"，意思就是说人体百脉于此处交会。由于是百脉之会的地方，自然也是百病所主的地方，所以，这个穴位可以治疗很多的病症，是中医临床中常用的穴位之一。《圣济总录》云："凡灸头顶，不得过七壮，缘头顶皮薄，灸不宜多"；《普济方》云："北人始生子，则灸此穴，盖防他日惊风也"；《类经图翼》云："若灸至百壮，停三五日后绕四畔，用三棱针出血，以井花水淋之，令气宣通，否则恐火气上壅，令人目暗"。这些描述都指明了这个穴位的性质，也说明了它的特殊性。

百会穴属督脉的穴道，位于人体头部，在头顶正中线与两耳尖端连线的交点处。

1.主治病症

（1）按摩这个穴位，具有开窍宁神的作用，能治疗失眠、神经衰弱。

（2）长期按压这个穴位，有平肝息风的作用，能治疗头痛、眩晕、休克、高血压、脑卒中失语、脑贫血、鼻孔闭塞等疾患。

（3）长期按压这个穴位，还有升阳固脱的作用，能治疗脱肛、子宫脱垂等疾患。

2.自我取穴按摩法

（1）正坐，举起双手，张开虎口，拇指的指尖碰触耳尖，手掌心向头，四指朝上。

（2）双手的中指在头顶正中相碰触。

（3）先将左手的中指按压在穴位上，再将右手的中指按在左手中指的指甲上。

（4）双手的中指交叠，同时向下揉按穴位，有酸胀、刺痛的感觉。

（5）每次1~3分钟。

◎前顶穴——头晕头痛找前顶

主治：头晕、目眩、头顶痛、鼻渊、目赤肿痛。

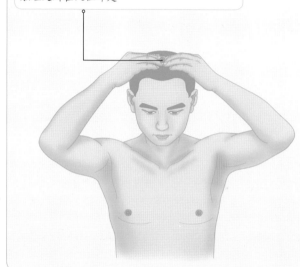

取穴技巧

正坐，举双手过头，掌心朝下，手掌放松，自然弯曲，指尖下垂，约成瓢状。中指指尖触碰处所在穴位即是

前顶穴

指　　法：中指压法
程　　度：轻
时　　间：1~3分钟
功　　用：补益肺气，传导水湿。
配合治疗
风眩、偏头痛：前顶配后顶和颔厌。
面肿虚浮：前顶配人中。
自我按摩法：先左手中指按压在穴位上，右手中指按在左手中指指甲上，双手中指交叠，同时向下揉按穴位，有酸胀、刺痛的感觉。每次各揉按1~3分钟。

前，前部的意思；顶，顶撞。"前顶"的意思是指前面督脉的上行之气在此被顶撞而不能上行。本穴物质来自于百会穴传来的天部阳气和囟会穴传来的天部水湿之气。百会穴传来的阳气至本穴时散热冷缩，囟会穴的水湿之气上行至本穴时则吸热蒸升，二气在本穴相会后，降行的气血顶住了上行的气血，所以名"前顶"。

此穴位名最早见于《针灸甲乙经》。《普济方》中云："大肿极，即以三棱针刺之，绕四方1寸以下，其头肿痛立瘥。覆以盐末，生麻油揩发际下。"这个穴位也是人体头部的重要穴位之一，能够治疗偏头痛等疾患。当你患上头痛脑热的时候，也可以按按这个穴位，它具有迅速止痛的作用。

前顶穴在人体的头部，当前发际正中直上3.6寸，即百会穴前0.5寸处。

1.主治病症

（1）长期按摩这个穴位，能够治疗癫痫、头晕、头顶痛、鼻渊、目赤肿痛、小儿惊风等疾病。

（2）在现代中医临床中，经常利用这个穴位治疗高血压、鼻炎、脑卒中后引起的偏瘫等疾病，所以，坚持长期按压这个穴位，对这些疾病具有医治、调整、改善的作用。

（3）配后顶穴、颔厌穴，有通经活络的作用，能够治疗风眩、眩晕、偏头痛；配人中穴，治疗面肿虚浮；配百会穴，有清热泻火的作用，能够治疗目暴赤肿、头痛、眩晕；配五处穴，治疗头风目眩、目戴上；配攒竹穴、人中，有熄风镇静、清热宁神的作用，能够治疗小儿急惊风。

2.自我取穴按摩法

（1）正坐，双手举过头，手掌心朝下，手掌放松，自然弯曲，手指尖下垂，大约成瓢状。

（2）中指的指尖触碰的部位就是这个穴位。

（3）先把左手的中指按压在穴位上，再把右手的中指按压在左手中指的指甲上，双手中指交叠，并同时向下按揉穴位，有酸胀、刺痛的感觉。

（4）两只手轮流在下按摩穴位，先左后右，每次1~3分钟。

◎神庭穴——晕呕昏花有神庭

主治：头晕、呕吐、眼昏花。

神，天部之气的意思；庭，庭院的意思，这里指聚散之所。"神庭"的意思是指督脉的上行之气在此聚集。本穴物质为来自胃经的热散之气和膀胱经的外散水湿，在本穴为聚集之状，本穴如同督脉天部气血的会聚之地，所以名"神庭"，也称天庭穴。因为本穴物质主要为足阳明提供的湿热水气和足太阳提供的外散水湿，所以是足太阳、是阳明之交会处。

在中医古籍中，有关于"头晕、呕吐、眼昏花，神庭一针病如抓"的记载。如果不小心患了重感冒，或者遇到了晕车、晕船等情况，或者在其他情况下头昏、呕吐、眼昏花，都可以按摩神庭穴，这个穴位具有很好的保健和调理作用。据《针灸甲乙经》中记载，此穴位为"督脉、足太阳、阳明之会"；《普济方》云："歧伯曰：凡欲疗风，勿令灸多，缘风性轻，多则伤，宜灸七壮至二十壮；禁针，针即发狂"；《类经图翼》云："灸三壮，禁刺，刺之令人癫狂目失明"。

神庭穴属督脉的穴道，在人体头部，当前发际正中直上0.5寸处。

1.主治病症

（1）按摩这个穴位，能够治疗头晕、

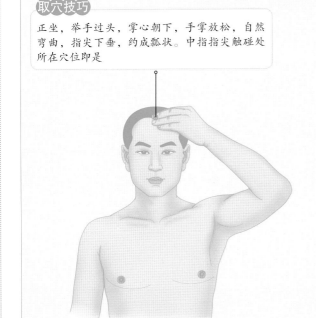

取穴技巧

正坐，举手过头，掌心朝下，手掌放松，自然弯曲，指尖下垂，约成瓢状。中指指尖触碰处所在穴位即是

神庭穴

指　　法：中指压法
程　　度：重
时　　间：3~5分钟
功　　用：除湿化湿。
配合治疗
目泪出：神庭配行间。
脑卒中不语：神庭配囟会。
自我按摩法：以左右手中指指尖垂直，相并置于穴位上，指背轻触，用双手中指指尖揉按（或指甲尖掐按）。每次揉按3~5分钟。

呕吐、眼昏花等症状。

（2）按摩这个穴位，还能够治疗鼻流清涕、急性鼻炎、泪腺炎，惊悸不得安寐等疾患。

（3）长期按摩这个穴位，对前额的神经痛、失眠、癫痫等病症，也具有很好的调节、改善作用。

（4）配上星穴、肝俞穴、肾俞穴、百会穴，有补益肝肾、滋阴明目的作用，能治疗雀目、目翳；配攒竹穴、迎香穴、风门穴、合谷穴、至阴穴、通谷穴，有宣肺利窍、疏风清热的作用，能治疗鼻鼽清涕出；配兑端穴、承浆穴，有醒脑开窍、调阴和阳的作用，能治疗癫疾呕沫。

2.自我取穴按摩法

（1）正坐或仰卧，手举过头，手掌心朝下，手掌放松，自然弯曲，手指尖下垂，大约成瓢状，中指指尖触碰的部位就是穴位。

（2）左右手的中指的指尖垂直，相并放在穴位上；指甲或指背轻触。

（3）用双手中指的指尖揉按穴位，或者用指甲尖掐按穴位。

（4）每次揉按3~5分钟。

◎身柱穴——小儿止咳定喘有特效

主治：气喘、感冒、咳嗽、肺结核。

身，身体的意思；柱，支柱的意思；"身柱"的意思是指督脉气血在此处穴位吸热后，化为强劲饱满之状。本穴物质为神道穴传来的阳气，到达本穴后，此气因受体内外传之热而进一步胀散，胀散之气充斥穴内，并快速循督脉传送，使督脉的经脉通道充胀，如皮球充气而坚，可承受重负一样，所以名"身柱"。

顾名思义，身柱就是指身体的支柱。当你遇到因脑力不足而眩晕，或者中气

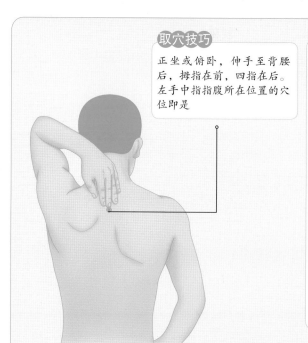

取穴技巧

正坐或俯卧，伸手至背腰后，拇指在前，四指在后。左手中指指腹所在位置的穴位即是

身柱穴

指　　法：中指折叠法
程　　度：重
时　　间：1~3分钟
功　　用：补气壮阳
配合治疗
癫　狂　痫：身柱配水沟、内关、丰隆和心俞。
肺热、咳嗽：身柱配风池、合谷和大椎。
自我按摩法：把食指叠加在中指指背上一起用力揉按穴道，有刺痛的感觉。每次左右手各揉按1~3分钟，先左后右。

不足而喘息，或者大气下陷而脱肛，或者督脉之气升举无力而腰背疼痛时，就可以按压身柱穴，这个穴位能使你的症状迅速得到缓解，并帮助你提高身体的免疫和保健能力。此外，这个穴位几乎还能通治小儿之病。幼儿的脏腑娇嫩，功能还没有健全，特别是肺和脾脏的机能较弱，因此很容易患上感冒、发热、咳嗽、哮喘、腹泻、消化不良等疾病。此时，按摩孩子的身柱穴就具有很好的防治作用。另外，经常按摩这个穴位还具有益智健脑的作用。

身柱穴属督脉的穴道，在人体后背部，当后正中线上，第三胸椎棘突下凹陷处。

1.主治病症

（1）经常按摩这个穴位，对气喘、感冒、咳嗽、肺结核，以及因为咳嗽导致的肩背疼痛等疾患，具有特殊的疗效。

（2）按摩这个穴位，还能够有效治疗虚劳喘咳、支气管炎、肺炎、百日咳，并且对疔疮肿毒还具有非常明显的效果。

（3）长期按压这个穴位，对脊背强痛、小儿抽搐、癫病、热病、脑卒中不语等病症，具有很好的调理和保健作用。

（4）配水沟穴、内关穴、丰隆穴、心俞穴，治疗癫狂痫；配风池穴、合谷穴、大椎穴，治疗肺热、咳嗽；配灵台穴、合谷穴、委中穴，治疗疔毒；配本神穴，有行气疏风的作用，能治头痛、目眩。

2.自我取穴按摩法

（1）正坐或俯卧，把左手伸到肩后。

（2）把食指叠加在中指指背上一起用力揉按穴位，有刺痛的感觉。

（3）每次左右手各揉按1~3分钟，先左后右。

（4）小儿或者手臂僵硬酸痛的人，可

以请他人搓热双手，用单手的掌根之处揉按穴位，效果更好。

◎长强穴——疗便秘、止腹泻

主治：肠炎、腹泻、痔疮、便血、脱肛。

长，长久的意思；强，强盛的意思；"长强"是指胞宫中的高温高压水湿之气由此穴位外输体表。本穴为督脉之穴，其气血物质来自胞宫，温压较高，向外输出时既强劲又饱满，并且源源不断，所以名"长强"。

很多人都受过便秘的困扰，尤其是长时间久坐办公室、缺乏运动的人。便秘时，老觉得有大便阻塞在直肠和肛门口，可是费尽力气也排泄不出来，怎么办呢？只要每天坚持按摩长强穴，就可以解决这个问题。长强穴能够促进直肠的收缩，使大便通畅，还能有效治疗便秘，对人体内部肠胃排毒具有很好的调理作用。关于此穴，《针灸聚英》中云："足少阴、少阳结会，督脉别走任脉"；《铜人俞穴针灸图经》中说："针入三分，抽针以太痛为度……灸然不及针"；《类经图翼》中说："一经验治少年注夏羸瘦，灸此最效"。由此可见，古代医师早已发现了长强穴在人体治疗疾患中的重要作用。

长强穴属督脉的第一穴道，在人体的尾骨端下，当尾骨端与肛门连线的中点处。

1.主治病症

（1）按摩这个穴位，能够促进直肠的收缩，使大便畅通，还能治疗便秘，并且能迅速止腹泻。

（2）长期坚持按压这个穴位，具有通

正坐，上身前俯，伸左手至臀后，以中指所在的位置的穴位即是

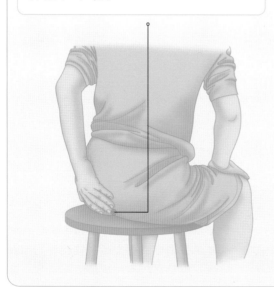

长强穴

指　　法：二指压法
程　　度：轻
时　　间：1~3分钟
功　　用：向体表输送阳热之气。

配合治疗

痔　疮：长强配二白、阴陵泉、上巨虚和三阴交。

脱肛、痔疮：长强配精官、二白和百会。

自我按摩法：以中指和食指用力揉按穴道，会有酸胀的感觉，向里面以及四周扩散。每次用左右手各揉按1~3分钟，先左后右。

任督、调肠腑的作用，对肠炎、腹泻、痔疮、便血、脱肛等疾患，都具有良好的治疗效果。

（3）长期按压这个穴位，还对阴囊湿疹、引产、阳痿、精神分裂、癫痫、腰神经痛等病症，具有很好的调理和改善功能。

（4）配承山穴，有清热通便、活血化瘀的作用，能够治疗痔疾、便秘；配小肠俞穴，有行气通腑、分清泌浊的作用，能够治疗大小便困难、淋症；配身柱穴，有行气通督的作用，能治疗脊背疼痛；配百会穴，有通调督脉、益气升阳的作用，能治脱肛、头昏。

2.自我取穴按摩法

（1）正坐，上身前俯，左手伸到臀后。

（2）用中指和食指用力揉按穴位，便秘、腹泻或者有痔疮的人，会感到酸胀的，同时会感觉酸胀感向体内和四周扩散。

（3）每天分别用左右两手各揉按1~3分钟，先左后右。

◎大椎穴——小儿感冒发热不再犯愁

主治：感冒、肩背痛、头痛、咳嗽、气喘。

大，多的意思；椎，锤击之器，这里指穴内的气血物质实而非虚。"大椎"的意思是指手足三阳的阳热之气由此处汇入本穴，并与督脉的阳气上行头颈。本穴物质一为督脉陶道穴传来的充足阳气，二为手足三阳经外散于背部阳面的阳气，穴内的阳气充足满盛，如椎一样坚实，故名"大椎"，也称百劳穴、上杼穴。"百劳"是指穴内气血为人体各条阳经上行气血汇聚而成。"上杼"是指穴内气血为坚实饱满之状。

据《针灸甲乙经》记载，此穴位是"三阳、督脉之会"；《类经图翼》中云："又

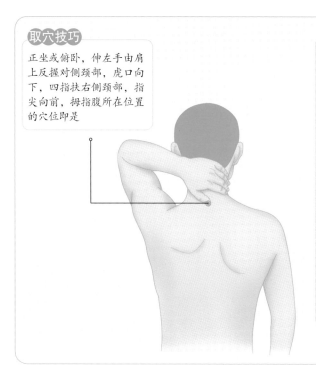

取穴技巧

正坐或俯卧，伸左手由肩上反握对侧颈部，虎口向下，四指扶右侧颈部，指尖向前，拇指腹所在位置的穴位即是

大椎穴

指　　法：拇指压法
程　　度：轻
时　　间：1~3分钟
功　　用：益气壮阳。
配合治疗
虚损、盗汗、劳热：大椎配肺俞。
预防流脑：大椎配曲池。
自我按摩法：拇指指尖向下，用指腹（或指尖）揉按穴位，有酸痛、胀麻的感觉。每次左右手各揉按1~3分钟，先左后右。

治颈瘘、灸百壮，及大椎两边相去各1.5寸少垂下，各三十壮"；《千金方》云："凡灸疟者，必先问其病之所先发者先灸之。从头项发者，于未发前预灸大椎尖头，渐灸过时止；从腰脊发者，灸肾俞百壮；从手臂发者，灸三间"；《普济方》云："灸以年为壮"。不论患了风寒感冒，还是由于身体其他病变所引起的高烧不退，父母都非常担心孩子因此"烧"坏了脑神经，发生严重的后遗症。此时，刮按孩子的大椎穴，具有迅速退烧的作用。

1.主治病症

（1）按摩这个穴位，有解表通阳、清脑宁神的作用，能够快速退热。

（2）按摩这个穴位，还能够治疗感冒、肩背痛、头痛、咳嗽、气喘、中暑、支气管炎、湿疹、血液病等疾患。

（3）坚持长期按摩和针灸这个穴位，

还能够有效治疗体内寄生虫、扁桃腺炎、尿毒症等。

（4）配腰俞穴，有通督行气、清热截疟的作用，能治疟疾；配合谷穴、中冲穴，有解表泻热的作用，能治伤寒发热、头昏；配长强穴，有通调督脉的作用，能治脊背强痛。

2.自我取穴按摩法

（1）正坐或俯卧，左手伸到肩后反握对侧颈部，虎口向下，四指扶右侧颈部，指尖向前。

（2）拇指的指尖向下，用指腹或指尖揉按穴位，有酸痛和胀麻的感觉。

（3）每次左右手各揉按1~3分钟，先左后右。

（4）或者请他人屈起食指，或者用刮痧板，帮助刮擦穴位，效果更好。

◎哑门穴——声音沙哑不必苦恼

主治：舌缓不语、音哑、头重、头痛。

哑，发不出声的意思，这里指阳气在此开始衰败；门，出入的门户；"哑门"的意思是指督阳气在此处散热冷缩。本穴物质为大椎穴传来的阳热之气，到达本穴后，因其热散而收引，阳气的散热收引太过则使人不能发声，因此名"哑门"，即失语之意，也称舌厌穴、横舌穴、舌黄穴、舌肿穴。

老师们站在讲台上讲课，如果发音的方法不正确，时间一久，嗓子就会变得沙哑；领导们讲话，如果讲话稿太长了，也会讲得口干舌燥，嗓子发痒；还有其他种种原因都可能导致嗓子不舒服，在这种情况下，只要按摩一下哑门穴，就能够使症状得到缓解。此外，这个穴位也很特殊，因为如果按摩或者针灸的方法不对，不但治不了病，反而可能会引起失声等后遗症。所以，我们自己在按摩这个穴位的时候，一定要谨慎。据《针灸甲乙经》记载，哑门穴是"督脉、阳维之会"，并说它"不可灸，灸之令人暗"；《圣济总录》中云："脑后哑门穴，不可伤，伤即令人哑。宜针人中、天突二穴，可二分"；《针灸大成》云："仰头取之"。

哑门穴位于项部，当后发际正中直上0.5寸，第1颈椎下。

1.主治病症

（1）按摩这个穴位，能够有效治疗舌缓不语、音哑、头重、头痛、颈项强急、脊强反折、脑卒中尸厥、癫狂、痫症、癔病、鼻出血、重舌、呕吐等疾患。

（2）长期按摩这个穴位，对失眠、精神烦躁、鼻出血、瘫痪也具有明显疗效。

（3）配关冲穴，有通阳开窍的作

取穴技巧

正坐，伸右手过颈，置于后脑处，掌心向头，扶住后脑勺，四指指尖向头顶，拇指指腹所在的穴位即是

哑门穴

指　　法：拇指压法
程　　度：轻
时　　间：3~5分钟
功　　用：益气壮阳。
配合治疗
癫狂、癫痫：哑门配百会、人中、丰隆和后溪。
脑卒中失语、不省人事：哑门配风池和风府。
自我按摩法：拇指指尖向下，用指腹（或指尖）揉按穴位，有酸痛、胀麻的感觉。每次左右手各揉按3~5分钟，先左后右。

用，能治舌强不语；配风府穴、合谷穴，有醒脑开窍的作用，能治喑哑；配通天穴、跗阳穴，有散寒祛湿的作用，能治头重和头痛。

2.自我取穴按摩法

（1）正坐，右手伸到颈后，放在后脑处，手掌心向头，扶住后脑勺，四指的指尖向头顶，拇指的指腹所在的部位就是这个穴位。

（2）拇指的指尖向下，用指腹或者指尖按揉穴位，有酸痛和胀麻的感觉。

（3）两手分别按揉穴位，每次3～5分钟。

◎脑户穴——按脑户，头疼不再来

主治：头重、头痛、面赤、目黄、眩晕。

脑，大脑的意思；户，出入的门户。

"脑户"指督脉气血在此变为天之下部的水湿云气。本穴物质为风府穴传来的水湿风气和膀胱经外散而至的寒湿水气，到达本穴后，二气相合变为天之下部的水湿云气，此气能随人体所受风寒冷降归地并入于脑，所以名"脑户"，也称匝风、会额、合颅、仰风、会颅、迎风。

超负荷工作，某种心理负担，身体某些疾患，常让人感到头痛。此时，可按摩脑户穴，能有效治疗头痛。据《针灸甲乙经》记载，这个穴位是"督脉、足太阳之会"；《黄帝内经·素问》中云："刺中脑户，入脑立死"；《针灸聚英》曰："引铜人，禁灸，灸之令人哑，或灸七壮，妄灸令人喑"。上面这些描述，说明了此穴的性质和意义，也提到了它的特殊性。利用这个穴位治疗疾患时要特别小心，例如，在对它进行针灸的时候，如果不小心让针刺到了脑髓，

取穴技巧

正坐，伸两手过颈，置于后脑处，掌心向头，扶住后脑勺，四指指尖向头顶，拇指指腹所在的穴位即是

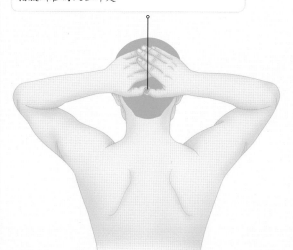

脑户穴

指　　法：拇指压法
程　　度：重
时　　间：3~5分钟
功　　用：接续督脉气血。
配合治疗
头重痛：脑户配通天和脑空。
癫狂痫：脑户配人中、太冲和丰隆。
自我按摩法：拇指指尖相互叠加向下，用指腹（或指尖）揉按穴位，有酸痛、胀麻的感觉。每次揉按3~5分钟。

病人就会立刻死亡。

脑户穴在人体头部，后发际正中直上2.5寸，风府穴上1.5寸，枕外隆凸的上缘凹陷处。

1.主治病症

（1）按摩这个穴位，能够治疗头晕、项强、失音、癫痫。

（2）长期按摩这个穴位，对头重、头痛、面赤、目黄、眩晕、面痛、音哑、项强、癫狂痫症、舌本出血、瘿瘤等疾患有良好的疗效。

（3）配通天穴、脑空穴，有行气祛湿的作用，能治头重、头痛；配人中穴、太冲穴、丰隆穴，能治癫狂痫；配胆俞穴、意舍穴、阳纲穴，有疏肝泄胆、清热祛湿的作用，能治目黄、胁痛、食欲不振；配通天穴、消泺穴、天突穴，有行气散结的作用，能治瘿瘤。

2.自我取穴按摩法

（1）正坐，两手伸过颈项，放在后脑处，手掌心向头，扶住后脑勺，四指的指尖向头顶，拇指的指腹所在的部位就是这个穴位。

（2）拇指的指尖相互叠加向下，用指腹或指尖按揉穴位，有酸痛、胀麻的感觉。

（3）分别用两手轮流按揉穴位，先左后右，每次3~5分钟。

◎风府穴——感冒头疼不再打针吃药

主治：头痛、晕眩、脑卒中舌缓、暴瘖不语。

风，穴内气血为风气；府，府宅的意思；"风府"是指督脉之气在此吸湿化风。本穴物质为哑门穴传来的天部阳气，至本穴后，此气散热吸湿，并化为天部横行的风

正坐或俯卧，伸双手过颈，置于后脑处，掌心向头，扶住后脑勺，四指指尖向头顶，拇指指尖所在位置的穴位即是

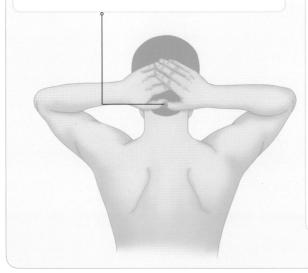

风府穴

指　　法：拇指压法
程　　度：重
时　　间：1~3分钟
功　　用：散热吸湿。
配合治疗
足不仁：风府配腰俞。
癫狂、多言：风府配昆仑。
自我按摩法：拇指指尖相互叠加向下，用指腹（或指尖）揉按穴位，有酸痛、胀麻的感觉。每次揉按1~3分钟。

气。本穴为天部风气的重要生发之源，所以名"风府"，也称舌本穴、鬼穴。

如果不小心患上了风寒感冒、头痛等，尤其感到后脑疼痛、颈项肩背僵硬、头不能回顾时，只要按压一下风府穴，就能很快止痛、祛风，而且疗效显著。据《针灸甲乙经》记载，此穴位是"督脉、阳维之会"；《针灸聚英》曰："项后入发际1寸，大筋内宛宛中，疾言其肉立起，言休立下。"《针灸资生经》曰："风府者，伤寒所自起，壮人以毛裹之，南人怯弱者，亦以帛护其项。"《铜人俞穴针灸图经》云："禁不可灸，不幸使人失喑。"《扁鹊心书》云："但此穴入针，人即昏倒，其法向右耳入3寸，则不伤大筋而无晕，乃千金妙法也。"这些描述，既指出了此穴位的性质，也指明了它的特殊性。在使用这个穴位治疗疾病时，我们一样需要小心谨慎。

风府穴属督脉的穴道，位于人体的后颈部，两风池穴连线的中点，颈顶窝处。

1.主治病症

（1）按摩这个穴位，能够治疗头痛、晕眩、暴瘖不语、咽喉肿痛、感冒、发热。

（2）长期按压这个穴位，对癫狂、痫症、癔病、脑卒中不语、悲恐惊悸、半身不遂、眩晕、颈项强痛、目痛、鼻出血，都具有良好的疗效。

（3）配风市穴，有疏风通络的作用，治疗伤寒感冒；配肺俞穴、太冲穴、丰隆穴，有理气解郁的作用，治疗狂躁奔走，烦乱欲死。

2.自我取穴按摩法

（1）正坐或俯卧，两只手伸到颈后，放在后脑处。

（2）手掌心向头，扶住后脑勺，左手在下，四指的指尖向头顶，拇指的指尖向下按住穴位，右手在左手上，右手拇指的指腹按在左手拇指的指甲上。

（3）双手的拇指从下往上用力揉按，有酸痛的感觉。

（4）左右两手的拇指轮流在下按揉，先左后右，每次1~3分钟。

◎强间穴——睡好自然心情好

主治：颈项强痛、癫狂痫证、烦心、失眠。

强，强盛的意思；间，二者之中的意思；"强间"的意思是指督脉气血在此吸热后，化为强劲的上行阳气。本穴物质为脑户穴传来的水湿风气，到达本穴后，因受颅脑的外散之热，水湿之气吸热化为天部强劲的阳气，并循督脉上行，所以名"强间"，也称大羽穴。"大羽"的意思是指本穴上传的阳气中夹带有一定的水湿。

现代人经常因为工作压力大、生活负担重，以及不良的生活方式，导致夜里失眠。尤其是许多白领，经常为了完成工作任务而通宵达旦地熬夜、加班，睡眠严重不足。夜里睡不好觉，第二天就会精神昏沉、疲乏，影响到学习和工作。如果遇到这种情况，可以按压强间穴。强间穴能够帮助睡眠。除了对睡眠有好处以外，在现代中医临床中，有经验的医生们也利用这个穴位来治疗各种各样的头痛，如血管性头痛、神经性头痛等。此穴位名出自《针灸甲乙经》，别名大羽，属督脉。

强间穴在头部，当后发际正中直上4寸，即脑户穴上1.5寸处。

强间穴

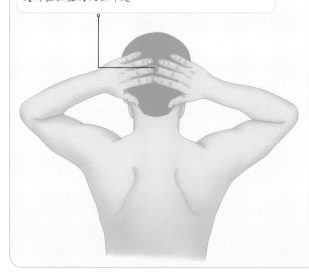

取穴技巧

正坐或俯卧，伸双手过颈，置于后脑处，掌心向头，扶住后脑勺，四指指尖并拢向头顶，中指指尖所在位置的穴位即是

指　　法：二指压法
程　　度：轻
时　　间：1～3分钟
功　　用：升阳益气。

配合治疗

头痛、目眩：强间配后溪和至阴。

头痛难忍：强间配丰隆。

自我按摩法：用中指和食指指腹揉按穴位，有酸痛、胀麻的感觉。每次揉按1～3分钟。

1.主治病症

（1）坚持长期按压这个穴位，能够治疗头痛、目眩、颈项强痛、癫狂痫症、烦心、失眠等疾患。

（2）长期按压这个穴位，对于脑膜炎、神经性头痛、血管性头痛、癔病等，也具有明显的治疗、恢复、调理和保健作用。

（3）配后溪穴、至阴穴，治疗头痛、目眩；配丰隆穴，有行气化痰的作用，能够治疗头痛难忍；配阴郄穴，有行气活血、除烦的作用，能够治疗心烦、心痛。

2.自我取穴按摩法

（1）正坐或者俯卧，双手伸过颈项，放在后脑处，手掌心向着头部，扶住后脑勺，四指的指尖并拢并向着头顶，此时，中指的指尖所在的部位就是这个穴位。

（2）用中指和食指的指腹按揉这个穴位，有酸痛、胀麻的感觉。

（3）每次按揉1～3分钟。

◎水沟穴——紧要关头找水沟

主治：休克、昏迷、中暑、颜面浮肿。

水，指穴内物质为地部经水；沟，水液的渠道。"水沟"的意思是指督脉的冷降水液在此循地部沟渠下行。本穴物质为素髎穴传来的地部经水，在本穴的运行为循督脉下行，本穴的微观形态如同地部的小沟渠，所以名"水沟"，也称人中、鬼客厅、鬼宫、鬼市、鬼排。"人中"指本穴位在头面天、地、人三部中的人部，即鼻唇沟中部。"鬼客厅"指穴内气血为来自天部之气的冷降水液。本穴位处督脉，督脉气血以阳气为主，地部经水稀少，本穴气血则为地部经水，地部经水如同督脉气血的宾客一般，所以名"鬼客厅"。

如果有人突然因心脏病发作、缺氧、脑卒中而晕眩、昏迷、不省人事，只要用指甲尖稍稍用力掐按患者的水沟穴，就能够对患者进行急救，所以，这个穴位被认为是中国传统医学中的急救要穴。关于此穴位，《针灸甲乙经》中云："督脉、手、足阳明之会"；《铜人俞穴针灸图经》云："风水面肿，针此一穴，出水尽即顿愈"；《类经图翼》云："千金云：此穴为鬼市，治百邪癫狂，此当在第一次下针。凡人中恶，先掐鼻下是也。鬼击卒死者，须即灸之"。

水沟穴属督脉的穴道，位于人体上唇上中部，人中沟的上1/3与中1/3的交点，用指压时有强烈的压痛感。

1.主治病症

（1）按摩这个穴位，具有开窍清热、宁神志、利腰脊的作用，能治疗休克、昏迷、中暑、颜面浮肿、晕车、晕船、失神、急性腰扭伤等疾患。

（2）长期按摩这个穴位，对口臭、口眼部肌肉痉挛等疾患，具有很好的调理和保健作用。

（3）长期按摩此穴位，还能有效治疗癫狂、小儿惊风、脑卒中昏迷、牙关紧闭、口眼歪斜、瘈病、精神分裂症等。

2.自我取穴按摩法

（1）正坐或仰卧，伸出左手或者右手放在面前，五指朝上，手掌心向内，食指弯曲放在鼻沟中上部，此部位就是该穴位。

（2）食指弯曲，用指尖按揉穴位，有刺痛感。

（3）两只手先左后右，每次各揉按1～3分钟，如果急救就用指甲掐按1～3分钟。

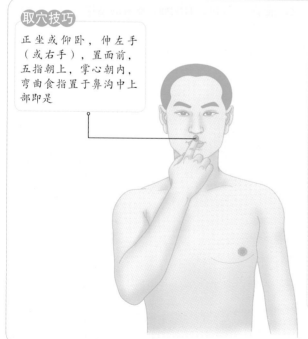

取穴技巧

正坐或仰卧，伸左手（或右手），置面前，五指朝上，掌心朝内，弯曲食指置于鼻沟中上部即是

水沟穴

指　　法：食指压法
程　　度：重
时　　间：1～3分钟
功　　用：分流督脉经水，通经活络。
配合治疗
昏迷急救：水沟配百会、十宣和涌泉。
中暑：水沟配委中和尺泽。
自我按摩法：弯曲食指，以指尖按揉穴位，有特别刺痛的感觉。每次左右手揉按各1～3分钟，先左后右。

任脉经穴

任脉是人体的奇经八脉之一，它与全身所有阴经相连，身体的精血、精液都由任脉所主，也被称为"阴脉之海"。它起始于胞中，下出会阴，经阴阜，沿腹部和胸部正中线上行，经过咽喉，到达下唇内，环绕口唇，并向上分行至两目下。其病症即以下焦、产育为主。《素问·骨空论》云："任脉为病，男子内结七疝，女子带下，瘕聚。"任脉主治：遗尿、遗精、腹胀痛、胃痛、呃逆、舌肌麻痹、各种疝气病、女子易患带下、女子小腹结块等症。

◎膻中穴——调气降逆、宽胸利膈

主治：支气管哮喘、支气管炎、咳嗽。

膻，羊臊气或羊腹内的膏脂，这里指穴内气血为吸热后的热燥之气；中，与外相对，指穴内；"膻中"指任脉之气在此吸热胀散。本穴物质为中庭穴传来的天部水湿之气，至本穴后吸热胀散，变为热燥之气，如羊肉带辛臊气味一样，所以名"膻中"，也称元儿穴、胸堂穴、上气海穴、元见穴。

如果遇到稍食即吐、胸闷、胸郁、形体羸瘦、气虚体弱这样的情况，只要按压膻中穴，就有很好的调理和保健功效。《难经》云："上焦者，在心下，下膈，在胃上口，主纳而不出，其治在膻中"；《普济方》云："膻中为气之海，然心主为君，以敷宣散令。膻中主气，以气有阴阳，气和志适，则喜乐由后；分布阴阳，故官为臣使也"；《类经图翼》云："禁刺，灸七壮，刺之不幸，令人夭"；《针灸大成》云："足太阴、少阴、手太阳、少阳、任脉之会"。

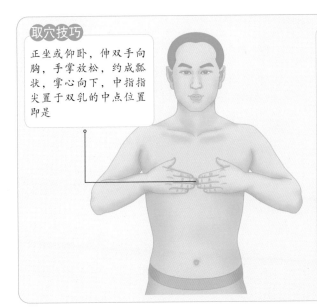

取穴技巧

正坐或仰卧，伸双手向胸，手掌放松，约成瓢状，掌心向下，中指指尖置于双乳的中点位置即是

膻中穴

指　　法	：中指压法	
程　　度	：重	
时　　间	：1~3分钟	
功　　用	：募集心包经气血。	

配合治疗

急性乳腺炎：膻中配曲池和合谷。

急性心肌梗死：膻中配内关、三阴交和巨阙。

自我按摩法：双手中指同时出力揉按穴位，有刺痛的感觉。每次揉按1~3分钟，先中指左上右下，后右上左下。

膻中穴属任脉的穴道，在人体的胸部，人体正中线上，两乳头之间连线的中点。

1.主治病症

（1）按摩这个穴位，有调气降逆、宽胸利膈的作用，能够治疗支气管哮喘、支气管炎、咳嗽、气喘、咯唾脓血、胸痹心痛、心悸、心烦等疾病。

（2）长期按压此穴位，对乳腺炎、乳汁过少、肋间神经痛等病症，有很好的调理和保健作用。

（3）配曲池穴、合谷穴，治急性乳腺炎；配内关穴、三阴交穴、巨阙穴、心平穴、足三里穴，治冠心病、急性心肌梗死；配中脘穴、气海穴，治疗呕吐反胃；配天突穴，治哮喘；配乳根穴、合谷穴、三阴交穴、少泽穴、膻中穴，治产后缺乳；配肺俞穴、丰隆穴、内关穴，治咳嗽痰喘；配厥阴俞穴、内关穴，治心悸、心烦、心痛。

2.自我取穴按摩法

（1）正坐或仰卧，双手伸向胸前，手掌放松，大约成瓢状，手掌心向下，中指的指尖放在双乳的中点位置，这个部位就是该穴位。

（2）双手的中指同时用力按揉穴位，有刺痛的感觉。

（3）左右两手的中指轮流在下按揉穴位，先左后右，每次1～3分钟。

◎廉泉穴——舌头不听话，廉泉治疗它

主治：言语不清、舌根急缩、舌下肿痛、舌缓流涎。

廉，廉洁、收廉的意思；泉，水的意思；"廉泉"的意思是指任脉气血在此冷缩而降。本穴物质为天突穴传来的湿热水气，至本穴后散热冷缩，由天之上部降至天之下部，本穴如同天部水湿的收廉之处，所以名"廉泉"，也称本池穴、舌本穴、结本穴。"本池"指本穴为任脉水湿的收聚之地。"舌本"指本穴聚集的天部水湿为任脉气血的来源根本。因为任脉气血在此位处天之下部，天之上部的气血为空虚之状，阴维脉的气血随之而

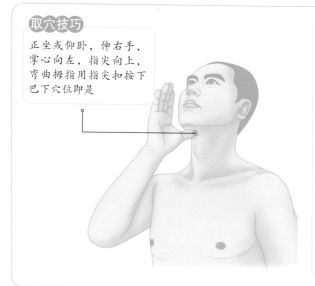

取穴技巧

正坐或仰卧，伸右手，掌心向左，指尖向上，弯曲拇指用指尖扣按下巴下穴位即是

廉泉穴

指　　法：拇指压法
程　　度：轻
时　　间：1～3分钟
功　　用：收引阴液

配合治疗
舌强不语、舌下肿痛、舌缓流涎：廉泉配金津、玉液和天突。

自我按摩法：弯曲拇指，由上往下，用指尖扣按下巴下穴位，有酸、麻、胀的感觉。每次用左右手拇指，揉按1～3分钟，先左后右。

入，所以此穴也是阴维脉和任脉的交会穴。

如果因为受了风寒或者脑卒中之后，舌头不能转动、不能说话，或者大舌头、舌肿难言；虽然想讲话，然而口水却不断流出。遇到上面这些情况，可以按压廉泉穴，就能够起到缓解症状的作用。据《针灸甲乙经》记载，此穴位为"阴维、任脉之会"；《类经图翼》中云："然则廉泉非一穴，当是舌根下之左右泉脉，而且为足少阴之会也"。

廉泉穴在人体的颈部，当前正中线上，喉结上方，舌骨上缘凹陷处。

1.主治病症

（1）按摩这个穴位，能够治疗舌下肿痛、舌根急缩、舌纵涎出、舌强、脑卒中失语、舌干口燥、口舌生疮、暴喑、喉痹、聋哑、咳嗽、哮喘、消渴、食不下等疾患。

（2）长期按摩这个穴位，对言语不清、口腔炎等症状，都有很好的疗效。

（3）配然谷穴，有养阴活络的作用，主治舌下肿难言，舌纵涎出；配天井穴、太渊穴，有疏风解表的作用，能治疗感冒、咳嗽、喉痹；配金津穴、玉液穴、天突穴、少商穴，能治疗舌强不语、舌下肿痛、舌缓流涎、暴喑。

2.自我取穴按摩法

（1）正坐或者仰卧，伸出右手，手掌心向左，手指尖向上，拇指弯曲，用手指尖按揉下巴下穴位，这个部位就是该穴。

（2）拇指弯曲，用指尖从上往下按揉下巴下穴位，有酸、麻、胀的感觉。

（3）交替用左右手的拇指按揉穴位，先左后右，每次按揉1～3分钟。

◎会阴穴——夫妻生活更和谐

主治：腰酸、阴道炎、月经不调、便秘。

会，交会的意思；阴，指阴液；"会阴"的意思是指由人体上部降行的地部阴液在此交会。本穴物质来自人体上部的降行水液，至本穴后为交会状，所以名"会阴"，也称下阴别穴、屏翳穴、金门穴、下极穴、平翳穴、海底穴。

据《针灸甲乙经》记载，会阴穴是"任脉别络，侠督脉、冲脉之会"；《针灸聚英》中云："卒死者，针1寸，补之。溺死者，令人倒驮出水，针补，尿屎出则活。余不可针"；《普济方》云："女子经不通，男子阴端寒冲心"；《铜人俞穴针灸图经》曰："会阴、谷道瘙痒"。以上描述，说明了会阴穴的性质、作用。经常按摩这个穴位，可以治疗男女性功能障碍。因为按摩会阴穴能促进内分泌，治疗性冷淡。所以，性生活呆板、精力减退的人，可以经常按摩会阴穴。

会阴穴属任脉第一穴，在肛门和阴囊根部（女性是大阴唇后联合）连线的中点处。

1.主治病症

（1）按摩这个穴位，有醒神镇惊、通调二阴的作用，对溺水窒息、产后昏迷不醒具有明显的疗效。

（2）经常按摩这个穴位，能够治疗男女性功能障碍、生殖器官疾病，对阴痒、阴痛、阴部汗湿、阴门肿痛、小便难、大便秘结、闭经、阴道炎、睾丸炎、阴囊炎都有良好的疗效。

（3）长期按摩这个穴位，对癫狂、疝气、腰酸、气虚、畏寒、月经不调都具有很好的调理和保健功能。

（4）配三阴交穴，有强阴醒神的作用，能治疗产后暴厥；配鱼际穴，有养阴泻

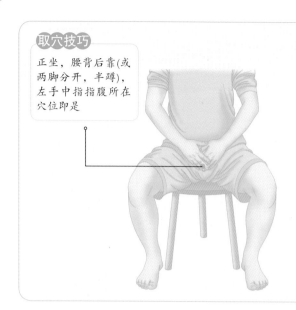

取穴技巧

会阴穴

指　　法：中指压法
程　　度：轻
时　　间：1~3分钟
功　　用：疏导水液，生发任脉经气。
配合治疗
癫狂病：会阴配神门。
溺水窒息：会阴配水沟。
自我按摩法：左手中指指腹按压在穴位上，另手中指指腹，按压在左手指甲上，两手中指交叠以指腹出力揉按，有酸胀的感觉。每天早晚，左右手指交叠互换，揉按1~3分钟。

热的作用，能治疗阴汗如水流；配中极穴、肩井穴，有行气通络、强阴壮阳的作用，能治疗难产、胞衣不下、宫缩无力、产门不开等症状。

2.自我取穴按摩法

（1）正坐，腰背后靠；或者两脚分开，呈半蹲状态。

（2）用左手中指的指腹按压穴位，右手中指的指腹按压在左手的指甲上。

（3）两手的中指交叠，用指腹用力揉按，有酸胀的感觉。

（4）每天早晚用左右手轮流交叠按摩穴位，每次1~3分钟。

◎中极穴——妇科疾病不烦恼

主治：尿频、尿急、生理病。

中，与外相对，这里指穴内；极，屋的顶部横梁；"中极"的意思是指任脉气血在此达到了天部中的最高点。本穴物质为曲骨穴传来的阴湿水气，上升至中极时，已达到其所能上升的最高点，所以名"中极"，也称气原穴、玉泉穴、膀胱募穴、气鱼穴。

据《针灸甲乙经》记载，中极穴是"足三阴、任脉之会"；《类经图翼》中云："孕妇不可灸"，意思就是说怀孕的女性千万不能针灸这个穴位。这个穴位是治疗各种女性妇科疾病的主要穴位，像月经不调、痛经、赤白带下、子宫脱垂等，都可以通过长期坚持按压这个穴位，得到很好的治疗。此外，这个穴位对于男性遗精、阳痿、月经不调等男女生理和性功能方面的疾患，也有很好的调理与保健作用。

中极穴属任脉的穴道，在下腹部，前正中线上，当脐中下4寸处。

1.主治病症

（1）按摩这个穴位，有助气化、调胞宫、利湿热的作用，能治疗遗精、阳痿、月经不调、痛经、带下、子宫脱垂、早泄、产后恶露不止、胞衣不下、水肿等病症。

（2）长期按摩这个穴位，对遗溺不禁、疝气、不孕、崩漏、白浊、积聚疼痛、阴痛、阴痒、阴挺等症状，也具有很好的调

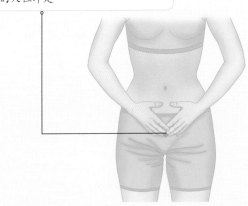

取穴技巧

正坐或仰卧，双手置于小腹，掌心朝下，左手中指指腹所在位置的穴位即是

中极穴

指　　法：中指压法
程　　度：重
时　　间：1~3分钟
功　　用：募集膀胱经水湿。

配合治疗

治阳痿、早泄：中极配大赫、肾俞和阴交。

遗溺不止：中极配阴谷、气海和肾俞。

自我按摩法：以左手中指指腹按压穴道，右手中指指腹按压左手中指指甲上，同时用力揉按穴道，有酸胀的感觉。每次左右手中指在下，揉按1~3分钟。

理和保健作用。

（3）配膀胱俞穴，有调理脏腑气机的作用，能治疗由于膀胱气化功能不足所引起的小便异常；配关元、三阴交、阴陵泉，有化气行水的作用，能治疗尿潴留、淋症；配阴交穴、石门穴，有活血化瘀的作用，能治疗闭经、恶露不止；配中封穴、脾俞穴、小肠俞穴、章门穴、气海穴、关元穴，有调养肝脾、调理冲任的作用，能治疗白带、白浊、梦遗、滑精。

2.自我取穴按摩法

（1）正坐或仰卧，双手放在小腹上，手掌心朝下，用左手中指的指腹按压穴道，右手中指的指腹按压在左手中指的指甲上。

（2）用两手的中指同时用力揉按穴道，有酸胀的感觉。

（3）每天早晚轮流用左右两手按揉穴位，每次1~3分钟。

◎关元穴——男子藏精、女子蓄血

主治：阳痿、早泄、月经不调、崩漏。

关，关卡的意思；元，元首的意思；"关元"指的是任脉气血中的滞重水湿在此处不得上行。因为本穴物质为中极穴吸热上行的天部水湿之气，到达本穴后，大部分水湿被冷降于地，只有小部分水湿之气吸热上行，此穴位就如同天部水湿的关卡一样，所以名"关元"。

关元穴又称丹田，据《针灸甲乙经》记载，它为"足三阴、任脉之会"；《圣惠方》云："引岐伯云，但是积冷虚乏病，皆宜灸之"；《类经图翼》云："此穴当人身上下四旁之中，故又名大中极，乃男子藏精，女子畜血之处"；《扁鹊心书》曰："每夏秋之交，即灼关元千壮，久久不畏寒暑。人至三十，可三年一灸脐下三百壮；五十，可二年一灸脐下三百壮；六十，可一年一灸脐下三百壮，令人长生不老"。由此可见，这个穴位对人体具有重要意义。经常按摩这个穴位，能够治疗男性性功能障碍，如阳痿、早泄、遗精、气虚、体弱等，对女性月经不调、痛经、带下等症状，也有很好

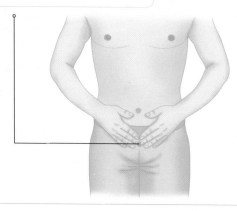

正坐或仰卧，双手置于小腹，掌心朝下，左手中指指腹所在位置的穴位即是

关元穴

指　　法：中指压法
程　　度：重
时　　间：1~3分钟
功　　用：募集小肠经气血，传导任脉水湿。
配合治疗
脑卒中脱证：关元配气海、肾俞和神阙。
虚劳、里急、腹痛：关元配足三里、脾俞和公孙。
自我按摩法：以左手中指指腹按压穴道，右手中指指腹按压左手中指指甲上，同时用力按穴道，有酸胀的感觉。每次左右手中指在下，揉按1~3分钟，先左后右。

的调理与保健作用。

关元穴属任脉的穴道，在人体的下腹部，前正中线上，从肚脐到耻骨上方画一条线，将此线五等分，从肚脐往下3/5处，就是这个穴位。

1.主治病症

（1）按摩这个穴位，有培肾固本、调气回阳的作用，能够治疗阳痿、早泄、月经不调、崩漏、带下、不孕、子宫脱垂、闭经、遗精、遗尿、小便频繁、小便不通、痛经、产后出血、小腹痛、腹泻、腹痛、痢疾、完谷不化等症状。

（2）长期按摩这个穴位，对全身衰弱、尿路感染、肾炎、疝气、脱肛、脑卒中、尿道炎、盆腔炎、肠炎、肠粘连、神经衰弱、小儿消化不良等疾患，都有很好的疗效，而且有调理、改善的功能。

2.自我取穴按摩法

（1）正坐或仰卧，双手放在小腹上，手掌心朝下，用左手中指的指腹按压穴位，右手中指的指腹按压在左手中指的指甲上。

（2）用两手中指同时用力揉按穴位，有酸胀的感觉。

（3）每天早晚左右手轮流按揉穴位，先左后右，每次1~3分钟。

◎阴交穴——腹泻不止轻揉阴交

主治：腹满水肿、泄泻、阴痒、小便不利。

阴，阴水之类；交，交会的意思；"阴交"的意思是指任脉、冲脉的上行水气在此交会。本穴物质中有气海穴传来的热胀之气，有冲脉夹肾经而行的水湿之气外散传至本穴，二气交会后，形成了本穴的天部湿冷水气，所以名"阴交"，也称少关穴、横户穴、少目穴、丹田穴、小关穴。

遇到腹泻不止的情况，只要轻揉阴交穴，就能够使腹泻的症状迅速得到缓解。据《难经》云："下焦者，当膀胱上口，主分别清浊，主出而不纳，以传导也，其治在齐（脐）下一寸"；《外台秘要》曰："任脉、冲脉、足少阴之会"；《普

正立，先将左手四指并拢，掌心朝内，指尖朝下，四指放置于小腹处，拇指置于神阙穴下方的穴位即是

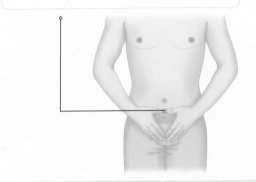

阴交穴

指　　法：拇指压法
程　　度：轻
时　　间：1~3分钟
功　　用：收引浊气。
配合治疗
赤白带下：阴交配阴陵泉和带脉。
月经不调、崩漏：阴交配子宫和三阴交。
自我按摩法：将双手的拇指叠加轻按于穴位处，有酸胀的感觉。每次揉按1~3分钟。

济方》曰："灸不及针……针入八分，得气即泻，泻后宜补"。

阴交穴在人体的下腹部，前正中线上，当脐中下1寸。

1.主治病症

（1）按摩这个穴位，有调经固带、利水消肿的作用。

（2）按摩这个穴位，能够治疗腹痛、绕脐冷痛、腹满水肿、泄泻、疝气、阴痒、小便不利、奔豚、血崩、带下、产后恶露不止、小儿陷囟、腰膝拘挛等疾患。

（3）长期按摩这个穴位，对鼻出血、肠炎、睾丸神经痛、子宫内膜炎等疾病，都具有良好的治疗、保健、调理作用。

（4）配涌泉穴，有行水通淋的作用，能治疗小肠气撮痛连脐、小便淋漓不尽；配石门穴，有通经活血的作用，能治疗崩中漏下、小腹硬痛；配行间穴，有养阴清热、行气化湿的作用，能治疗疝气、肠鸣腹痛；配阴陵泉、带脉，能治疗赤白带下；配子宫、三阴交，治疗月经不调、崩漏；配天枢穴、气海穴，治疗腹胀肠鸣、泄泻。

2.自我取穴按摩法

（1）正立，先把左手四指并拢，手掌心朝内，手指尖朝下，四指放在小腹上，拇指放在神阙穴下方的部位就是该穴位。

（2）把双手的拇指叠加，轻轻按在穴位处，有酸胀的感觉。

（3）每天早晚按揉穴位，每次1~3分钟。

◎神阙穴——肠炎、腹痛、腹泻有特效

主治：腹满水肿、泄泻、阴痒、小便不利。

神，尊、上、长的意思，这里指父母或先天；阙，牌坊的意思。"神阙"的意思是指先天或前人留下的标记。此穴位也称脐中、脐孔穴、气合穴、命蒂穴等。

神阙穴是人体任脉上的重要穴位之一，是人体的长寿大穴。它与人体的生命活动密切相关。母体中的胎儿是靠胎盘呼吸的，属于先天真息状态；婴儿脱体后，脐带被切断，先天呼吸中止，后天肺呼吸开始，而脐

带、胎盘紧连在脐中，没有神阙穴，生命就不复存在。经常按摩神阙穴，可以使人体真气充盈、精神饱满、体力充肺、腰肌强壮、面色红润、耳聪目明、轻身延年，并对腹痛肠鸣、水肿膨胀、泄痢脱肛、脑卒中脱证等有独特的疗效。《类经图翼》中云："故神阙之灸，须填细盐，然后灸之以多为良，若灸之三五百壮。不惟愈疾，亦且延年，若灸少，则时或暂愈，后恐复发，必难救矣。但夏月人神在脐，乃不宜灸"；《神灸经纶》云："凡卒中风（脑卒中）者，此穴最佳。罗天益云：脑卒中（脑卒中）服药，只可扶持，要收全功，灸火为良。盖不惟追散风邪，宣通血脉，其于回阳益气之功，真有莫能尽述者"。

神阙穴属任脉的穴道，在人体的腹中部，肚脐中央。

主治病症：

（1）按摩这个穴位，有温阳固脱、健运脾胃的作用，对小儿泻痢有特效。

（2）按摩这个穴位，能够治疗急慢性肠炎、痢疾、脱肛、子宫脱垂、水肿、脑卒中、中暑、不省人事、肠鸣、腹痛、泻痢不止等疾患。

（3）配关元穴，有温补肾阳的作用，能治疗久泄不止、肠鸣腹痛；配百会穴、膀胱俞穴，有升阳举陷、回阳固脱的作用，能治疗脱肛；配石门穴，有温阳利水、通经行气的作用，能治疗大腹水肿、小便不利。

2.自我取穴按摩法

（1）正坐或仰卧，双手轻搓直到微热，用左手手掌的掌心对准肚脐，覆盖在肚脐上，右手手掌的掌心向下，覆盖在左手的掌背。

（2）双手的手掌同时用力揉按穴位，有酸痛感。

（3）每天早晚左右手轮流在下按揉穴位，先左后右，每次1~3分钟。

◎上脘穴——增加你的胃动力

主治：胃脘疼痛、呕吐、呃逆、食不化。

上，上部的意思；脘，空腔的意思；

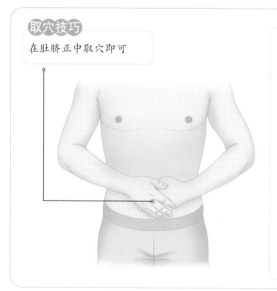

取穴技巧

在肚脐正中取穴即可

神阙穴

指　　　法：全手压法
程　　　度：轻
时　　　间：1~3分钟
功　　　用：温阳固脱，健运脾胃。
配合治疗
泄痢便秘、绕脐腹痛：神阙配公孙、水分、天枢和足三里。
脱肛、小便不禁：神阙配长强、气海和关元。
自我按摩法：用左手手掌，掌心对准肚脐，覆盖在肚脐上，右手手掌，覆盖于左手掌背，双手同时出力，揉按穴位，有酸痛感。每次左右手在下互换，揉按1~3分钟。

"上脘"的意思是指胸腹上部的地部经水在此聚集。本穴物质为胸腹上部下行而至的地部经水，聚集本穴后再循任脉下行，经水由此进入任脉的巨空腔，所以名"上脘"，也称上管穴、胃管穴、胃脘穴、上纪穴。"胃管"的意思是指穴内的地部经水可直接作用于胃腑气血的阴阳虚实。"上纪"指本穴对胸腹体表的气血有抓总提纲的作用。本穴物质为地部经水，它不仅来自于任脉上部经脉的冷降之水，还有手太阳、足阳明二经的冷降水液，所以是足阳明、手太阳任脉之交会穴。

此穴位名出自《针灸甲乙经》，在《脉经》中名上管，别名胃脘，属任脉，是任脉、足阳明、手太阳之交会。《针灸甲乙经》中云："任脉、足阳明、手太阳之会"；《类经图翼》云："孕妇不可灸"；《普济方》云："针入八分，先补后泻，神验。如风痫热病，宜先泻后补，立愈"。《金匮要略·腹满寒疝宿食病脉证治》曰："宿食在上脘，当吐之，宜瓜蒂散。"

上脘穴在人体上腹部，前正中线上，当脐中上5寸。

1.主治病症

（1）按摩这个穴位，具有和胃降逆、化痰宁神的作用。

（2）长期按摩这个穴位，对反胃、呕吐、食不化、胃痛、纳呆、腹胀、腹痛、咳嗽痰多、积聚、黄疸、虚痨吐血、胃炎、胃扩张、隔肌痉挛、肠炎具有良好的疗效。

（3）配中脘穴，有行气止痛、健胃消食的作用，能治疗胃脘疼痛、饮食不化；配丰隆穴，有理气止痛、清热化痰的作用，能治疗心痛呕吐、伤寒吐蛔；配神门穴，有清热化痰、宁心安神的作用，能治疗发狂奔走、失眠烦躁。

2.自我取穴按摩法

（1）正坐，双手伸向胸前，手掌放松，大约成瓢状，手掌心向下，中指的指尖所在的部位就是该穴位。

（2）双手的中指同时用力按揉穴位，有刺痛感。

（3）每天早晚，两手上下交替揉按穴位，每次1~3分钟。

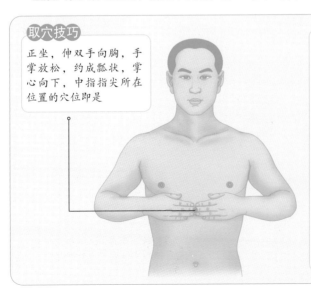

取穴技巧

正坐，伸双手向胸，手掌放松，约成瓢状，掌心向下，中指指尖所在位置的穴位即是

上脘穴

指　　法：中指压法
程　　度：重
时　　间：1~3分钟
功　　用：聚集及传导地部水液。
配合治疗
纳　呆：上脘配丰隆。
嗳气吞酸：上脘配天枢和中脘。
自我按摩法：双手中指同时出力揉按穴位，有刺痛的感觉。每次揉按1~3分钟，先中指左上右下，后右上左下。

手少阴心经经穴

手少阴心经属于心，因此和心脏有密切的关系，它是主宰人体的重要经脉。此经脉从心中开始，出于小指末端，接手太阳小肠经。主要循行在上肢内侧后缘。本经俞穴主治心、胸、神志及经脉循行部位的其他病症，如眼睛昏黄，胸胁疼痛，上臂内侧后边痛或厥冷，手掌心热等症。《灵枢·经脉》中记载："心手少阴之脉……是主心所生病者，目黄、胁痛、臑臂内后廉痛厥，掌中热痛。"

◎少府穴——治疗心胸痛，少府最有效

主治：胸痛、心悸、小指拘挛、掌中热。

少，阴的意思；府，府宅的意思。"少府"的意思是指本穴为心经气血的聚集之处。本穴物质是少冲穴传来的高温水湿之气，到达本穴后成为聚集之状，犹如云集府宅，所以名"少府"。少府穴也称兑骨穴。"兑"在八卦中指"口"，"骨"的意思是"水"，"兑骨"的意思是说此穴内的气血物质中富含水湿。

少府经穴名出自《针灸甲乙经》，属于手少阴心经穴位。在医学古籍中，对这个穴位的重要功能和作用都有描述。在现代都市生活中，每个人的工作压力都很大，工作节奏很快，生活事务非常繁多，再加上很多人喜欢吃大鱼大肉，注重对高蛋白、高脂肪、高营养物质的摄取，又缺乏足够的运动以缓解身体的疲劳，消耗体内多余的能量，于是就容易患上心肌缺氧、心肌梗死、心绞痛等疾病。在疾病初期，如果能够坚持按压少府穴，可以缓解胸中的郁闷不通之气，使病情有效得到控制，对各种心脏疾病的预防和保健都具有很好的效果。

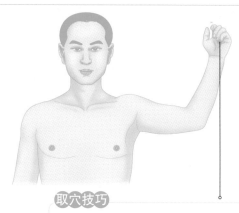

少府穴

指　　法：拇指压法
程　　度：适度
时　　间：3~5分钟
功　　用：宁神志，调心气，散心火。
配合治疗
心悸：少府配内关穴
自我按摩法：以一只手四指轻握另一手背，弯曲拇指，以指尖按压穴位，每日早晚、左右各揉（或掐）按3~5分钟。

取穴技巧

正坐伸手、仰掌、屈肘向上约呈45°，拇指以外，其余四指屈向掌中，当小指与无名指指尖之中间与感情线交会处即是

少府穴属于手少阴心经经脉的穴道，位于第四、第五掌骨之间，屈指握拳时，小指尖处。

1.主治病症

（1）此处穴位具有宁神志、调心气的功能，主要治疗各种心脏疾患，如风湿性心脏病、心悸、心律不整、心绞痛、胸痛等。

（2）此处穴位能通达心、肾，能舒解两经抑郁之气，可以医治女性的生殖器官类的疾病，以及治疗遗尿、尿闭、阴痒痛等。

（3）长期按压此处穴位，对前臂神经麻痛、掌中热、小指挛痛等病症，具有很好的调理和保健作用。

（4）配内关穴，治疗心悸。

2.自我取穴按摩法

（1）正坐伸手、仰掌、屈肘向上约呈45°。

（2）以小指、无名指屈向掌中，当小指与无名指指尖之中间与感情线交会处即是穴位。

（3）用一只手的四指轻握另一只手的手背，拇指弯曲，用指尖按压穴位，有酸胀的感觉（用小指甲尖轻轻掐按有刺痛感）。

（4）每日早晚在左右穴位各按揉一次，每次3~5分钟。

◎少冲穴-——急救脑卒中，要掐少冲

主治：心悸、心痛、胸胁痛、癫狂、昏迷。

少，阴也；冲，突也；"少冲"的意思是指此穴中的气血物质从体内冲出。此穴为心经体表经脉与体内经脉的交接之处，体内经脉的高温水气以冲射之状外出体表，所以名"少冲"。少冲穴也名经始，意思是此穴是手少阴心经的起始之处。

手和脚一样，都布满了与人体器官紧密相连的经络穴位。当身体某个部位发生异常，手上的相应部位也会发生变化；同理，手上相应的穴位，也能够治疗与之相连的某一器官的疾病。手上有六条经脉循行，与全身各脏腑、组织、器官相通，大约有99个穴位，按摩这些

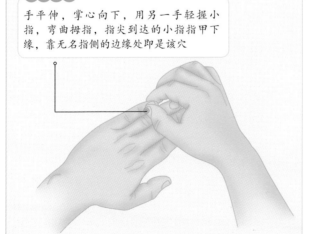

取穴技巧

手平伸，掌心向下，用另一手轻握小指，弯曲拇指，指尖到达的小指指甲下缘，靠无名指侧的边缘处即是该穴

少冲穴

指　　法：拇指压法
程　　度：适度
时　　间：3~5分钟
功　　用：生发心气，清热熄风，醒神开窍。
配合治疗
热病、昏迷：少冲配太冲、中冲。
自我按摩法：弯曲拇指，用指甲尖垂直掐按穴位，每日早晚，左右各掐按3~5分钟，先左后右。

穴位，可以使身上相对应的器官疾病分别得到缓解。其中，小指上的少冲穴，与心脏具有密切的关系，当心脏病发作的时候，只要用力按压小指的指尖，就可以使病情得到缓解。例如，如果有人突然脑卒中倒下，牙关紧闭，不省人事，或者突然心脏病发作，在这种紧急状况下，一边要将病人迅速送往医院急救，一边可以掐按病人的少冲穴，具有流通气血，起死回生的作用。中国民间的脑卒中放血救命，就是指用针轻轻刺破少冲穴，挤几滴血出来，暂时挽救病人的生命。

少冲穴属于手少阴心经经脉的穴道，在小指桡侧、指甲角旁约0.1寸处。

1.主治病症

（1）掐按此处穴位，可以紧急救治脑卒中猝倒和心脏病发作的病人。

（2）按压此处穴位，对各种心脏疾患、热病昏迷、心悸、心痛等病症，具有良好的缓解作用。

（3）长期按压此处穴位，对肋间神经痛、喉头炎、结膜炎、黄疸、上肢肌肉痉挛等病症，具有很好的调理与保健功能。

（4）配太冲穴、中冲穴、大椎穴，治疗热病、昏迷。

2.自我取穴按摩法

（1）正坐，手平伸，掌心向下，屈肘向内收。

（2）用另一只手轻握这只手的小指，拇指弯曲，用指甲尖垂直掐按穴位，有刺痛的感觉。

（3）先左后右，每日早晚掐按左右穴位各一次，每次3~5分钟。

◎极泉穴——按压极泉，强健心脏

主治：心痛、心悸、肩臂疼痛、胁肋疼痛。

极，高、极致的意思；泉，心主血脉，如水之流，故名泉；“极泉”的意思就是指最高处的水源，也就是说这处穴位在心经的最高点上，所以名叫“极泉穴”。

《黄帝内经》认为，心经是君主之官，君主之官有个特性，就是君主不受邪。心包经就相当于是心经的警卫。警卫可以代君受过，所以我们可以拍打心包经。而心包经上有一个非常重要的穴位——极泉穴。如果一个人经常郁闷，他的腋窝下，即极泉穴上，就会长出一个包，这是心气被郁滞的现象。如果把极泉穴弹拨开了，就能把包块化解掉，就能够缓解心经郁滞的疾病。还有的时候你可能会发现，别人突然的一个小动作，或者一件突发性的事件，有可能会让你心跳加快，并且感到胸闷、头晕、头疼、出汗、浑身无力，甚至不想吃饭。出现这种情况就是心悸，它是过度疲劳及情绪不稳定的一种表现。此时，只要弹拨腋窝下面的极泉穴，就能够让心脏得到放松。

极泉穴属于手少阴心经经脉的穴道，位于人体的两腋窝正中，在腋窝下的两条筋脉之间，腋动脉的搏动之处。

1.主治病症

（1）弹拨、揉按此处穴位，能够有效治疗各种心脏疾病，如心肌炎、冠心病等。

（2）长期按揉此处穴位，对肩臂疼痛、臂丛神经损伤、臂肘冷寒、肩关节炎、肋间神经痛、黄疸、腋臭、瘰病等疾患，具有很好的调理和保健作用。

（3）按揉此穴位，能够缓解上肢麻木的现象。

（4）在现代中医临床中，常利用此穴位治疗心绞痛、肋间神经痛、颈淋巴结核等。

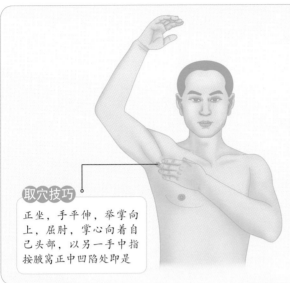

极泉穴

指　　法：中指折叠法
程　　度：适度
时　　间：1~3分钟
功　　用：通络强心，清泻心火。

配合治疗

心痛、心悸：极泉配神门、内关。

肘臂冷痛：极泉配侠白。

自我按摩法：以中指指尖按压穴位，每日早晚、左右各揉按1~3分钟，先左后右。

取穴技巧

正坐，手平伸，举掌向上，屈肘，掌心向着自己头部，以另一手中指按腋窝正中凹陷处即是

（5）配神门、内关，治疗心痛、心悸；配侠白，治疗肘臂冷痛。

2.自我取穴按摩法

（1）正坐，手平伸，举掌向上，屈肘，掌心向着自己的头部。

（2）用一只手的中指指尖按压另一侧腋窝正中的凹陷处，有特别酸痛的感觉。

（3）用同样的方法按压另一侧的穴位。

（4）先左后右，每日早晚各揉按一次，每次1~3分钟。

◎青灵穴——祛除疼痛无烦恼

主治：头痛振寒、目黄、胁痛、肩臂疼痛。

青，是指肝脏的颜色，此处穴内气血的运行为风的横行；灵，灵巧的意思。"青灵"的意思就是指此穴内的气血运行为风木的横向运行方式。因为此穴内的物质是极泉穴下传血液的气化之气，在本穴的运行过程中，因散热而缩合成水湿云气，并以云气的方式向下传输，表现出了风木的灵巧特征，

所以名"青灵"。青灵穴也称青灵泉，意思与青灵穴是一样的，指天部运行的云气中富含水湿。

《太平圣惠方》中说"青灵二穴，在肘上3寸，伸肘举臂取之"；在明抄本《针灸甲乙经》《千金要方》《千金翼方》《外台秘要方》《医心方》中，说"清冷渊二穴，在肘上3寸，伸受教育举臂取之"。其实，"青灵"和"清冷渊"指的都是同一处穴位。大概是唐人为了避讳唐高祖李渊的名讳，所以将"清冷渊"改为了"清冷泉"，又演变为"青灵泉"，也称"青灵穴"。后来，大概宋人编书时，采用了唐人的文献，在《太平圣惠方》中，同时出现了"青冷渊""青灵"的名称。宋代《西方子明堂灸经》中作青冷泉，又名清冷渊、青灵。我们现在都称青灵穴。

青灵穴在人体手臂内侧，当极泉穴与少海穴的连线上，肘横纹上3寸处，肱二头肌的内侧沟中。

1.主治病症

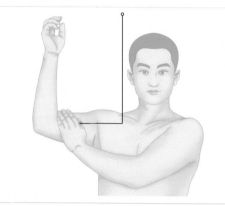

取穴技巧

正坐，抬右臂与肩膀平，肘弯屈，小臂向上，左手五指并拢，将小指放于手臂内侧肘横纹处，则拇指所在之处即是该穴

青灵穴

指　　法：拇指压法
程　　度：适度
时　　间：1~3分钟
功　　用：理气止痛，宽胸宁心。

配合治疗

肩 臂 痛：青灵配肩髃、曲池
自我按摩法：拇指之外的四指放于臂下，轻托手臂，以拇指指腹揉按穴位，每日早晚、左右各揉按1~3分钟。

（1）此穴位具有理气止痛、宽胸宁心的作用。

（2）经常拍打、按揉此处穴位，能够有效治疗头痛振寒、目黄、胁痛、肩臂疼痛、肩胛及前臂肌肉痉挛等疾患。

（3）能够治疗循环系统的疾病，如心绞痛等。

（4）能够治疗神经系统的疾病，如神经性头痛、肋间神经痛等。

（5）配肩髃穴、曲池穴，治疗肩臂痛。

2.自我取穴按摩法

（1）正坐，抬起右臂与肩平，肘弯屈，小臂向上，左手五指并拢，将小指放在手臂内侧肘横纹处，拇指按压所在之处有酸痛感。

（2）除拇指以外，其余四指放于臂下，轻托手臂，用拇指的指腹轻轻揉按穴位。

（3）每天早晚在左右穴位各按揉一次，每次1~3分钟。

◎少海穴——牙疼不再，胃口常在

主治：心痛、肘臂挛痛、瘰疬、头项痛、腋胁痛。

"少"的意思是"阴""水""海"的意思是"大"，即百川所归之处。"少海"的意思就是指心经的地部经水汇合于此处穴位。此穴位物质是由青灵穴水湿之气的冷降之雨和极泉穴下行之血汇合而成，汇合的地部水液宽深如海，所以名"少海穴"。此穴也被称为曲节穴。

"牙痛不是病，痛起来真要命"，我们对这句话都已经耳熟能详了，它既出现在一些电视广告词中，也出现在了我们的日常生活中。我们不但经常都能听见周围有人说这句话，而且有时候就连我们自己在牙痛的时候也会这样说。是的，不论是由于冷热证状，还是由于蛀牙引起的各种牙齿疼痛，甚至有时候还会由于牙痛引起手肘、手臂、肋部、腋下等部位也发生痉挛、疼痛的现象。其实，在这个时候，只要按压少海穴，

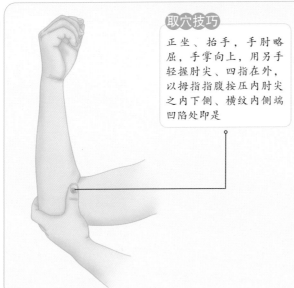

取穴技巧

正坐、抬手，手肘略屈，手掌向上，用另手轻握肘尖、四指在外，以拇指指腹按压内肘尖之内下侧、横纹内侧端凹陷处即是

少海穴

指　法：	拇指压法
程　度：	适度
时　间：	1~3分钟
功　用：	宁神通络

配合治疗

手颤、肘臂疼痛：少海配后溪

癫　病：少海配神门、内关、大陵

自我按摩法：以拇指指腹按压穴位，每天早晚各按一次，每次左右各按1~3分钟。

就能够很好地起到止痛和保健的作用。在古籍《针灸铜人》书上有这样的记载："治寒热齿龋痛、目眩发狂，呕吐涎沫、项不得回顾、肘挛腋肋下痛、四肢不得举。"

少海穴属于手少阴心经经脉的穴道，位于人体肘横纹内侧端与肱骨内上髁连线的中点的凹陷处。

1.主治病症

（1）此处穴位具有宁神通络的作用，主要治疗神经衰弱、头痛目眩、心痛、牙痛、肋间神经痛等。

（2）长期按压此处穴位，对于前臂麻木、肘关节痛、肘关节周围软组织疾患、臂麻手颤、肘臂挛痛等症状，具有良好的调理和保健作用。

（3）现代中医临床中，常利用此穴位治疗癫病、精神分裂症、尺神经麻痹、肋间神经痛等。

（4）配曲池穴治疗肘臂挛痛；配后溪穴治疗手颤、肘臂疼痛；配神门、内关、大

陵，治疗癫病。

2.自我取穴按摩法

（1）正坐，抬手，手肘略屈，手掌向上。

（2）用一只手轻握另一只手的肘尖、四指在外，用拇指的指腹按压内肘尖的内下侧、横纹内侧端的凹陷处，有酸痛感。

（3）用同样的方法按压另一侧穴位。

（4）每天早晚在左右两穴各按压一次，每次1~3分钟。

◎神门穴——宁心提神疗效好

主治：心痛、心烦、惊悸、健忘、失眠。

神，神魂、魂魄、精神的意思；门，指出入之处为门。此处穴位属于手少阴心经，心藏神，因此能够治疗神志方面的疾病。治疗此处穴位，能够打开心气的郁结，使抑郁的神志得以舒畅，使心神能够有所依附，所以名叫"神门穴"。

俗话说："晚上睡不着，按按神门穴"，这句话说的就是人体神门穴的功能。在现代社会中，繁忙的生活方式，高度的物质文明、激烈的工作竞争、紧张的生活节奏，使得现代人为了生存，为了拥有更好的物质生活，不得不日夜辛苦，操劳奔波。尤其是很多在外企里面工作的白领，以及所谓的"空中飞人"，经常通宵熬夜，睡眠不足，精神疲累，有的人甚至连开车都昏昏欲睡。对他们来说，经常按压神门穴，能够提神解乏，有助于改善精神状况。

神门穴属于手少阴心经经脉的穴道。该处穴位在手腕关节的手掌一侧，尺侧腕屈肌腱的桡侧凹陷处。

1.主治病症

（1）此处穴位具有安神、宁心、通络的功效，主要治疗心烦失眠，对神经衰弱也具有一定的疗效。

（2）神门穴是人体精气神的进入之处，因此是治疗心脏疾病的重要穴位。

（3）按压此处穴位，能够有效治疗心悸、心绞痛、多梦、健忘、失眠、痴呆、惊悸、怔忡、心烦、便秘、食欲不振等疾患。

（4）长期按压此处穴位，对糖尿病、扁桃腺炎、腕关节运动障碍、高血压等病症，具有很好的调理和保健功效。

（5）在现代中医临床中，常利用此穴治疗无脉症、神经衰弱、癔病、精神分裂症等。

（6）配大椎穴、丰隆穴，治疗癫狂；配支正穴，治疗健忘、失眠、无脉症。

2.自我取穴按摩法

（1）正坐，伸手、仰掌，屈肘向上约呈45°，在无名指和小指掌的侧向外方。

（2）用另一只手的四指握住手腕，拇指弯曲，用指甲尖垂直掐按豆骨下、尺骨端的穴位凹陷处，有酸胀和痛感。

（3）先左后右，每天早晚在两穴位各掐按一次，每次3~5分钟。

取穴技巧

正坐，伸手、仰掌，屈肘向上约呈45°，在无名指与小指掌侧向外方，用另一手四指握住手腕，弯曲拇指，指甲尖所到的豆骨下、尺骨端凹陷处即是

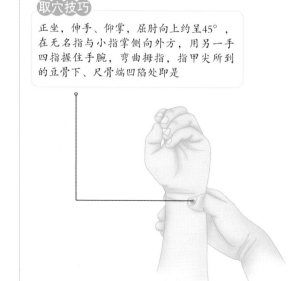

神门穴

指　　法：拇指压法
程　　度：适度
时　　间：3~5分钟
功　　用：安神，宁心，通络。

配合治疗
健忘失眠、无脉：神门配支正。
癫　　狂：神门配大椎、丰隆。
自我按摩法：弯曲拇指，以指甲尖垂直掐按穴位，每日早晚，左右手各掐按3~5分钟，先左后右。

手太阳小肠经经穴

手太阳小肠经是具有宁心安神、舒筋活络功效的经穴，按摩这些经穴可以疏通经气，缓解疲劳。小肠经起于手小指尺侧端，最后经由其支脉到达颧部，与足太阳膀胱经相接，主要循行于上肢、肩膀及头部部分地方。

本经所属俞穴主治耳聋、眼睛昏黄、面颊肿、颈部、颔下、肩胛、上臂、前臂的外侧后边痛等症。《灵枢·经脉》中记载："小肠手太阳之脉……是主液所生病者，耳聋，目黄，颊肿，颈、颔、肩、臑臑、肘、臂外后廉痛。"

按摩人体的小肠经可以放松我们上身的肌肉，让我们的经气畅通无阻，常按小肠经的话可以缓解我们的疲劳，如果你在医院做过辅助性治疗，你就会发现，在做治疗的时候按摩小肠经是一种放松手法。

小肠经的循行和大肠经比较相似，只是位置上要比大肠经靠后，从作用上来讲也没有大肠经那么广。它从小指的外侧向上走，沿着胳膊外侧的后缘，到肩关节以后向脊柱方向走一段，然后向前沿着脖子向上走，到颧骨，然后到耳朵。从小肠经的循行路线我们就可以知道它的循行跨过腕、肘、肩三个关节，所以在按摩小肠经的时候可以着重按摩关节两侧的穴位，可以对关节屈伸有困难和周围软组织有疾病的人群有非常好的辅助治疗作用。

手太阳小肠经经气旺在未时，也就是在13~15时的时候，这个时候人体内的阳气开始下降，阴气开始上升。此时是按摩小肠经的最佳时期。

◎少泽穴——昏迷不用怕，少泽唤醒他

主治：喉痛、昏迷、热病、初脑卒中。

少，阴、浊的意思；泽，沼泽的意思。"少泽"的意思就是指此处穴内的气血物质为天部的湿热水汽。此穴因为有地部孔隙连通小肠经体内经脉，穴内物质为小肠经体内经脉外输的经水，经水出体表后汽化为天部的水湿之气，就像热带沼泽的汽化之气一样，所以名"少泽"。少泽穴也称小吉穴，少吉穴。虽然本穴内的物质是小肠经体内经脉的外输湿热水汽，但因为它从体内出体表后，水液汽化散去了较多的热量，所以，成为天部水湿之气后

的温度并不高，对于天部中的金性之气来说是吉祥之事，所以又称小吉、少吉。

此穴位名出自《灵枢·本输》："别名小吉、小结。少者小也，泽者润也，心之热出火府于小肠，故名少泽。"当你感到喉咙疼痛、吞咽困难的时候，或者在你将脑卒中后不省人事的患者送往医院的途中，只要用指甲稍微用力掐按此处穴位，就能够快速解除咽喉疼痛，使血气得以畅通，并能让昏迷的患者苏醒。此穴对产妇少乳也具有疗效。

少泽穴属于小肠经脉的穴道，在人体小指末节尺侧，距指甲角0.1寸。

1.主治病症

（1）用指甲掐按此处穴位，可以立即消除喉痛。

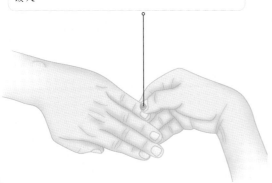

掌背向上、掌面向下，以另手轻握小指，弯曲拇指，指尖所到达的小指指甲外侧下缘处即是该穴

少泽穴

指　　法：拇指压法
程　　度：适度
时　　间：1~3分钟
功　　用：醒神开窍，通络止痛。
配合治疗
热病、昏迷、休克：少泽配人中。
自我按摩法：以另手轻握，弯曲拇指，以指甲尖端垂直下压，轻轻掐按穴位，每次掐按1~3分钟。

（2）用指甲掐按此处穴位，对于初期脑卒中、暴卒、昏沉、不省人事的患者，可以使气血流通，有起死回生的作用。

（3）长期掐按此处穴位，对头痛、目翳、咽喉肿痛、短气、肋间神经痛、前臂神经痛、颈项神经痛、耳聋、寒热不出汗等症状，都具有很好的保健和调理作用。

（4）长期掐按此处穴位，能够治疗乳痈、乳汁少等乳疾。

（5）在现代中医临床上，常利用此穴治疗乳腺炎、乳汁分泌不足、神经性头痛、脑卒中昏迷、精神分裂等症状。

2.自我取穴按摩法

（1）一只手的掌背向上、掌面向下。

（2）用另一只手轻握，拇指弯曲，用指甲尖端垂直下压。

（3）轻轻掐按此处穴位，有强烈的刺痛感。

（4）每次掐按1~3分钟。

◎颧髎穴——面部疼痛，常按管用

主治：眼部疾病 、上颌牙痛、三叉神经痛。

颧，颧骨的意思，指穴位所在的部位；髎，孔隙的意思。"颧髎"的意思是指小肠经气血在此冷降归地，并由本穴的地部孔隙内走小肠经体内经脉。本穴物质为天容穴传来的水湿云气，至本穴后水湿云气冷降于地，并由本穴的地部孔隙内走小肠经体内经脉，所以名"颧髎"。该穴位也称兑骨穴、兑端穴。"兑骨"的意思是指此穴的气血物质为天部的凉湿水汽。"兑端"的意思是指此穴的气血性凉，运行到了小肠经的最高点。本穴物质为天容穴传来的水湿云气，到本穴后散热化为凉性之气，并且位于小肠经气血上行的最高点。

不知道你有没有过这样的体会，有时，不知由于什么原因，眼皮和下眼袋会不由自主地跳动；或者受了风寒后，引起颜面神经麻痹、痉挛、疼痛，以及三叉神经疼痛时，感到痛不可忍，甚至最轻微的触摸似乎都无法忍受。此时，如果你能够按压这个穴位，就能够使情况得到改善。此穴位名出自《针灸甲乙经》。在《千金方》中，当此穴说成

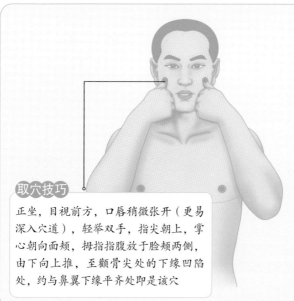

颧髎穴

指　　法：拇指压法
程　　度：适度
时　　间：1~3分钟
功　　用：通络明目，活血止痛。
配合治疗
口　　歪：颧髎配地仓、颊车。
齿　　痛：颧髎配合谷。
自我按摩法：以拇指指尖垂直按压穴道，力道稍由下往上轻轻揉按，每次左右各(或双侧同时)揉按1~3分钟。

取穴技巧

正坐，目视前方，口唇稍微张开（更易深入穴道），轻举双手，指尖朝上，掌心朝向面颊，拇指指腹放于脸颊两侧，由下向上推，至颧骨尖处的下缘凹陷处，约与鼻翼下缘平齐处即是该穴

是"权髎"，别名"兑骨"。

颧髎穴属于手太阳小肠经经脉的穴道，位于人体面部，颧骨尖处的下缘凹处，大约与鼻翼下缘平齐，即当目眦直下，颧骨下缘凹陷处。

1.主治病症

（1）在中医临床医学及针灸中，这个穴位是用来治疗各种眼睛疾病的特效穴，也是用来进行面部美容的特效穴。

（2）此处穴位对于治疗上颌牙痛，具有非常明显的效果。

（3）长期按压这处穴位，对于三叉神经痛、颜面神经麻痹，以及痉挛（口眼歪斜）、眼睑跳动等疾病，具有非常好的调理和保健功能。

（4）配地仓穴、颊车穴，治疗口歪；配合谷穴，治疗齿痛。

2.自我取穴按摩法

（1）正坐，目视前方，口唇稍微张开（这样更易深入穴道）。

（2）轻举双手，指尖朝上，掌心朝向面颊。

（3）用拇指的指尖垂直按压穴道，按压的时候，力道稍微由下往上轻轻揉按，更容易体会出穴位处的酸胀感。

（4）左右两侧，每次各按揉1~3分钟，或者两侧穴位同时按揉。

◎听宫穴——耳朵聪灵听力好

主治：耳鸣、耳聋、中耳炎、牙痛、癫狂痫。

听，闻声；宫，宫殿；"听宫"的意思是指小肠经体表经脉的气血由本穴内走体内经脉。本穴物质为颧髎穴传来的冷降水湿云气，到达本穴后，水湿云气化雨降地，雨降强度比颧髎穴大，犹如可闻声，而注入地之地部的经水又如同流入水液所处的地部宫殿，所以名"听宫"。听宫穴又名多闻、多所闻，意思是此穴气血流入地之地部为空洞之处，产生的回声既响又长。

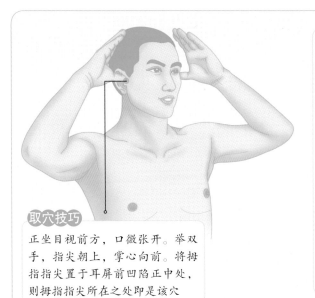

听宫穴

指　　法：拇指压法
程　　度：适度
时　　间：1~3分钟
功　　用：清头聪耳，宁神止痛
配合治疗
耳鸣、耳聋：听宫配翳风、中渚
自我按摩法：以拇指指尖轻轻揉按，每次左右各(或双侧同时)按揉1~3分钟。

取穴技巧

正坐目视前方，口微张开。举双手，指尖朝上，掌心向前。将拇指指尖置于耳屏前凹陷正中处，则拇指指尖所在之处即是该穴

想想看，曾经你的耳朵里面是不是好像养了小虫子一样，不时地吱吱地叫个不停，尤其是在夜深人静的时候，更是令你难以入眠；等到你年纪越来越大的时候，听人讲话的声音却似乎离得越来越远，越来越听不清楚，最后甚至根本就听不见了。像这种耳朵产生的耳鸣、重听、听力障碍等，只要长期坚持按压听宫穴，就能够得到有效地改善。据《针灸甲乙经》和《医学入门》，此穴位"在耳前珠子旁"。据《图考》，载于"耳门之前"。黄学龙曰："听宫在听会、颊车之间。余思过去经验，似以开口取听宫为宜，刺三分，灸三壮。"

听宫穴属于手太阳小肠经经脉的穴道，在耳屏正中前，张口后的凹陷处。

1.主治病症

（1）这个穴位主要治疗和耳朵及听觉有关的各种疾病，如耳鸣、耳聋、中耳炎、外耳道炎、聤耳等。据《针灸铜人》记载："治耳聋如物填塞、无所闻等"。

（2）长期坚持按摩这个穴位，对于治疗失声、牙齿疼痛、癫痫、心腹痛、三叉神经疼痛、头痛、目眩头晕等病症，具有良好的效果。

（3）配翳风穴、中渚穴，治疗耳鸣、耳聋。

2.自我取穴按摩法

（1）正坐，目视前方，口微微张开。

（2）举起双手，手指尖朝上，手掌心向前。

（3）用拇指的指尖垂直，并且轻轻插入耳屏前面的凹陷正中处，穴位处会有刺痛感。

（4）轻轻用拇指的指尖揉按穴位。

（5）左右按揉，每次1~3分钟，或者两侧穴位同时按揉。

◎后溪穴——腰痛按后溪，为您解急忧

主治：头项强痛、腰背痛、手指及肘臂

挛痛。

"后"与"前"相对，指穴内气血运行的人体部位为后背督脉之部；溪，穴内气血运行的道路。"后溪"的意思是穴内气血外行于腰背的督脉之部。本穴物质为前谷穴传来的天部湿热之气，至本穴后，其外散的清阳之气上行督脉，运行的部位为督脉所属之部。因为本穴有清阳之气上行督脉，所以为督脉手太阳之会。在五行中，此处穴位属木。

此穴名最早见于《灵枢·本输》。《医宗金鉴》中说："盗汗后，溪穴先砭。"后溪穴是一个很有用处的人体穴位，它位于手太阳小肠经上，是人体奇经八脉的交会穴，与督脉相通，能泻心火、壮阳气、调颈椎、利眼目、正脊柱。在中医的临床上，不管是人体颈椎出了问题，还是腰椎出了问题，或者眼睛出了问题，在治疗的时候都会用到这个穴位，而且治疗的效果非常明显。而且它对长期伏案工作或者在电脑前长时间久坐带来的不利影响具有调理作用。对于平时缺乏

运动的人，如果在走路或者搬抬重物的时候，不小心闪到了腰，在疼痛难忍的时候，如果用手指甲掐按此穴位，同时轻轻转动痛处，可以快速地止痛。

后溪穴属手太阳小肠经脉的穴道，在人体的手掌尺侧，微微握拳，当第五指掌关节后远侧，掌横纹头赤白内肉际。

1.主治病症

（1）能有效治疗闪腰、腰痛、腰部急性扭伤、慢性劳损等。

（2）对头痛、目赤、耳聋、咽喉肿痛、手指及臂肘痉挛也具有疗效。

（3）长期按压此穴，并配合针灸，能治疗精神分裂、癔病、肋间神经痛等疾患，对盗汗、落枕也具有缓解作用。

（4）配列缺穴、悬钟穴治疗颈痛；配人中穴治疗急性腰扭伤。

2.自我取穴按摩法

（1）伸臂曲肘向头，上臂与下臂约呈45°。

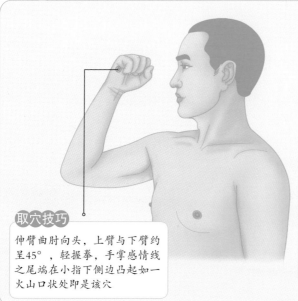

取穴技巧

伸臂曲肘向头，上臂与下臂约呈45°，轻握拳，手掌感情线之尾端在小指下侧边凸起如一火山口状处即是该穴

后溪穴

指　　法：拇指压法
程　　度：适度
时　　间：1~3分钟
功　　用：通络，活血，止痛。
配合治疗
颈项强直、落枕：后溪配天柱。
耳鸣、耳聋：后溪配翳风、听宫。
自我按摩法：轻握拳，以一手轻握另一手掌背，弯曲拇指，垂直向着掌心方向下压穴位，每次掐按1~3分钟。

（2）轻握拳，手掌感情线之尾端在小指下侧边凸起如一火山口状处即是穴位。

（3）用指甲掐按穴位，有胀酸感。

（4）每次掐按1~3分钟。

（5）长期伏案工作或在电脑前久坐的人，可以每隔1小时，将双手后溪穴放在桌沿上来回滚动3~5分钟。

◎阳谷穴——耳鸣不担忧，阳谷好帮手

主治：头痛、目眩、耳鸣、热病、癫痫。

阳，阳气的意思；谷，指两山所夹空虚之处。"阳谷"的意思是指小肠经气血在此吸热后，化为天部的阳热之气。此处穴位的物质是腕骨穴传来的湿热水汽，到达本穴后，水汽进一步吸热汽化上行更高的天部层次。本穴如同阳气的生发之谷，所以名叫"阳谷"。因为气血物质在此处穴位的变化是吸热胀散循经传输，动而不居，所以是小肠经经穴。在五行中，此穴属火。因为本穴的气血物质为腕骨穴传来的湿热水汽，到达本穴后，进一步吸热胀散，胀散之气上炎天部，有火的炎上特征，所以属火。

衰老是人体的自然生理规律，但是，通过科学调养可以延缓衰老，延年益寿，其中一个方法就是按摩阳谷穴。按摩阳谷穴，可以疏通经络，调和营卫，使气血得以顺畅运行，能够促进整个人体的新陈代谢，协调脏腑功能，有效增强机体的抗病能力。长时间伏案看书、看文件的人，如果感到头晕眼花的话，可以按摩此处穴位，能够明目安神。此外，坚持按压此处穴位，对于经常性耳鸣的人，也具有良好的疗效。

阳谷穴在人体的手腕尺侧，当尺骨茎突与三角骨之间的凹陷处。

1.主治病症

（1）此穴具有明目安神，通经活络的作用。

（2）经常按压此穴，对精神及神经系

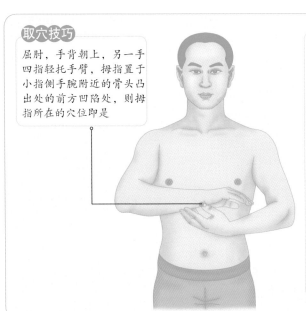

取穴技巧

屈肘，手背朝上，另一手四指轻托手臂，拇指置于小指侧手腕附近的骨头凸出处的前方凹陷处，则拇指所在的穴位即是

阳谷穴

指　　法：拇指压法
程　　度：适度
时　　间：1~3分钟
功　　用：明目安神，通经活络。

配合治疗

腕　　痛：阳谷配阳池

自我按摩法：屈肘侧腕，以拇指指腹按压穴位，并做圆状按摩，每次按压1~3分钟。

统的疾病具有一定疗效，如精神病、癫痫、肋间神经痛、尺神经痛。

（3）经常按压此穴，能够治疗五官科的一些疾病，如神经性耳聋、耳鸣、口腔炎、齿龈炎、腮腺炎。

（4）长期按压此处穴位，对头痛、目眩、热病、腕痛，都具有缓解作用。

（5）配阳池穴治疗腕痛。

2.自我取穴按摩法

（1）屈肘，手背朝上，另一只手的四指轻托手臂，拇指放在小指侧手腕附近，骨头凸出处的前方凹陷处，此时，用拇指按压所在之处，有酸胀感。

（2）屈肘侧腕，用拇指的指腹按压穴位，做圈状按摩。

（3）每次按压1~3分钟。

◎养老穴——晚年安康，养老保障

主治：目视不明、肩背肘臂酸痛。

养，生养、养护的意思；老与少、小相对，长者为尊。"养老穴"的意思是说此处穴位对老年人非常容易患的各种疾病很有益。因为小肠的功能是吸收水谷所化之精气供养全身，同时因为此处穴位可以治疗目视不明、耳闭不闻、肩臂疼痛、手脚不能自如等老年病，是供养老人，调治老年人疾病的重要穴位，所以称为养老穴。

如果夜晚睡眠的姿势不对，枕头的高低不合适，容易使得颈部肌肉长时间被过分牵拉，从而导致落枕。或者因为颈部肌肉扭伤，或者因为偶感风寒，并导致局部经脉气血阻滞，从而使得颈项强直。还有的人晚上总是睡不安稳，不断地被尿意唤醒，可是等到了洗手间后，却又尿不出来，或者好不容易才尿出一丁点儿。有的人则表现为尿频。还有人的视力和听力渐渐模糊不清，坐久了要站起来，上下楼梯的时候也总觉得脚和膝盖关节不利落了。如果你也有这些症状的话，可以通过按摩养老穴进行调节。养老穴可以调气活血，舒筋散寒，通络止

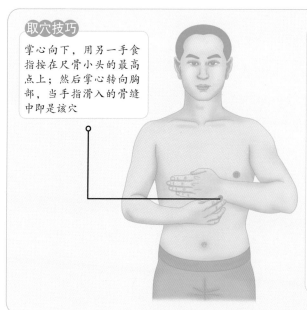

取穴技巧

掌心向下，用另一手食指按在尺骨小头的最高点上；然后掌心转向胸部，当手指滑入的骨缝中即是该穴

养老穴

指　　法：食指压法
程　　度：适度
时　　间：1~3分钟
功　　用：清头明目，舒筋活络。

配合治疗
目视不明：养老配太冲、足三里。

自我按摩法：举臂屈肘，手掌心朝向颜面，以另手食指指尖垂直向下按揉穴位，每次左右各揉按1~3分钟。

痛，可用于解决经脉循行部位的急性疼痛等病症。

养老穴属于手太阳小肠经经脉的穴道。屈肘，手掌心向胸，尺骨小骨桡侧缘上方凹陷中。

1.主治病症

（1）长期按摩此穴，对老年人身体器官退化、衰老等各种疾病具有疗效。

（2）按摩此穴，能够治疗目视不清，肩、背、肘、臂等部位的酸痛，以及呃逆、落枕、腰痛等疾病。

（3）长期按摩此穴位，能够舒筋、通络、明目，对身体具有很好的保健和调理作用。

（4）此穴位对脑血管疾病也有一定的疗效。

（5）能够治疗急性腰扭伤、落枕、近视等。

（6）配太冲穴、足三里穴，治疗目视不明。

2.自我取穴按摩法

（1）举臂屈肘，手掌心朝颜面。

（2）用另一只手的食指指尖按揉尺骨基状突起部的凹陷沟。

（3）用食指的指尖垂直向下按揉，穴位处有酸胀感。

（4）每次左右两穴各揉按1~3分钟。

◎小海穴——脸色红润气色佳

主治：小肠吸收营养不佳、造血功能障碍、贫血。

小与大相对，主孝为阴；海，指穴内气血场覆盖的范围广阔如海。因为小肠与胃相连，胃为水谷之海，又以六经为川，肠胃为海，此处穴位是小肠经脉气汇合之处，比喻小肠之海，气血场的范围极大，故名小海。本穴物质为支正穴传来的天部之气，至本穴后为聚集之状，聚集的天部之气以云气的方式存大，覆盖的范围巨大如海，也含有一定的水湿。因为此穴是小肠经经气的汇合之处，

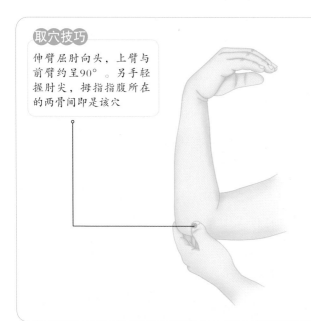

取穴技巧

伸臂屈肘向头，上臂与前臂约呈90°。另手轻握肘尖，拇指指腹所在的两骨间即是该穴

小海穴

指　　法：拇指压法
程　　度：适度
时　　间：1~3分钟
功　　用：润肠补气，活血通络，清热消炎。
配合治疗
肘臂疼痛：小海配手三里
颊肿、牙龈炎、咽喉炎：小海配合谷、颊车
自我按摩法：以拇指指腹垂直触压揉按穴位，每次左右各揉按1~3分钟。

气血物质的运行缓慢，所以在五行中属土。

中国古代医典中，对小海穴具有不少描述，如《针灸甲乙经》中说"风眩头痛，小海主之。主疟，背膂振寒"；《铜人俞穴针灸图经》中说它"治寒热，齿龈肿"；《针灸大成》中说它"主肩臑，肘臂外后廉痛"。经常面部气色不佳，贫血，在下蹲后站立时容易感到眼前昏黑、有眩晕感的人，长期按压此处穴位，对于小肠吸收营养，让气血循环到脸部具有很好的改善作用。

小海穴属于手太阳小肠经经脉的穴道，在人体的肘内侧，当尺骨鹰嘴与肱骨内上髁之间的凹陷处。

1.主治病症

（1）如果小肠吸收营养不良，具有造血功能障碍，以及贫血等疾病，可以通过按摩此处穴位得到缓解。

（2）长期按压此处穴位，对于肘臂痛，肩、肱、肘、臂等部位的肌肉痉挛，以及尺神经痛、颌肿颈痛、头痛、眼睑充血、听觉麻痹、寒热齿龈肿、下腹痛、四肢无力等病症，都具有良好的调理和保健功能。

（3）现代中医临床中，多用于治疗麻痹、齿龈炎、癫痫、精神分裂症、舞蹈病等疾病。

（4）配曲池穴，能够活血舒筋，可以治疗肘臂疼痛；配合谷穴、颊车穴，有清热消炎的作用，能治疗颊肿、牙龈炎、咽喉炎；配风池、大椎穴，能够安神定志，可以治疗癫痫、痫症。

2.自我取穴按摩法

（1）伸臂屈肘向头，上臂与前臂约呈90°。

（2）另一只手轻握肘尖，用拇指的指腹垂直向两骨间触压揉按，有强烈的酸

胀感。

（3）每次左右各揉按1~3分钟。

◎肩贞穴——消炎止痛，肩贞常用

主治：肩臂疼痛、瘰疬、耳鸣、肩关节周围炎。

"肩"的意思是指穴位所在的部位是肩部；"贞"在中国古代是指贞卜、问卦的意思。"肩贞"的意思是指手太阳小肠经气血由此上行阳气所在的天部层次。此处穴位的物质为小海穴蒸散上行的天部之气，上行到此处穴位后，此气冷缩、量少势弱，于是，气血物质的火热之性对天部层次的气血的影响作用就不确定，如同需要问卜求卦一样，所以名叫"肩贞穴"。

此穴位名出自《素问·气穴论》。现代人由于长期习惯于在电脑前久坐不动，或者长时间伏案工作，再加上又缺乏必要的运动，久而久之，就极有可能导致双肩血脉运行不畅，促使肌肉僵硬，并导致肩膀疼痛难忍。此时，如果不注意运动、休息、调理，或者肩膀疼痛得不到及时的治疗，那么时间久了自然就会患上肩周炎等疾病。由于经血不畅，还会时常感到双手臂麻木。其实，在我们人体的肩部上有一个穴位名叫肩贞穴，只要能够长期坚持按压这个穴位，就可以使肩膀疼痛的症状得到缓解，并且对肩周炎也具有一定的治疗效果。

肩贞穴在肩关节的后下方，手臂内收时，腋后纹头上1寸（指寸）处。

1.主治病症

（1）按压此处穴位，具有醒脑聪耳、通经活络的作用。

（2）坚持按压此处穴位，对肩胛疼痛、手臂不举、上肢麻木、耳鸣、耳聋、

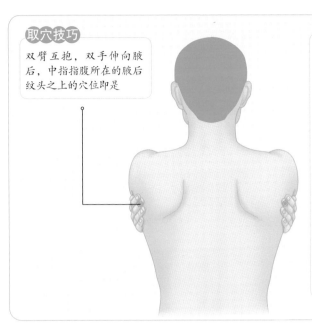

肩贞穴

指　　法：中指折叠法
程　　度：适度
时　　间：1~3分钟
功　　用：清头聪耳，通经活络
配合治疗
肩　周　炎：肩贞配肩髃、肩髎。
上肢不遂：肩贞配肩髎、曲池、肩井、手三里、合谷。
自我按摩法：以中指指腹按压穴位，每次左右各揉按1~3分钟。

齿疼、瘰疬，以及肩关节周围炎等病症，都具有比较好的疗效。

（3）配肩髃穴、肩髎穴，可以治疗肩周炎；配肩髎穴、曲池穴、肩井穴、手三里穴、合谷穴，可以治疗上肢不遂。

（4）长期按压此处穴位，对脑血管病后遗症、颈淋巴结结核、头痛等病症都具有良好的疗效。

2.自我取穴按摩法

（1）正坐垂肩，在肩关节的后下方。

（2）双臂互抱，双手伸向腋后，中指的指腹所在的腋后纹头之上，就是此处穴位。

（3）用中指的指腹按压穴位，有酸痛感。

（4）分别按揉左右的穴位，每次1~3分钟。

◎天宗穴——美体健胸身材棒

主治：乳房痛、乳汁分泌不足、胸痛、肩膀酸痛。

天，指穴内气血运行的部位为天部；宗，祖庙、宗仰、朝见的意思；"天宗"的意思是说手太阳小肠经气血由此汽化上行于天。本穴物质为臑俞穴传来的冷降地部经水，到达本穴后，经水复汽化上行天部，犹如向天部朝见一样，所以名"天宗穴"。

此穴位名出自《针灸甲乙经》："在秉风后大骨下陷者中""肩重、肘臂痛不可举，天宗主之"。《铜人俞穴针灸图经》中说："肩胛痛，臂肘外后廉痛，颊颌肿。"《循经》中说："当是肩板骨下陷中。"清代高士宗在《黄帝素问直解》中说："肩解下3寸，两天宗穴，相去秉风3寸。"从上述可以看出，中国古人在医典中，已经对天宗穴有了非常详细的记述。据古人的记述，凡遇到肩重、肘臂重不可举、胸肋支满、颊颌肿、肩胛痛、背痛时，按压此处穴位，就可以使病情得到缓解。在近现代医学中，医家还利用这一

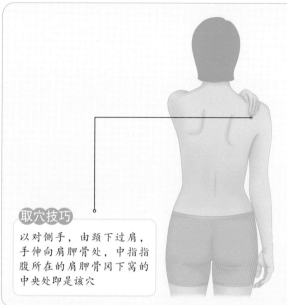

天宗穴

指　　法：中指折叠法
程　　度：适度
时　　间：1~3分钟
功　　用：通络活血，消炎止痛。
配合治疗
肩胛疼痛：天宗配秉风。
乳　　痛：天宗配膻中、足三里。
自我按摩法：以中指指腹按揉，每次先左后右各（或双侧同时）按揉1~3分钟。

取穴技巧

以对侧手，由颈下过肩，手伸向肩胛骨处，中指指腹所在的肩胛骨冈下窝的中央处即是该穴

穴位，治疗女性的乳腺炎、乳腺增生、产后乳少，以及肩关节周围炎、落枕、慢性支气管炎等疾病。

天宗穴属于手太阳小肠经经脉之穴道，在肩胛骨冈下窝的中央，或者肩胛冈中点下缘，下1寸处。

1.主治病症

（1）按压此处穴位，具有疏通肩部经络，活血理气的作用。

（2）此处穴位，是治疗女性急性乳腺炎、乳腺增生的特效穴位，按摩此穴位，对于乳房疼痛、乳汁分泌不足、胸痛也有明显的疗效。

（3）按压此穴位，能够治疗肩胛疼痛、肩背部损伤、上肢不能举等局部疾病。

（4）长期揉按此处穴位，还对气喘、颊颔肿等病症具有改善作用。

（5）配肩外俞穴治疗肩胛疼痛；配膻中穴、足三里穴，治疗乳痛。

（6）现代中医临床利用此处穴位治疗肩胛疼痛、肩关节周围炎、慢性支气管炎等。

2.自我取穴按摩法

（1）用对侧手，由颈下过肩，手伸向肩胛骨处，中指指腹所在的肩胛骨冈下窝的中央处即是，以中指的指腹按揉穴位。

（2）如果可以正坐或者俯卧，可以请他人用双手拇指的指腹垂直按揉穴位，穴位处有胀、酸、痛感。

（3）先左后右，每次各按揉穴位1~3分钟，也可以双侧穴位同时按揉。

◎肩中俞穴——常按肩中俞，肩背更有力

主治：咳嗽、气喘、肩背疼痛、目视不明。

"肩"，在这里是指此处穴位所在的部位是肩胛部；中，这里指肩脊中穴部；俞，输的意思。"肩中俞"的意思是指人体胸内部的高温水湿之气从本穴外输

小肠经。而本穴位处肩脊中穴部，内部为胸腔，因为本穴有地部孔隙与胸腔相通，胸腔内的高温水湿之气从本穴外输入小肠经，所以名"肩中俞"。

这个穴位的名称出自《针灸甲乙经》。关于它的具体位置，《医学入门》说它在"大杼旁2寸"，《针灸集成》说它在"肩外俞上五分"。和天宗穴等穴位一样，此处穴位对于肩背疼痛、咳嗽等疾病，也具有良好的效果。如果你坐着看书、写字、打电脑，时间久了觉得肩背酸软、疼痛，不妨试着按摩一下肩中俞穴，可以舒筋活血，使肩部气血的运行得到改善，缓解肩背疼痛的状况。关于这个穴位的作用，在古代的医典中也有非常详细的记载，例如：《铜人俞穴针灸图经》中云："治寒热目视不明"；《针灸大成》云："主咳嗽，上气唾血"；《循经考穴编》曰："寒热劳嗽，肩胛痛疼"。

肩中俞穴在人体的背部，当第七颈椎棘突下，旁开2寸。

1.主治病症

（1）长期按压此处穴位，具有解表宣肺的功能。

（2）长期坚持按压此处穴位，能够有效治疗一些呼吸系统的疾病，如支气管炎、哮喘、咳嗽、支气管扩张、吐血等。

（3）按摩此处穴位，对视力减退、目视不明、肩背疼痛等症状，有明显的改善作用。

（4）配肩外俞穴、大椎穴，还能够治疗肩背疼痛；配肩外俞穴、外关穴，有舒筋活络和止痛的作用，能够治疗肩背疼痛、肩周炎。

2.自我取穴按摩法

（1）用双手的手掌心朝向颜面，沿着脖颈处，伸向背部。

（2）小指挨着颈项，用中指指腹按压所在部位有酸胀感。

（3）以适当的力量，用中指的指腹按压此处穴位，左右两侧穴位，每次各按揉1～3分钟。

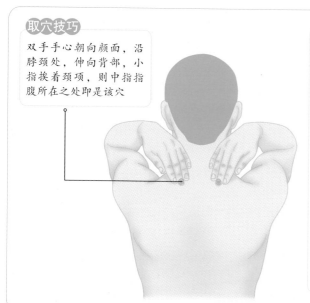

取穴技巧

双手手心朝向颜面，沿脖颈处，伸向背部，小指挨着颈项，则中指指腹所在之处即是该穴

肩中俞穴

指　　法：中指折叠法
程　　度：适度
时　　间：1~3分钟
功　　用：解表宣肺。
配合治疗
肩背疼痛：肩中俞配肩外俞、大椎。
自我按摩法：以中指指腹按压穴位，每次左右各揉按1~3分钟。

手太阴肺经经穴

手太阴肺经是一条与呼吸系统功能密切相关的经络，而且它还关系到胃和大肠的健康。此经脉始于胃部，循行经大肠、喉部及上肢内侧，止于食指末端，脉气由此与手阳明大肠经相接。

本经所属俞穴主治有关"肺"方面所发生的病症，如咳、喘、咯血、咽喉痛等呼吸疾患，及经脉循行部位的其他病症。《灵枢·经脉》中记载："肺手太阴之脉……是主肺所生病者，咳，上气，喘喝，烦心，胸满，臑臂内前廉痛厥，掌中热。"

◎ 中府穴——肺腑通畅无阻碍

主治：支气管炎、气喘、胸痛、肩背痛。

中，指中焦；府，是聚集的意思。手太阴肺经之脉起于中焦，此穴为中气所聚，又为肺之募穴，藏气结聚之处。肺、脾、胃合气于此穴，所以名为中府。又因位于膺部，为气所过的俞穴，所以又称膺俞。

长期郁闷不乐，心情烦躁，时时感到胸闷气短的人只要按压中府穴，就有立竿见影的效果。根据《针灸大成》中记载："治少气不得卧"最有效。从中医的病理来说，"少气"即气不足的人，此类人大多喜欢静卧休养，"不得卧"是因为气瘀积在身体上半部分，所以，按摩此穴位可以使瘀积之气疏利升降而通畅，对于通畅内脏抑郁瘀积之气，即现在说的"郁卒"最为有效。

中府穴属于手太阴肺经脉的穴道。①两手叉腰立正，锁骨外侧端下缘的三角窝中心是云门穴，由此三角窝正中垂直往下推一条肋骨（平第一肋间隙）处即是本穴。②男性乳头外侧旁开两横指，往上直推三条肋骨处即是本穴（平第一肋间隙）。③胸前壁的外

上方、云门穴下1寸、前正中线旁开6寸，平第一肋间隙处。

1.主治病症

（1）《针灸大成》记载："主腹胀，四肢肿，食不下，喘气胸满，肩背痛，呕哕，呃逆上气，肺气急，肺寒热，胸悚悚，胆热呕逆，嗌唾浊涕，风汗出，皮痛面肿，少气不得卧，伤寒胸中热，飞尸遁注，瘿瘤。"

（2）中府穴在针灸经络上是肺与脾脏经络交会的穴道，所以还可以泻除胸中及体内的烦热，是支气管炎及气喘的保健特效穴。

（3）对于扁桃体炎、心脏病、胸肌疼痛、头面及四肢浮肿等症也有保健功效。

（4）长期按压此穴，对于支气管炎、肺炎、咳嗽、气喘、胸肺胀满、胸痛、肩背痛等病症，也具有很好的调理保健功效。

2.自我取穴按摩法

（1）正坐或仰卧。

（2）以右手食指、中指、无名指三指并拢，用指腹按压左胸窝上，锁骨外端下，感到有酸痛、闷胀之处。

（3）向外顺时针按揉1～3分钟。

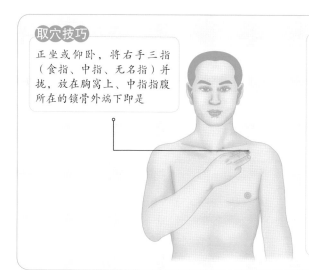

中府穴

指　　法：摩揉法
程　　度：适度
时　　间：1~3分钟
功　　用：肃降肺气，和胃利水
配合治疗
胸　　热：中府配大杼、膺俞、缺盆、背俞。
自我按摩法：右手食指、中指、无名指三指并拢，向外顺时针揉按左胸中府穴，再用左手以同样方式，逆时针揉按右胸中府穴，各1~3分钟。

（4）再用左手以同样的方式，逆时针按揉右胸中府穴。

◎太渊穴——面色红润有光泽

主治：流行性感冒、支气管炎、失眠、肋间神经痛。

太，大并达到了极致的意思；渊，深涧、深洞的意思，此处是指穴位的形态。这个穴位的名称来自于从类似的角度描述穴位在微观下的形态特征，指肺经水液在这个地方散化成为凉性水湿。因为此处穴位在手内横纹的凹陷处，经水的流向是从地之天部流向地之地部的，就如同经水从山的顶峰流进地面深渊的底部，所以名叫太渊穴。

太渊穴属于手太阴肺经上的俞穴。肺朝百脉，脉会太渊；肺主气、主呼吸，气为血之统帅，此处穴位开于寅，得气最先，所以在人体的穴位中占有非常重要的地位。太渊穴的形态犹如山涧深渊，而此处穴位的气血就犹如流淌在山涧的溪水。溪水的寒、热、温、凉以及其溪水多少的变化，直接影响并导致穴位局部环境的改变，而这种改变是通过从深渊中散发出来的水汽来实现的。局部环境的改变会进一步影响到更大的环境，这就是太渊穴的内在作用原理。太渊穴对于身体虚弱、气不足、讲话有气无力、面色苍白、脉搏微弱，严重时甚至几乎无法触摸到脉象的"无脉症"，具有很好的改善效果。

太渊穴属于手太阴肺经经脉上的穴道。手掌心朝上，腕横纹的桡侧，拇指立起时，有大筋竖起，筋内侧凹陷处就是这处穴位。

1.主治病症

（1）能够治疗气不足、无脉症。

（2）对流行性感冒、咳嗽、支气管炎、气喘、胸痛、咽喉肿痛等具有良好的疗效。

（3）患有失眠、腕关节及周围软组织疾病、肋间神经痛等病症的人，长期按压这处穴位，能有很好的调理、保健的效果。

2.自我取穴按摩法

（1）取穴的时候，应该让患者采用正坐的姿势，手臂前伸，手掌心朝上。太渊穴位于人体的手腕横纹上，拇指的根部。

（2）用一只手的手掌轻轻握住另一只手。

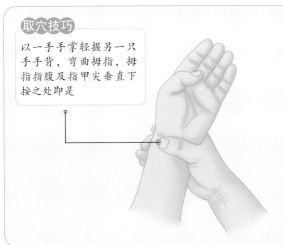

取穴技巧

以一手手掌轻握另一只手手背，弯曲拇指，拇指指腹及指甲尖垂直下按之处即是

太渊穴

指　　法：拇指压法
程　　度：适度
时　　间：1~3分钟
功　　用：止咳化痰，通调血脉。
配合治疗
咳嗽，咯血，胸痛：配尺泽穴，鱼际穴，肺俞穴。
无脉症：配人迎穴。
自我按摩法：弯曲拇指，以拇指指腹及指甲尖垂直轻轻掐按，每次掐按左右各1~3分钟。

（3）握住手臂的那只手，拇指弯曲，用拇指的指腹和指甲尖垂直轻轻掐按，会有酸胀的感觉。

（4）分别掐按左右两手，每次掐按各1~3分钟。

◎鱼际穴——嗓音洪亮说话清

主治：失音、头痛、眩晕、胃出血、脑溢血。

鱼，比喻水中之物，阴中之阳；际，际会、会聚的意思。因为鱼际穴位于拇指后内侧，在隆起犹如鱼形的肌肉边际的凹陷处，所以名叫鱼际穴。这处穴位的气血物质是从太渊穴传来的地部经水。因为肺经的经水流经列缺穴时分流，流至太渊穴后又失散，所以，传到此处穴位时，地部经水已经变得很稀少了。而这处穴位处于西方之地，地性干燥，所以，经水吸收脾土之热后，大量蒸发上达于天。鱼际的意思就是指穴位内的气血由阴向阳的变化。

老师们在课堂上讲课，很多老师都喜欢在讲台上放一杯水，讲了一阵课后，喝一点水，润润嗓子，可是，仍然还是有很多老师在讲完一堂课后，觉得嗓子干燥，喉咙嘶哑。鱼际穴对于那些由于讲话太多，引起了声带发炎，从而导致失声的人，具有良好的疗效。《灵枢》云："肺心痛也，取之鱼际、太渊"；《针灸甲乙经》曰："凡唾血，泻鱼际，补尺泽"；《医宗金鉴》云："惟牙痛可灸"。

鱼际穴属于手太阴肺经经脉上的穴道。手掌心朝上，在第一掌骨中点之桡侧，赤白肉的交际处。

1.主治病症

（1）古籍中有"鱼际主治谌歌失音"的记载，在调理声带疾患、长茧、失音上有很好的功效。

（2）对于头痛、眩晕、神经性心悸亢进症、胃出血、咽喉炎、咳嗽、汗不出、腹痛、风寒、脑溢血、脑贫血等病症，长期按压此穴会有很好的调理和保健效能。

（3）现代中医临床常利用此穴治疗支气管炎、肺炎、扁桃体炎、咽炎、小儿单纯性消化不良等。

（4）经常按摩鱼际穴还可以缓解口干舌燥的症状。

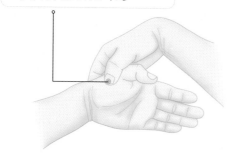

取穴技巧

以一手手掌轻握另手手背，弯曲拇指，以指甲尖垂直下按第一掌骨侧中点的肉际即是

鱼际穴

指　　法：拇指压法
程　　度：适度
时　　间：1~3分钟
功　　用：调理肺气，清热泻火，止咳平喘，解表宣肺。
配合治疗
咳嗽、咽喉肿痛、失音：鱼际配合谷。
哮　喘：鱼际配孔最、天突。
自我按摩法：弯曲拇指，以指甲尖垂直轻轻掐按，每次左右手各掐揉1~3分钟。

（5）配合孔最穴、尺泽穴，治疗咳嗽、咯血；配合少商穴治疗咽喉肿痛；配合谷穴主治肺热所致的咳嗽、咽喉肿痛、失音；配合孔最穴、天突穴等主治哮喘。

2.自我取穴按摩法

（1）用一只手的手掌轻握着另一只手的手背。

（2）拇指弯曲，用指甲尖垂直轻轻掐按第一掌骨侧中点处，会有痛感及强烈的酸胀感。

（3）分别掐揉左右两手的同一穴位，每次1~3分钟。

◎少商穴——长按少商，感冒不来

主治：流行性感冒、扁桃腺炎、小儿慢性肠炎、昏厥。

少，阴中生阳的意思。中国古代的五音六律，其中五音是指宫、商、角、徵、羽。在中医上，"商"属肺经之根，所以称少商。

每年春秋两季都是流行性感冒的高发期，不管老人、儿童，还是成人，只要因为冷热不均，稍感风寒就可能会喷嚏连天，甚至严重的还会不断地流眼泪与鼻涕，既

有碍于外在形象，也影响了学习和工作。还有一些人由于免疫力比较低，也经常感冒。你可能会说，感冒根本就不能算什么大病。是的，感冒看似平常，然而，正是这样的小病却极有可能对我们的身体造成严重损害。那么，我们该怎么做呢？有没有既有效、又简单的办法，可以帮助我们防治感冒呢？其实办法很简单，只需要经常掐按少商穴就可以了。《千金方》曰："主耳前痛"；《铜人俞穴针灸图经》曰："忽腮颔肿大如升，喉中闭塞"；《类经图翼》云："泄诸脏之热，项肿，雀目不明，脑卒中"。

少商穴属于手太阴肺经经脉上的穴道，在拇指的桡侧，距离指甲角约0.1寸处。

1.主治病症

（1）遇到流行性感冒、腮腺炎、扁桃腺炎或者小儿惊风、喉部急性肿胀、呃逆等，都可以用"少商穴"来调治。

（2）可以开窍通郁。据古籍中记载：对于治疗小儿食滞吐泻、唇焦、小儿慢性肠炎，都具有良好的功效，能够散邪清热。

（3）在昏厥、癫狂、拇指痉挛时，按压少商穴可以使症状得到舒缓，并且能够收

取穴技巧

将拇指伸出，以另一手食指、中指两指轻握，再将另手拇指弯曲，以指甲的甲尖垂直掐按即是

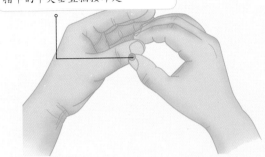

少商穴

指　　法：拇指压法
程　　度：重
时　　间：1~3分钟
功　　用：清肺止痛，解表退热。
配合治疗
咽喉肿痛：少商配商阳。
自我按摩法：以一手拇指弯曲，以指甲的甲尖垂直掐按，每次轻轻掐按左右手各1~3分钟。

缩脑部的血管，活化瘀积的气血。

（4）现代临床医学利用此处穴位治疗一些呼吸系统疾病，如支气管、肺炎、咯血等。

（5）对于精神及神经系统的疾病，如休克、精神分裂症、癔病、失眠都具有疗效。

（6）能治疗一些消化系统疾病，如食道狭窄，黄疸。

（7）能治疗齿龈出血、舌下肿瘤、口颊炎等五官科系统疾病。

（8）还可以治疗脑溢血、盗汗、小儿惊风、手指挛痛等。

2.自我取穴按摩法

（1）将拇指伸出。

（2）用一只手的食指和中指轻轻握住此拇指。

（3）另一手拇指弯曲，用指甲的甲尖垂直掐按，有刺痛感。

（4）依次掐按左右两手，每次各1~3分钟。

◎尺泽穴——腹痛发热不用愁

主治：咳嗽、气喘、补肾、过敏。

尺，长度的单位；泽，指水之聚处。在"考骨度法"中，有从腕至肘定为一尺者，穴当肘窝深处，为肺经合穴，属水，扬上善指出水井泉，流注行已，便于入海，因名尺泽。

尺泽穴属于手太阴肺经，出自《灵枢·本输》，又名鬼受、鬼堂，为肺经的合穴。"合"即有汇合的意思，经气充盛，由此深入，进而汇合于脏腑，恰似百川汇合入海，故称为"合"。尺泽穴为肺经合穴，既具有合穴的共性，又有自己的特性。考证古代针灸医籍，治疗半身不遂多取阳经穴，如《针灸大成·治证总要》中说："阳证脑卒中不语，手足瘫痪者，合谷，肩髃，手三里，百会，肩井，环跳，足三里，委中，阳陵泉""阴证中风，半身不遂，拘急，手足拘挛，此是阴证也。亦依治之，但先补后泻。"但近年来，某些医院采用以内关、尺泽等阴经穴为主，阴阳经穴配合的方法治疗脑卒中，取得了很好的效果，弥补了古代针灸医籍的不足。

尺泽穴位于手臂肘部，取穴时先将手臂上举，在手臂内侧中央处有粗腱，腱的外侧

即是此穴。

1.主治病症

（1）按摩此穴对无名腹痛有特效。

（2）对咳嗽、气喘、肺炎、支气管炎、咽喉肿痛有一定疗效。

（3）尺泽穴是最好的补肾穴，通过降肺气而补肾，最适合上实下虚的人，高血压患者多是这种体质。肝火旺，肺亦不虚，脾气大但很能克制自己不发火（金能克木）的人常会感到胸中堵闷，喘不上气来。此时可点揉肺经的尺泽穴。尺，此字在这里不指尺寸，而是暗指肾脏（中医诊脉讲"寸、关、尺"，而"尺"正是肾脉之反应处）；泽，是雨露，引申为灌溉，由此可知，此穴有补肾之意。

（4）肘臂肿痛、皮肤痒、过敏等病症，长期按压此穴，会有很好的调理保健功效。

2.自我取穴按摩法

（1）伸臂向前，仰掌，掌心朝上。

（2）微微弯曲约呈35°。

（3）用另一只手，手掌由下而上轻托肘部。

（4）弯曲拇指，以指腹按压，有酸痛的感觉。

（5）每次左右两手各按压1~3分钟。

◎孔最穴——久痔不求人

主治：大肠炎、痔疮、头痛、支气管炎、肺结核。

孔，孔隙的意思；最，多的意思。此处穴位是肺经之穴。从四季时序上讲，肺与秋对应，性燥，肺经所过之处其土（肌肉）亦燥（肺经之地为西方之地），从尺泽穴流来的地部经水大部分渗透漏入脾土之中，脾土在承运地部的经水时就像过筛一般，所以此处穴位名叫孔最穴，它是肺脏气血聚集的地方，所以能够开窍通瘀，是调理孔窍疾病的最有用的穴位。

在针灸经穴的应用上，孔最穴有调降肺气，清热止血的效能，确实是调理痔疮的特效穴，尤其是久年老痔。相传孔子喜欢读书，久坐不愿动弹，久而久之便患了痔疮，后来，按摩孔最穴治好了孔子的痔

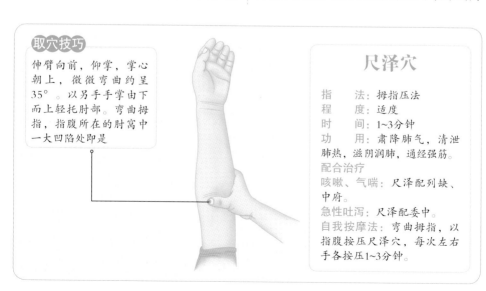

取穴技巧

伸臂向前，仰掌，掌心朝上，微微弯曲约呈35°。以另手手掌由下而上轻托肘部。弯曲拇指，指腹所在的肘窝中一大凹陷处即是

尺泽穴

指　　法：拇指压法
程　　度：适度
时　　间：1~3分钟
功　　用：肃降肺气，清泄肺热，滋阴润肺，通经强筋
配合治疗
咳嗽、气喘：尺泽配列缺、中府
急性吐泻：尺泽配委中
自我按摩法：弯曲拇指，以指腹按压尺泽穴，每次左右手各按压1~3分钟。

疮，而且效果非常显著。这虽然只是一个传说，不过也说明从那时开始，人们已经开始关注孔最穴的功效。对现代上班族来说，孔最穴能够帮不少大忙。由于脑力劳动者长时间坐着从事脑力工作，运动的机会相当少，这类人群非常容易患痔疮，长期按压孔最穴不仅可以缓解痔疮的疼痛，也可以调理肺气，清热止血。

孔最穴属手太阴肺经经脉上的穴道，在尺泽穴下约5寸处。手臂前伸手掌向上，从肘横纹（尺泽穴）直对腕横纹，脉搏跳动处（太渊穴）下行5寸处。

1.主治病症

（1）能治疗大肠炎及痔疮。

（2）稍出力强压（或灸）20分钟即可出汗。

（3）对于身体热病、头痛、吐血、肺结核、手指关节炎、咳嗽、嘶哑失声、咽喉痛等病症都有很好的调理和保健功效。

（4）能治疗支气管炎、支气管哮喘、肺结核、肺炎、扁桃体炎、肋间神经痛等。配鱼腥草穴位注射，主治由于支气管扩张等

引起的咯血；配肺俞、风门主治咳嗽、气喘；可以用电针刺激治疗哮喘；配少商主治咽喉肿痛。

2.自我取穴按摩法

（1）手臂向前，仰掌向上，以另一只手握住手臂中段处。

（2）用拇指指甲垂直下压揉按，有强烈的酸痛感。

（3）左右两手各有一穴，先左后右，每次各揉按1~3分钟。

◎列缺穴——消散阴霾见天日

主治：三叉神经痛、神经性头痛、鼻炎、感冒。

列，是指"分解"；缺，就是"器破"的意思；列缺，指的是"天闪"。中国古代称闪电，就是天上的裂缝（天门）为列缺。肺脏位于胸中，居五脏六腑之上，象征"天"。手太阴肺经从此处穴位分支，而别通手阳明大肠经脉，脉气由此别裂而去，像是天庭的裂缝。

列缺穴属于手太阴肺经，出自《灵枢·

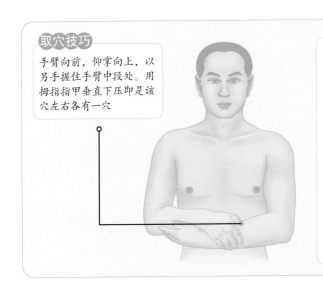

取穴技巧

手臂向前，仰掌向上，以另一手握住手臂中段处。用拇指指甲垂直下压即是该穴左右各有一穴

孔最穴

指　　法：拇指压法
程　　度：适度
时　　间：1~3分钟
功　　用：开瘀通窍，调理肺气，清热止血。
配合治疗
咳嗽，气喘：孔最配肺俞穴和尺泽穴。
咳　　血：孔最配鱼际穴。
自我按摩法：用拇指指甲垂直下压揉按，先按左臂穴位，再按右臂，每次各揉按1~3分钟。

经脉》，又名童玄。此处穴位是手太阴肺经的络穴，手太阴肺经从此穴分支走向手阳明大肠经。也是八脉交会穴之一，通于任脉，同时又是四总穴、马丹阳天星十二穴之一，古籍中有"头项寻列缺"的口诀。列缺穴是肺经与太阳经的络穴，在临床诊断上，具有可以辨证虚实的特点，脉气实的时候，此穴会显现肿块或隆起状态；脉气虚时，便会有陷下的现象。各种头痛、头晕、目眩或是兼有咳嗽、咽喉肿痛等颈项部位病症的人，按压列缺穴都有立竿见影之功效。

列缺穴属手太阴肺经经脉的穴道，在桡骨茎突的上方，腕横纹上1.5寸处，即左右两手虎口相互交叉时，当一手的食指压在另一手腕后桡骨茎突上之小凹窝处，约距腕关节1.5寸处。

1.主治病症

（1）主治头部、颈项各种疾病，对任何热病均具有良好的退热效果。

（2）可以调理食道痉挛。

（3）经常掐按此穴，对于三叉神经痛、颜面神经麻痹、桡骨部肌炎、咳嗽、哮喘、鼻炎、齿痛、脑贫血、健忘、惊悸、半身不遂等病症，可以起到显著的保健和调理的效果。

（4）现代常用于治疗感冒、支气管炎、神经性头痛、落枕、腕关节及周围软组织疾患等。配风池、风门等主治感冒、咳嗽、头痛等；配合谷、外关主治项强等；配照海穴主治咽喉疼痛。

2.自我取穴按摩法

（1）两只手的拇指张开，左右两手的虎口接合成交叉形。

（2）右手食指压在左手的桡骨茎状突起的上部，食指指尖到达的地方。

（3）用食指的指腹揉按，或者用食指的指甲尖掐按，会有酸痛或酥麻的感觉。

（4）先左手后右手，每次各揉（掐）按1~3分钟。

◎经渠穴——呼吸畅通精气神

主治：气管炎、支气管、膈肌痉挛、食管痉挛。

经渠，经过、路径的意思。渠，指水流

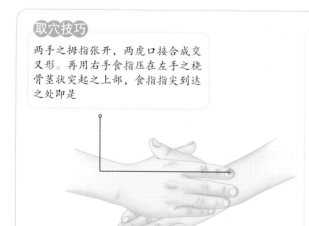

两手之拇指张开，两虎口接合成交叉形。再用右手食指压在左手之桡骨茎状突起之上部，食指指尖到达之处即是

列缺穴

指　　法：拇指压法
程　　度：适度
时　　间：1~3分钟
功　　用：宣肺理气，利咽宽胸，通经活络。
配合治疗
感冒、咳嗽、头痛：配风池、风门。
咽喉疼痛：配照海。
自我按摩法：用食指指腹揉按，或用食指指甲尖掐按，先左手后右手，每次各揉（掐）按1~3分钟。

的道路。经渠穴，顾名思义，它的意思就是"肺经的经水流过的渠道"。因为它位于列缺穴的下面，列缺穴外溢的水在此处回流肺经，所以名为"经渠穴"。

这个穴位属于手太阴肺经上的穴位，它是五俞穴中的经穴，是肺经的经水流经的渠道。经，就是动而不居的意思，因为肺经的经水从这里经过，动而不居，所以被称为经穴。从五行（金、木、水、土、火）上来说，这个穴位属金。据《针灸甲乙经》记载，此穴位"不可灸，灸之伤人神明"，意思就是说对这个穴位不能用针灸，否则会损伤神明；《针灸资生经》中云："治足心痛"，也就是说它能医治脚心的疼痛。这些都说明了这个穴位的作用和特点。经常按摩这处穴位，有宣肺利咽、降逆平喘的作用，现代临床中医学经常利用它来治疗各种呼吸系统的疾病。

经渠穴位于前臂掌侧，腕横纹上1寸，桡动脉外侧处，正当桡侧腕屈肌腱外侧。

1.主治病症

（1）按摩这个穴位，对咳嗽、喉痹、咽喉肿痛，具有良好的治疗效果。

（2）按摩这个穴位，还对于胸痛、手腕痛也有一定的治疗效果。

（3）长期坚持按摩这处穴位，对精神及神经系统的疾病也具有一定的疗效，如隔肌痉挛、食管痉挛、桡神经痛或麻痹等。

（4）现代中医常用它来治疗呼吸系统的疾病，如气管炎、支气管炎、哮喘、肺炎、扁桃体炎、肺部发热等。

（5）配丘墟穴，有肃降肺气、宽胸利气的作用，能治疗咳嗽胸满、胸背急；配丘墟穴、鱼际穴、昆仑穴、京骨穴，有通经活络和止痛的作用，能治疗背痛；配肺俞穴、尺泽穴治疗咳嗽。

2.自我取穴按摩法

（1）伸出一手，掌心向上，用另一手给此手把脉。

（2）中指指腹按压其所在之处，稍微用力，会有轻微的酸胀感。

（3）用中指指腹揉按左右两穴，每次各1~3分钟。

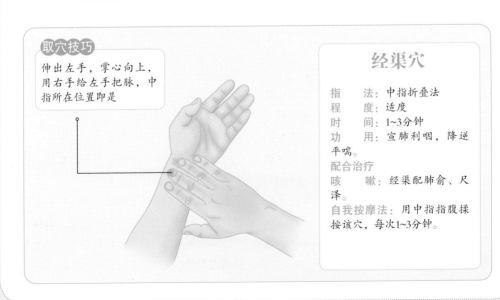

取穴技巧
伸出左手，掌心向上，用右手给左手把脉，中指所在位置即是

经渠穴

指　　法：中指折叠法
程　　度：适度
时　　间：1~3分钟
功　　用：宣肺利咽，降逆平喘。
配合治疗
咳　　嗽：经渠配肺俞、尺泽。
自我按摩法：用中指指腹揉按该穴，每次1~3分钟。

手阳明大肠经经穴

手阳明大肠经和肺经的关系非常密切，它是肺和大肠的保护者。《黄帝内经》上说："阳明经多气多血"，疏通此经气血，可以预防和治疗呼吸系统和消化系统的疾病。阳明经起于食指末端，循行于上肢外侧的前缘，经过肩，进入锁骨上窝，联络肺脏，通过膈肌，入属大肠。又经颈部入下齿，过人中沟，止于鼻侧。

手阳明大肠经主要治疗头面五官疾患、热病、皮肤病、肠胃病、神志病，及经脉循行部位的其他病症。《灵枢·经脉》中记载："大肠手阳明之脉……是主津液所生病者，目黄，口干，鼻出血，喉痹，肩前臑痛，大指（拇指）次指（食指）痛不用。"

◎商阳穴——心烦气闷找商阳

主治：胸中气满、四肢肿胀、脑卒中昏迷、喘咳、耳鸣。

根据《易经》和阴阳五行的原理，肺和大肠都属"金"。而商阳穴位于手大肠经脉的开始之处，承受手太阴肺经的经脉之气，并且由阴侧转入阳侧。在五行之中，金的音都属商，所以被称为商阳。

不知道你是否遇到过这样的情况，那就是当你偶尔受到了一点风寒后，或者当你感到胸中气闷、咳嗽、全身发热、皮肤滚烫的时候，不知道怎么回事，你的全身就是不会出汗。此时，你全身感到又热又胀，身体极其不舒服，你真渴望能够大汗淋漓，让你浑身能够感到舒舒服服的。其实，如果你遇到了这种情况，根本不用担心自己是否患上了什么大病，此时，你只需要稍微用力地掐按商阳穴，就能使身体感到很舒服。关于这个穴位，《千金方》云："商阳、巨髎、上关、承光、瞳子髎、络却，主青盲无所见"；《铜人俞穴针灸图经》曰："喘咳支肿"；《循经》曰："指麻木"；《医宗金鉴》曰："中风暴仆昏沉，痰塞壅"。

商阳穴属于手阳明大肠经脉上的穴道，在食指的桡侧，距离指甲角旁大约0.1寸处。

1.主治病症

（1）对于治疗胸中气闷、哮喘咳嗽、四肢肿胀、热病无汗，都有特殊的疗效。

（2）患有咽喉肿痛、牙痛、脑卒中昏迷、手指麻木、耳鸣、耳聋等病症的人，长期按压这处穴位，具有很好的调理和保健功能。

（3）还能治疗齿痛、颌肿、青盲。

（4）现代临床医学常用它来治疗咽炎、急性扁桃体炎、腮腺炎、口腔炎、急性胃肠炎、脑卒中昏迷等。

（5）配合少商穴、中冲穴等，主要治疗脑卒中、中暑；配合合谷穴、少商穴，主要治疗咽喉肿痛。

2.自我取穴按摩法

（1）采用正坐的姿势。

（2）用右手轻轻握住左手的食指，左手的手掌背朝上，手掌心朝下。

（3）右手的拇指弯曲，用指甲尖沿垂直方向，掐按靠着拇指旁侧的穴道，会有一种特殊的刺痛感。注意：轻轻掐压，并不需要用大力气。

取穴技巧

以右手轻握左手食指，左手掌背朝上，屈曲右手拇指以指甲尖垂直掐按靠拇指旁侧之穴道即是

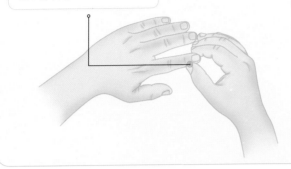

商阳穴

指　　法：拇指压法
程　　度：轻
时　　间：1~3分钟
功　　用：理气平喘，消肿退热，活血止痛。
配合治疗
脑卒中、中暑：商阳配少商、中冲。
咽喉肿痛：商阳配合谷、少商。
自我按摩法：弯曲拇指以指甲尖垂直掐按靠拇指侧之穴道，轻轻掐压不需大力，每天左右各掐按1~3分钟。

（4）分别掐按左右两手，每天分别掐按1~3分钟。

◎三间穴——五官舒适好帮手

主治：风火牙痛、眼睑痒痛、三叉神经痛、扁桃体炎。

"三"是一个概数，与"二"相比稍大；间，间隔、间隙的意思。因为此处穴位的气血物质是从二间穴传来的天部清气，性温热，上行到三间后所处的天部位置比二间穴高，所以称为三间穴。三间穴也名少谷、小谷。

白领们大多在写字楼里工作，白天长时间在办公室中久坐，缺乏必要而适量的运动。再加上激烈的社会竞争，使得大多数人都脑力劳动过度，精神紧张，久而久之，就很容易导致便秘，并由便秘导致肛门静脉血液循环障碍，使静脉曲张而形成静脉团，于是就患上了痔疮。痔疮通常会奇痒或者疼痛，令人坐卧不安，既影响心情，也影响工作学习。掐按三间穴，就能预防痔疮，还能快速止痛。这是一个非常有用的穴位，有关

它的作用，《针灸甲乙经》云："多卧善睡，胸满肠鸣，三间主之"；《千金方》云："三间、前谷，主目急痛"；《医宗金鉴》云："主治牙齿疼痛，食物艰难，及偏风眼目诸疾"。

三间穴属手阳明大肠经脉上的穴道，微微握拳，在食指的桡侧、第二掌骨小头后的凹陷处，合谷穴前。

1.主治病症

（1）对治疗风火牙痛、眼睑痒痛、嗜卧、咽喉肿痛、扁桃腺炎、肠鸣下痢、手指及手背红肿等症，都可以发挥疗效。

（2）因为肺与大肠互为表里，如果肺气不畅、津液不能下达，会导致大便秘结；如果大肠实热、腑气不通，也可能会引发呼吸困难。上述两种状况都可以通过按摩三间穴得到改善。

（3）此处穴位也能治疗肩背神经痛、肱神经痛、呼吸困难、口干气喘、热病等病症。

（4）按摩三间穴，还可以治疗五官科的一些疾病，如急性结膜炎、青光眼等。

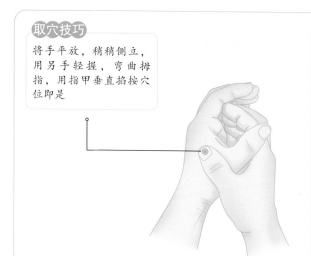

将手平放，稍稍侧立，用另手轻握，弯曲拇指，用指甲垂直掐按穴位即是

三间穴

指　　法：拇指压法
程　　度：轻
时　　间：1~3分钟
功　　用：泄热止痛，利咽。
配合治疗
目视不清：三间配攒竹
自我按摩法：弯曲拇指，用指甲垂直掐按穴位，每次左右手各掐按1~3分钟。

（5）对于三叉神经痛、扁桃体炎、手指肿痛、肩关节周围炎也有一定疗效。

2.自我取穴按摩法

（1）一只手平放，稍稍侧立。

（2）用另一只手轻轻握住，拇指弯曲，用指甲垂直掐按穴位，有酸痛感。

（3）分别掐按左右两手，每次各1~3分钟。

◎合谷穴——牙疼是病也不怕

主治：牙痛、咳嗽、疮疖、头痛。

这个穴位名出自《灵枢·本输》，也称虎口，属于手阳明大肠经，原穴。它是古代全身遍诊法三部九候部位之一，即中地部，以候胸中之气。因为它位于拇指与食指之间的凹陷处，犹如两山之间的低下部分。拇指与食指的指尖相合时，在两指骨间有一处低陷如山谷的部位，所以称"合谷"。虎口是指手张开之后它的形状就像大大的虎口一样。

俗话说"牙疼不是病，痛起来真要命！"据说蒋介石从小锻炼身体，身体对疾病的免疫力极好，几乎百病不生，唯一让他烦恼的就是牙痛的毛病。大概因为他深知牙痛的痛苦，所以，凡遇到部属请假，只要在请假单上的请假缘由一栏里填上"牙疼"，他立刻批准。由此，我们可以知道牙痛有多厉害。不过不要紧，我们这里告诉你一个小窍门。万一你被牙痛折磨得苦不堪言时，只要按压合谷穴，就会立即止痛。有关这个穴位，《铜人俞穴针灸图经》云："妇人妊娠不可刺之，损胎气"；《针灸资生经》云："风疹，合谷、曲池"；《针灸大成》云："疔疮生面上与口角，灸合谷；小儿疳眼，灸合谷（二穴），各一壮"。

合谷穴属于手阳明大肠经脉上的穴道，当拇指和食指伸张时，在第一、第二掌骨的中点，稍微偏向食指处。

1.主治病症

（1）合谷穴为全身反应的最大刺激点，可以降低血压、镇静神经、调整机能、开关节而利痹疏风，行气血而通经清瘀。

（2）能治头面的各种症状，不但对牙

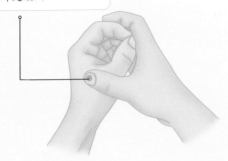

取穴技巧

手轻握空拳，弯曲拇指与食指，两指指尖轻触、立拳，以另手掌轻握拳外，以拇指指腹垂直下压即是该穴

合谷穴

指　　法：拇指压法
程　　度：重
时　　间：1~3分钟
功　　用：镇静止痛，通经活络，清热解表。
配合治疗
头　　痛：合谷配太阳。
目赤肿痛：合谷配太冲。
鼻　　疾：合谷配迎香。
自我按摩法：手掌轻握拳，以拇指指腹垂直按压穴位，每次按压左右手各1~3分钟。

齿、眼、喉都有良好的功效，还能止喘、疗疮等。

（3）长期按压此穴，对反射性头痛、耳鸣、耳聋、鼻炎、蓄脓症、扁桃腺炎、视力模糊、呼吸困难、肩胛神经痛、痰阻塞、窒息、虚脱、失眠、神经衰弱等症都有很好的调理和保健效能。

（4）能治疗一些妇科系统的疾病，如痛经、闭经、催产等。

2.自我取穴按摩法

（1）一只手轻握空拳，拇指和食指弯曲，两指的指尖轻触、立拳。

（2）另一只手掌轻轻握在拳头外，用拇指的指腹垂直按压穴位，有酸痛胀感。

（3）分别按压左右两手，每次各按1~3分钟。

◎阳溪穴——头痛耳鸣不用愁

主治：头痛、耳鸣、扁桃腺炎、手腕痛、肩臂不举。

阳、热、有热气的意思，指此处穴位的气血物质为阳热之气；溪是路径的意思。大

肠经的经气在此处吸收热气后，蒸腾上升行到天部。阳溪穴在手腕上侧的横纹前，两筋的凹陷中，形似小溪，其穴又属于阳经，故名"阳溪"。此穴又名中魁穴，指此处穴位的气血物质为阳热之气。"中魁"的意思就是指此处穴位向大肠本经输送阳热之气。因为从合谷传来的水湿云气在这里吸热后上升于天部，表现出火的特征，所以在五行中，此穴属火。

你是否曾经因为头痛而辗转难眠？你是否曾经耳朵内部总在"轰隆轰隆"地响，或者像虫鸣鸟叫一样让你异常难受，可是你却又不知道是什么原因？你是否曾经因为运动过度，或者频繁使用电脑，导致手腕疼痛不已？想想看，上述这些体验你是否都曾经有过？如果你有这些毛病的话，可以经常按摩阳溪穴。按摩阳溪穴能够让你的症状迅速得到改善。《针灸甲乙经》曰："疬疥，阳溪主之"；《千金方》曰："主臂腕外侧痛不举"；《医宗金鉴》云："主治热病烦心，瘾疹疬疥，厥逆头痛，咽喉肿痛及狂妄，惊恐见鬼等症"。

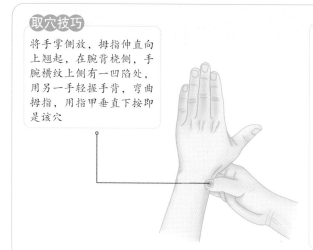

将手掌侧放，拇指伸直向上翘起，在腕背桡侧，手腕横纹上侧有一凹陷处，用另一手轻握手背，弯曲拇指，用指甲垂直下按即是该穴

阳溪穴

指　　法：拇指压法
程　　度：重
时　　间：1~3分钟
功　　用：清热散风，通利关节。

配合治疗

腕部腱鞘病：阳溪配列缺。

自我按摩法：用一手轻握另一手手背，弯曲拇指，用指甲垂直掐按穴位，每次左右手各掐按1~3分钟。

阳溪穴属于手阳明大肠经脉上的穴道，手掌侧放，翘起拇指，在手腕背侧，腕横纹两筋间凹陷中。

1.主治病症

（1）阳溪穴有疏通气血，通经清瘀的功能。

（2）对于头痛、耳鸣、耳聋、扁桃腺炎、牙齿痛、结膜炎、寒热症疾等症，皆有调理和保健的功效。

（3）对于手腕痛、肩臂不举、小儿消化不良等病症，长期按压会有很好的调理和保健效果。

（4）配合谷穴治头痛。

（5）现代中医临床学上常利用此穴治疗腱鞘炎、脑卒中半身不遂、腕关节及其周围软组织疾患等。

2.自我取穴按摩法

（1）将手掌侧放，拇指伸直向上翘起，在腕背的桡侧，手腕横纹上侧有一凹陷处。

（2）用另一只手轻握手背，拇指弯曲，用指甲垂直掐按穴位，会产生颇为酸胀的感觉。

（3）分别掐按左右手，每次各掐按1~3分钟。

◎下廉穴——肠道舒畅胃口好

主治：肘关节炎、腹痛、肠鸣音亢进、急性脑血管病。

大肠经的经气在天之天部，天之下部的气血则廉洁清静。下廉的天之气就像气象学中所说的在西北方向刚刚形成的高空冷湿气流，它不断从西北方的高空向东南方的低空移动，即横向下行。从温溜穴传来的水湿云汽在此处的位置犹如天之天部，天之下部的气血物质相对廉洁清净，所以取名叫"下廉穴"。此穴的气血物质为天之天部的水湿云气。水湿云气大部分散热冷却横向下行上廉穴，小部分则横向下行手五里穴。

下与上相对，指下部或下方的意思；"廉"是廉洁清明的意思。因为这个穴位位于手部，所以也称"手下廉"，就是说这个穴位下部层次的气血物质洁净清明。关于这个穴位，《铜人俞穴针灸图经》曰："头风，臂肘痛"；《针灸资生经》曰："胸

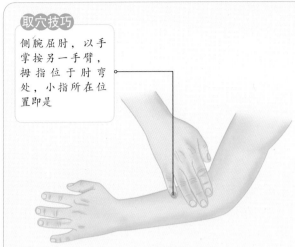

下廉穴

指　法	二指压法
程　度	适度
时　间	1~3分钟
功　用	调理肠胃，通经活络。

配合治疗

腹胀，腹痛：配足三里。

自我按摩法：食指与中指并拢，以指腹垂直按压穴位，每次左右臂各1~3分钟。

胁小腹痛，偏风，热风，冷痹不遂，风湿痹"；《循经》曰："脑风眩晕，腹痛如刺，狂言狂走"。上面这些描述，都指明了这个穴位的重要作用。其实对我们现代人来说，这个穴位还有一个作用非常好，就是它能够帮助我们调理肠胃。

下廉穴在前臂背面桡侧，当阳溪与曲池连线上，肘横纹下4寸处。

1.主治病症

（1）此处穴位能够吸附并聚集天之天部的浊重之物并使其沉降，可以调理肠胃、通经活络。

（2）能够治疗头痛、眩晕、目痛等病症。

（3）对运动系统疾病具有一定的疗效，如网球肘、肘关节炎、肘臂痛等。

（4）能够治疗消化系统疾病，如腹痛、腹胀、肠鸣音亢进等。

（5）对急性脑血管病也具有一定的疗效。

（6）配头维穴、神庭穴，有清利头目的作用，能够治疗头痛、眩晕、目痛等病症；配丘墟穴，有清热泻火的作用，能够治疗狂言等病症；配合足三里，可以治疗腹胀、腹痛。

2.自我取穴按摩法

（1）侧腕屈肘，用一只手的手掌按住另一只手的手臂，拇指位于肘弯处，小指按压所在部位，有酸胀感。

（2）食指和中指并拢，用指腹垂直按压穴位。

（3）分别按压左右臂两侧穴位，每次1~3分钟。

◎曲池穴——上吐下泻不再来

主治：肠炎、肚腹绞痛、皮肤过敏、结膜炎。

曲，隐秘、不太察觉的意思；池，指水的围合之处、汇合之所。"曲池"指此处穴位的气血物质为地部之上的湿浊之气。此穴物质为手三里穴的降地之雨汽化而来，位于地之上部，性湿浊滞重，犹如雾露，为隐秘之水。它也被称为鬼臣穴、洪池穴、阳泽穴。

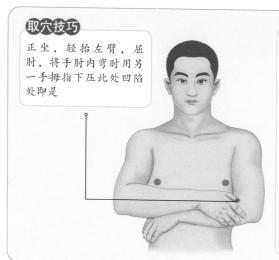

正坐，轻抬左臂，屈肘，将手肘内弯时用另一手拇指下压此处凹陷处即是

曲池穴

指　　法：拇指压法
程　　度：适度
时　　间：1~3分钟
功　　用：清热和营，降逆活络。
配合治疗
感冒发热、咽喉炎、扁桃体炎：曲池配合谷、外关。
上肢瘫痪：曲池配肩髃、外关。
自我按摩法：用一手轻握另一手肘下，弯曲拇指以指腹垂直掐按穴位。每次按压，先左手后右手，每天早晚各一次，每次掐揉1~3分钟。

我们有时由于饮食不慎，风寒感冒，或者别的原因，遇到腹疼如绞、上吐下泻等情况。此时，只要按摩曲池穴，就能够使症状得到缓解。关于曲池穴，《针灸甲乙经》云："伤寒余热不尽。胸中满，耳前痛，齿痛，目赤痛，颈肿，寒热，渴饮辄汗出，不饮则皮干热。目不明，腕急，身热，惊狂，瘈瘲痹重，瘈疭，癫疾吐舌，曲池主之"；《千金方》云："耳痛。举体痛痒如虫噬，痒而搔之，皮便脱落作疮，灸曲池二穴，随年壮，发即灸之神良"；《医宗金鉴》云："主治脑卒中，手挛筋急，痹风疟疾，先寒后热等症"。

曲池穴属手阳明大肠经脉的穴道，屈肘呈直角，在肘弯横纹尽头筋骨间凹陷处。

1.主治病症

（1）此穴对大肠功能障碍、肠炎、肚腹绞痛等，有很好的保健和调理效果。

（2）可以清热解毒，缓解皮肤过敏、奇痒难忍或被蚊虫叮咬之后的红肿状况，并能够凉血润燥。

（3）长期按压此穴，对结膜炎、眼睑炎、荨麻疹、湿疹、齿槽出血、甲状腺肿等疾病，有很好的调理和保健效果。

（4）现代中医临床常用来治疗肩肘关节疼痛、上肢瘫痪、流行性感冒、扁桃体炎、急性胃肠炎等。

（5）配血海穴、足三里，治疗瘾症；配手三里治疗上肢不遂症；配太冲穴、大椎穴治疗高血压。

（6）配合谷、外关等治疗感冒发热、咽喉炎、扁桃体炎；配合谷、血海等治疗荨麻疹；配肩髃、外关等治疗上肢瘫痪。

2.自我取穴按摩法

（1）正坐，轻抬左臂与肩高，手肘内屈，大约呈直角。

（2）右手轻握左手肘下，拇指弯曲，用指腹垂直掐按，有酸痛感。

（3）先按压左手，再按压右手，每次各按压1~3分钟，早晚各一次。

◎肩髃穴——肩膀健康，体态挺拔

主治：肩胛关节炎、脑卒中、偏瘫、高血压。

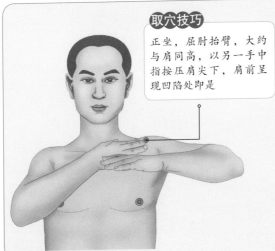

取穴技巧

正坐，屈肘抬臂，大约与肩同高，以另一手中指按压肩尖下，肩前呈现凹陷处即是

肩髃穴

指　　法：二指压法
程　　度：适度
时　　间：1~3分钟
功　　用：舒筋通络，祛风活血。
配合治疗
肩颈部肌肉酸痛：肩髃配风池、肩井。
自我按摩法：中指和食指并拢，以指腹垂直按压穴位，两肩按摩方法相同，每日早晚，左右各按揉1~3分钟。

髃，骨间凹陷的意思，因为此处穴位位于肩端关节的凹陷处，所以称肩髃穴。

甄权是隋末唐初的著名医学家，擅长针灸治疗。公元621年，唐太宗李世民平定河南，派李袭誉出任潞州地方官。当时，朝廷征召了一批医生，甄权就是其中跟随李袭誉的医生之一。有一天，鲁州刺史受风患之苦，双手无力，没法拉开弓箭，四处遍寻名医都没有人能治这种病。后来，在别人的介绍下，鲁州刺史找到甄权，要求甄权为他治病。甄权仔细检查了病情后，便在刺史的肩髃穴上扎针，没想到一针扎下去，刺史马上就能够拉弓射箭了。肩髃穴是"五十肩"的特效穴。那么，什么是"五十肩"呢？原来，长年累月在办公室里久坐，或者长期伏案工作，或者长时间坐在电脑前的上班族，经常都会遇到肩膀酸痛，颈项僵硬的问题。等到了50岁左右时，如果不注意身体的健康状况，又受到了风寒，那么在举手、抬头的时候，就有可能会拉伤肩膀，这就是俗称的"五十肩"。此外，天气的变化也会间接影响人体的健康。当气候的冷热在剧烈变

化时，或者遇到季节的交替之时，也往往是风湿性关节炎肆虐横行的时候。那么，如何缓解这样的症状呢？其实，要解决这个问题并不难，经常按揉肩髃穴，对于肩膀的酸、疼、僵、硬等各种病变，均有良好的疗效。

肩髃穴属于手阳明大肠经脉上的穴道。屈肘抬臂平肩，在肩端关节之间有两个凹陷，其中前方的小凹陷就是穴位所在的地方。

1.主治病症

（1）此处穴位对于治疗肩胛关节炎（五十肩）有特殊疗效。

（2）长期按压此处穴位，对于脑卒中、偏瘫、高血压、多汗症、不能提物、手臂无力等病症，有很好的调理和保健效能。

2.自我取穴按摩法

（1）正坐，左手屈肘抬臂，与肩同高。

（2）用右手中指的指腹垂直按压穴位，有酸、痛、胀、麻的感觉。

（3）用同样的方法按摩右肩。

（4）分别按揉左右穴位，每天早晚各一次，每次1~3分钟。

◎扶突穴——止喘平咳疗效好

主治：咳嗽、气喘、咽喉肿痛、暴喑。

"扶"是扶持、帮助的意思；"突"的意思是"冲"。这个穴位的意思是大肠经的经气在外部热气的帮助下上行天部。因为此穴的物质是天鼎穴蒸发上行的水湿之气，水湿之气滞重，行到这里时无力上行于天，于是在心的外散之热的扶持下得以上行，所以名为"扶突穴"。它的别名之所以为水穴、水泉穴，是因为从此穴上行的水湿之气是头、面部的水湿之源。

这个穴位的名称出自《灵枢·本输》，也称水穴、水泉穴，属于手阳明大肠经。大肠经的经气在此处穴位吸热后上行至头、面部，并为头、面部的水湿之源，性滞重。《外台秘要》中记载：扶突穴能治疗"咳逆上气、咽喉鸣、喝喘息、暴喑、气哽"。《千金方》中也说："扶突、大钟、窍阴，主舌本出血"。这个穴位，能治咽喉肿痛、吞咽困难、甲状腺肿大、声带小结、声音嘶哑，尤其是对于止咳平喘更具有奇效。

扶突穴这个穴位在人体的颈外侧部，结喉旁边，当胸锁乳突肌前、后缘之间。周围有耳大神经、颈皮神经、枕小神经及副神经，其里层内侧有动脉、静脉。

1.主治病症

（1）此穴位为天部层次提供水湿，能够清润肺气、平喘宁嗽、理气化痰；治疗原理为寒则补之，湿热则泻之。

（2）经常按摩这个穴位，能够治疗咳嗽、气喘、咽喉肿痛、吞咽困难、暴喑、瘿气、瘰疬等。

（3）长期按摩这个穴位，对甲状腺肿大还具有治疗、调理作用。

（4）这个穴位还可以配合谷穴治疗瘿气；配大椎、合谷，有清热利咽的作用，主治暴喑、咽喉肿痛。

（5）配天突、天溪，有行气利咽的作用，主治暴炸气哽。

2.自我取穴按摩法

（1）正坐，一手拇指弯曲，其余四指并拢，手心向内，小指位于喉结旁。

（2）以食指的指腹，垂直向下按揉其所在之处，有微胀及痛感。

（3）中指和食指并拢，以指腹按揉左右两侧穴位，早晚各一次，每次1~3分钟。

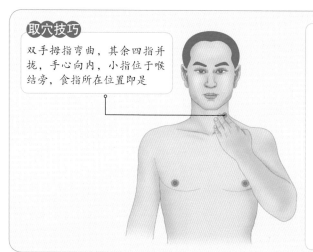

取穴技巧

双手拇指弯曲，其余四指并拢，手心向内，小指位于喉结旁，食指所在位置即是

扶突穴

指　　法：二指压法
程　　度：适度
时　　间：1~3分钟
功　　用：理气润肺，清热祛火。
配合治疗
瘿　　气：扶突配合谷。
自我按摩法：食指和中指并拢，以指腹按压穴位，每次左右各按压1~3分钟。

手厥阴心包经经穴

手厥阴心包经是心脏的保护神，能够代心受过，替心承受侵袭，它起始于胸腔，浅出属于心包，通过膈肌，经历胸部、上腹和下腹，散络上、中、下三焦。在《灵枢·经脉》中有关于此经病候的记载："手心热，臂、肘挛急，腋肿；甚则胸胁支满，心中澹澹大动，面赤，目黄，喜笑不休。"此经穴可主治胸部、心血管系统、精神及神经系统和本经经脉所经过部位的病症。例如：心痛、心悸、心胸烦闷、癫狂、呕吐、热病、疮病及肘臂挛痛等。

◎天池穴——让全身重新焕发活力

主治：胸膈烦满、头痛、四肢不举、腋下肿。

天，天部的意思；池，储液之池。"天池"的意思是指心包外输的高温水汽在此处穴位冷凝为地部经水。这个穴位在乳头外侧，乳头为人体体表的高地势处，因此，这个穴位也位于高地势处，即天部，穴内物质又是心包经募穴、膻中穴传来的高温水汽，到达本穴后散热冷降为地部经水，本穴气血

既处高位又为经水，所以名"天池"，也称天会穴。"天会"的意思是指心包经外输的高温水汽在此会合。

如果某一天，你发现自己很容易疲乏、倦怠，就要提防心脏问题。当心脏的泵血能力下降时，流向肌肉的血液就不足以满足需要，患者时常会感到疲乏、倦怠。这些症状往往难以捉摸，很难引起患者的重视。患者容易误把这种症状归咎于衰老，并试图通过逐渐减少运动量来让身体恢复。有人还可能会经常感到身体不舒服、四肢无力、头痛，

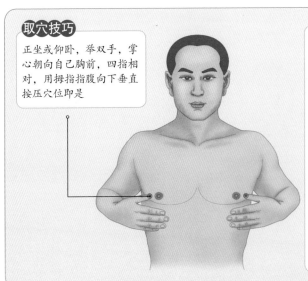

取穴技巧

正坐或仰卧，举双手，掌心朝向自己胸前，四指相对，用拇指指腹向下垂直按压穴位即是

天池穴

指　　法：拇指压法
程　　度：重
时　　间：1~3分钟
功　　用：散热降浊。
配合治疗
咳　　嗽：天池配列缺和丰隆。
胁 肋 痛：天池配支沟。
自我按摩法：用拇指指腹向下垂直按压乳头外1寸穴位处，有酸痛的感觉。每日早晚、左右各（或双侧同时）按压一次，每次1~3分钟。

吸气的时候好像胸中有杂音。还有的人腋窝下面出现肿块。遇到这些情况时，不妨试着按压天池穴，或许能够使情况得到好转。天池穴是心经上的重要穴位之一，据中国古典医籍《针灸铜人》中记载，此处穴位能够治疗"胸膈烦满、头痛、四肢不举、腋下肿、上气、胸中有声、喉中鸣"等疾病。

天池穴属手厥阴心包经经脉的穴道，在人体的胸部，当第四肋间隙，乳头外1寸，前正中线旁开5寸。

1.主治病症

（1）长期按压这个穴位对心脏外膜炎、脑溢血、腋腺炎、乳房炎、肋间神经痛、目视不明、咳嗽、热病汗不出等病症，有很好的调理和保健作用。

（2）按摩该穴位，还能有效缓解胸闷、心烦、气喘、胸痛、腋下肿痛、疟疾等症状。

（3）配列缺穴、丰隆穴，治疗咳嗽；配内关穴治疗心痛。

（4）配支沟穴治疗肋痛。

2.自我取穴按摩法

（1）正坐或仰卧。

（2）举起双手，掌心朝向自己的胸前，四指相对，用拇指的指腹向下垂直按压乳头外1寸的穴位处，有酸痛感。

（3）每日早晚、左右两穴位各按压一次，每次1~3分钟，或者两侧穴位同时按压。

◎曲泽穴——清烦热、平心悸

主治：心痛、善惊、心神昏乱、心悸。

曲，隐秘的意思；泽，沼泽的意思；"曲泽"的意思是指心包经气血在此汇合。这个穴位是心包经的穴位，虽然心包经上、下二部经脉的经气在这里汇合并散热冷降，表现出水的润下特征，但是从天泉穴下传至本穴位的经水仍然大量汽化水湿，这个穴位就像热带沼泽一样生发气血，所以名"曲泽"。本穴物质一为天泉穴下传的地部经水和天部的冷湿水汽，二为心包经肘以下各穴上行而至的水湿之气，上、下二部经脉的气血在本穴为汇合之状，是心包经合穴。

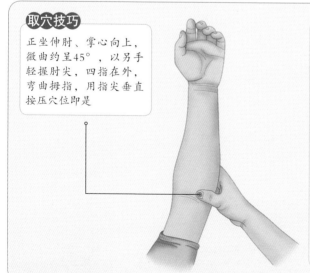

取穴技巧

正坐伸肘、掌心向上，微曲约呈45°，以另手轻握肘尖，四指在外，弯曲拇指，用指尖垂直按压穴位即是

曲泽穴

指　　法：拇指压法
程　　度：重
时　　间：1~3分钟
功　　用：散热降浊
配合治疗
呕　　血：曲泽配神门和鱼际。
心 胸 痛：曲泽配内关和大陵。
自我按摩法：用拇指指尖垂直按压穴位，有酸、胀、痛的感觉。每日早晚、左右各按压一次，每次1~3分钟。

据《针灸甲乙经》："心痛卒咳逆，曲泽主之，出血则已"；《千金方》中说："曲泽、大陵，主心下澹澹，喜惊"；《铜人俞穴针灸图经》中云："治心痛，善惊身热，烦渴口干，逆气呕血，风胗，臂肘手腕善动摇"。这些说的都是曲泽穴的作用。曲，代表肝；泽，表示滋润、润泽。为什么"曲"代表肝呢？据《尚书·洪范》记载："木曰曲直"。因为在五行之中，肝属木，而曲直就是曲中有直，刚柔相济的意思，肝木的正常属性是"坚中有韧"，就像肝所主的"筋"。所以，这个穴位具有护肝的功效，对于痉挛性肌肉收缩、手足抽搐、心胸烦热、头晕脑胀等病状非常有效。曲泽穴还能治疗呕吐，据《灵枢·顺气一日分为四时》中记载："病在胃及以饮食不节得病者，取之于合。"而对曲泽穴刺络放血则具有开窍祛邪、活血化瘀、疏经通络的作用。

1.主治病症

（1）按摩此穴位对心痛、善惊、身热、烦渴口干、风疹、肘臂手腕处不自主的抖动，都具有一定疗效。

（2）按摩此穴位可以清烦热，对心神昏乱、心悸、心肌炎、中暑等症状均有疗效。

（3）长期按摩，能够治疗胃痛、呕吐、泄泻（急性肠胃炎）等疾病，并具有很好的调理和保健作用。

2.自我取穴按摩法

（1）正坐伸肘，掌心向上，微曲约呈45°。

（2）用另一手轻轻握住肘尖，四指在外，拇指弯曲，用指尖垂直按压穴位，有酸、胀、痛感。

（3）每日早晚在左右穴位各按压一次，每次1~3分钟。

◎内关穴——安抚你的胃，关爱你的心

主治：心脏衰弱、胃痛、隔肌痉挛。

内，内部；关，关卡；"内关"是指心包经的体表经水由此穴位注入体内。本穴物

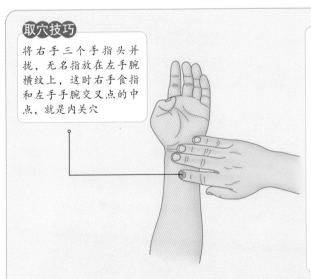

取穴技巧

将右手三个手指头并拢，无名指放在左手腕横纹上，这时右手食指和左手手腕交叉点的中点，就是内关穴

内关穴

指　　法：拇指压法
程　　度：重
时　　间：1~3分钟
功　　用：疏导水湿。
配合治疗
痛　　经：内关配三阴交和素髎
落　　枕：内关配外关。
自我按摩法：用拇指指尖或指甲尖垂直掐按穴位，有特别酸、胀、微痛的感觉。每日早晚、左右各掐按1~3分钟，先左后右。

质是间使穴传来的地部经水，流至本穴后，由本穴的地部孔隙从地之表部注入心包经的体内经脉，心包经体内经脉经水的汽化之气，无法从本穴的地部孔隙外出体表，如同被关卡阻挡住了一样，所以名"内关"，也称阴维穴。

《针灸甲乙经》中说："心澹澹而善惊恐，心悲，内关主之""实则心暴痛，虚则心烦，心惕惕不能动，失智，内关主之"。《针灸大成》中也记载："主手脑卒中热，矢志，心痛，目赤，支满肘挛。实则心暴痛泻之，虚则头强补之"。内关穴也是心包经上的重要穴位之一。这个穴位，对于由于饮食不洁、饮酒过度、呕吐不止或者想吐又吐不出来等各种原因导致的身体不适，具有良好的疗效。所以，在中医古籍中，还有"吐，可不吐；不吐，可吐"的记载。经常按摩内关穴，还可以治疗心脑血管和消化系统方面的疾病。

内关穴属手厥阴心包经经脉的穴道，在人体的前臂掌侧，从近手腕的横皱纹的中央，往上大约三指宽的中央部位。

1.主治病症

（1）这个穴位对于因怀孕呕吐、晕车、手臂疼痛、头痛、眼睛充血、恶心想吐、胸肋痛、上腹痛、腹泻、痛经等症状，具有明显的缓解作用。

（2）长期按压这个穴位，对心绞痛、精神异常、风湿疼痛、胃痛、脑卒中、哮喘、偏瘫、偏头痛、产后血晕、忧郁症，具有明显的改善和调理作用。

（3）长期按压这个穴位，还能够治疗失眠、心悸等。

（4）配公孙穴治疗肚痛；配隔俞穴治疗胸满支肿；配中脘穴、足三里穴治疗胃脘

痛、呕吐、呃逆；配外关穴治疗上肢不遂；配建里穴除胸闷。

2.自我取穴按摩法

（1）正坐，手平伸，掌心向上。

（2）轻轻握拳，手腕后隐约可见两条筋。

（3）用另外一只手轻轻握住手腕后，拇指弯曲，用指尖或指甲尖垂直掐按穴位，有酸、胀和微痛感。

（4）先左后右，每日早晚两侧穴位各掐按1~3分钟。

◎大陵穴——让你口气清新每一天

主治：失眠症、心胸痛、心悸、精神病。

大，与小相对；陵，丘陵、土堆的意思。"大陵"的意思是指随心包经经水冲刷下行的脾土物质在这里堆积。本穴物质为内关穴下传的经水与脾土的混合物，到达本穴后，脾土物质堆积如山，如同丘陵一样，所以名"大陵"，也名心主穴、鬼心穴。"心主"的意思是穴内气血以气为主。"鬼心"的意思是指脾土中的水湿在这个穴位汽化为天部之气。本穴向外输出的是脾土中的汽化之气，为心包经经气的重要输出之地，所以是心包经俞穴。此外，本穴脾土中生发的干热之气性同心包经气血，为心包经气血的重要输出之源，所以也是心包经原穴。在五行中，这个穴位属土。

《针灸甲乙经》中记载："热病烦心而汗不止，肘挛腋肿，善笑不止，心中痛，目赤黄，小便如血，欲呕，胸中热，苦不乐，太息，喉痹嗌干，喘逆，身热如火，头痛如破，短气胸痛，大陵主之。"

取穴技巧

正坐，手平伸，掌心向上，轻握拳，用另手握手腕处，四指在外，弯曲拇指，以指尖（或指甲尖）垂直掐按穴位即是

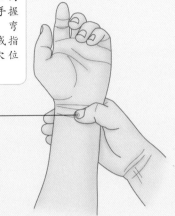

大陵穴

指　　法：拇指压法
程　　度：重
时　　间：1~3分钟
功　　用：燥湿生气。
配合治疗
心绞痛、失眠：大陵配劳宫。
腹痛、便秘：大陵配外关和支沟。
自我按摩法：用拇指指尖（或指甲尖）垂直掐按穴位，有刺痛的感觉。每日早晚，左右各掐按一次，每次1~3分钟，先左后右。

《铜人俞穴针灸图经》中也说："治热病汗不出，臂挛腋肿，善笑不休，心悬善饥，喜悲泣惊恐。"《玉龙歌》中还有"心胸之病大陵泻，气攻胸腹一般针"这样的句子。从古典医书对大陵穴的这些详细记述，我们可以知道这个穴位具有重要作用。这个穴位甚至还能够治疗口臭。当你被口臭烦恼时，不妨每天坚持按压大陵穴，那么，不用多久，口臭的症状就能得到改善，并还给你清新的口气。

1.主治病症

（1）本穴具有清心降火、清除口臭的特效。

（2）经常按摩此穴，能治失眠、心胸痛、心悸、精神病等。

（3）长期按压这个穴位，对呕吐、胃痛、胃炎、扁桃腺炎、头痛、肋间神经痛、腕关节及周围软组织疾患等，具有很好的调理和保健作用。

2.自我取穴按摩法

（1）正坐，手平伸，手掌心向上。

（2）轻轻握拳，用另一只手握住手腕处，四指在外，拇指弯曲，用指尖或者指甲尖垂直掐按穴位，有刺痛感。

（3）先左后右，每日早晚在两侧穴位各掐按一次，每次1~3分钟。

◎劳宫穴——手痒难忍，重掐劳宫

主治：手掌痒、脑卒中昏迷、中暑、心绞痛。

劳，劳作的意思；宫，宫殿的意思；"劳宫"的意思是指心包经的高热之气在此处穴位带动脾土中的水湿汽化为气。本穴物质为中冲穴传来的高温干燥之气，行至本穴后，高温之气传热于脾土，使脾土中的水湿随之汽化，穴内的地部脾土未受其气血之生，反而付出其湿，如人的劳作付出一样，所以名"劳宫"，也称五里穴、鬼路穴、掌中穴。"五里"的意思是指穴内气血场的履盖范围如同五里一样广。"鬼路"的意思是指穴内气血来自于地部。"掌中"的意思是指本穴位于手

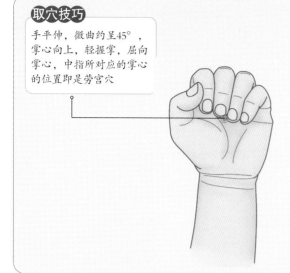

取穴技巧

手平伸，微曲约呈45°，掌心向上，轻握掌，屈向掌心，中指所对应的掌心的位置即是劳宫穴

劳宫穴

指　　法：拇指压法
程　　度：重
时　　间：1~3分钟
功　　用：镇静安神，清热解毒。
配合治疗
中暑昏迷：劳宫配水沟、十宣、曲泽和委中。
口疮、口臭：劳宫配金津、玉液和内庭。
自我按摩法：正坐，手平伸，掌心向上。以另手轻握，四指置手背，弯曲拇指，用指甲尖垂直掐按。每日早晚左右各掐按一次，每次1~3分钟，先左后右。

掌，二指穴内气血来自掌中。

《针灸甲乙经》中记载："风热善怒，心中喜悲，思慕嘘唏，善笑不休，劳宫主之""衄（出血）不止，呕吐血，气逆，噫不止，嗌中痛，食不下，善渴，舌中烂，掌中热，欲呕，劳宫主之""口中肿腥臭，劳宫主之"。在《圣惠方》中有："小儿口有疮蚀，龈烂，臭秽气冲人，灸劳宫二穴，各一壮"；《医宗金鉴》中云："主治痰火胸痛，小儿疮及鹅掌风等症"。这些说的都是劳宫穴的作用。患上鹅掌风的人，手掌和手背都奇痒无比，而且越抓越痒，让人非常难受，此时，只要稍微用力按压劳宫穴，就能够快速止痒。经常点压劳宫穴，还能够控制人体血压，并使血压逐渐恢复正常。

劳宫穴属手厥阴心包经经脉的穴道，在人体的手掌心，即握拳屈指时，中指尖所在的部位。

1.主治病症

（1）这个穴位能够治疗各种瘙痒症状，尤其是手掌痒，比如鹅掌风。

（2）长期按压这个穴位，对于脑卒中昏迷、中暑、心绞痛、呕吐、口疮、口臭、癔病、精神病、手掌多汗症、手指麻木等，具有很好的调理和保健效果。

2.自我取穴按摩法

（1）正坐，手平伸，微曲约呈45°，手掌心向上。

（2）轻轻握掌，中指尖所指掌心部位即是该穴。

（3）用另一手轻握，四指放在手背，拇指弯曲，用指甲尖垂直掐按穴位，有刺痛感。

（4）先左后右，每日早晚在两手穴位各掐按一次，每次1~3分钟。

◎中冲穴——迅速降低体温就找中冲

主治：热病、烦闷、汗不出、掌中热。

中，与外相对，指穴内物质来自体内心包经；冲，冲射之状；"中冲"的意思是指体内心包经的高热之气从这个穴位冲出体表。本穴物质为体内心包经的高热之气，由体内外出体表时呈冲射之状，所以名"中冲"。因为本穴物质是来自体内心包经的高热之气，并且由本穴的地部孔隙而出，所以是心包经井穴。在五行中，此穴属木。因为本穴物质为体内心包经外出体表的高热之气，此气外出体表后急速散热降温，所行为天之中下部而不能上行天之天部，表现出木的生发特性。

据《针灸甲乙经》，中冲穴"在手中指之端，去爪甲如韭叶陷者中"；《针灸大全》中说它在"手指端内廉"；《素问·缪刺论》中还有"刺中指爪甲上与肉交者"的说法。因此，有人据此断定中冲穴在中指桡侧指甲角，并认为《针灸甲乙经》中"在手中指之端"的"端"字，指的是末端而非尖端。但不管怎样，中冲穴都是一个很有用的穴位。如果有一天你发现自己的指甲内皮出现了皱纹，那表示你的肝肾功能开始衰弱了。这可是一种危险的信号，因为肝肾具有排泄人体内废物、毒素的功能，所以如果肝肾机能出现衰退，就必须要格外小心。此时，你可以经常按摩中指甲角左下方的中冲穴，通过自我按摩刺激中冲穴，能让肝肾机能得以康复。

中冲穴属手厥阴心包经经脉的穴道，在人体的手中指末节尖端中央。

1.主治病症

（1）这个穴位对热病、烦闷、汗不出、掌中热、身如火痛、烦满舌强具有明显的疗效。

（2）长期坚持按压这个穴位，能够有效治疗脑卒中、舌强肿痛等病症，对身体及肝肾功能具有很好的调理作用。

2.自我取穴按摩法

（1）正坐，手平伸，掌心向上，微曲呈45°。

（2）用另一手轻握，四指轻扶着指背。

（3）拇指弯曲，用指甲尖垂直掐按中指端的正中穴位。有刺痛的感觉。

（4）先左后右，每日早晚在两边穴位各掐按一次，每次1~3分钟。

取穴技巧

手平伸，掌心向上，微曲呈45°，用另手轻握，四指轻扶指背，弯曲拇指，用指甲尖垂直掐按中指端的正中穴位即是

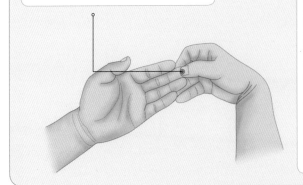

中冲穴

指　　法：拇指压法
程　　度：重
时　　间：1~3分钟
功　　用：苏厥开窍，清心泄热。
配合治疗
脑卒中昏迷、舌强不语：中冲配水沟、太冲、劳宫和曲泽。
小儿惊风：中冲配大椎、合谷和外关。
自我按摩法：用拇指指甲尖，垂直掐按中指端的正中穴位，有刺痛的感觉。每日早晚，左右各掐按一次，每次1~3分钟，先左后右。

手少阳三焦经经穴

手少阳三焦经又可称为"耳脉"，是耳朵的忠实守护者，它分布于人体体侧，就像一扇门的门轴，起始于无名指末端的关冲穴，上行小指与无名指之间，沿手背出于前臂伸侧两骨之间，向上通过肘尖，沿上臂外侧，向上通过肩部，进入缺盆穴，分布于膻中。本经穴主治"气"方面所发生之病症：自汗出，眼睛外眦痛，面颊肿，耳后，肩部、上臂、肘弯、前臂外侧均可发生病痛，无名指不好使用。

◎关冲穴——人老心不老

主治：喉炎、口干、头痛。

关，关卡的意思；冲，冲射之状。"关冲"的意思是指三焦经体内经脉的温热水汽由此外冲体表经脉，阴性水液被关卡于内。本穴物质为来自三焦经体内经脉外冲而出的温热水汽，而液态物由于压力不足不能外出体表，如被关卡一般，所以名"关冲"。因为这个穴位是三焦经体内与体表经脉的交接处，气血物质由本穴的地部孔隙而连通，所以是三焦经井穴。在五行中，这个穴位属金。

此穴位名出自《灵枢·本输》，属手少阳三焦经。《针灸大辞典》中云："手少阳经承接手厥阴之经气，失会于无名指外侧端，即本穴所居处，故本穴可谓手少阳经之关界，要冲，故名。"这句话说明了关冲穴的重要作用。关冲穴不仅能治疗各种头面部疾病，而且对中年女性的更年期症状还具有调节作用。女性平均从40岁开始，就会逐

取穴技巧

正坐，举臂屈肘，掌心朝下，在自己的胸前，用另手四指轻抬四指端，弯曲拇指，以指甲尖掐按无名指指甲旁的穴位即是

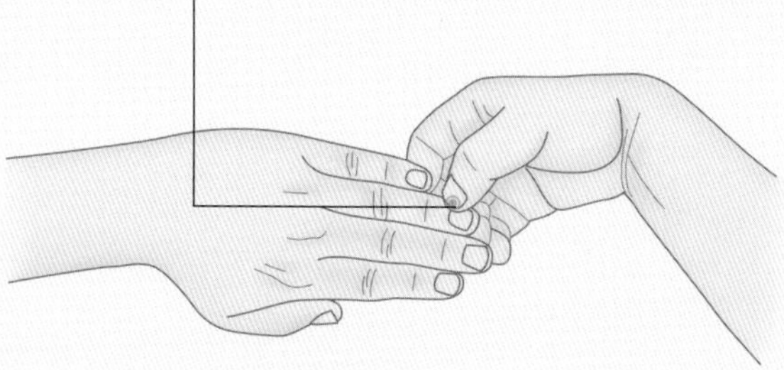

关冲穴

指　　法：拇指压法
程　　度：重
时　　间：1~3分钟
功　　用：苏厥开窍，清火泄热。
配合治疗
中暑、昏厥：关冲配内关和人中。
自我按摩法：弯曲拇指，以指甲尖掐按无名指指甲旁的穴位。每日早晚，各掐按一次，每次左右各掐按1~3分钟，先左后右。

渐开始生理性退化，体内雌激素分泌逐渐减少，全身受雌激素控制的皮肤、黏膜、骨素、内脏、肌肉、血管、神经等组织和器官也会衰退，并出现多种更年期症状，如心慌气短、胸闷不适、心律不齐、血压波动、情绪容易波动、烦躁不安、消沉抑郁、焦虑、恐惧、失眠、多疑、注意力不集中、性欲减退等。此时，女性朋友只要每天坚持按压关冲穴，就能够使更年期症状得到缓解。

关冲穴属手少阳三焦经经脉的穴道，在人体的手环指末节尺侧，距指甲角0.1寸。

1.主治病症

（1）对喉炎、口干、头痛，胸中气噎不嗜食、臂肘痛不能举、目生翳膜，视物不明等，具有明显的疗效。

（2）长期按压这个穴位，对结膜炎、耳聋、颊肿、前臂神经痛、五指疼痛，热病等疾患，具有很好的调理和保健作用。

2.自我取穴按摩法

（1）正坐，举臂屈肘，掌心朝下，放在自己胸前。

（2）用另一手的四指轻抬四指端。

（3）拇指弯曲，用指甲尖掐按无名指指甲旁的穴位。

（4）先左后右，每日早晚在两穴位各掐按一次，每次1~3分钟。

◎液门穴——清火散热心情好

主治：咽喉肿痛、眼睛赤涩、龋齿。

液，液体，指经水；门，出入的门户。"液门"的意思是指人体三焦经经气在这个穴位散热冷降，化为地部经水。本穴物质为关冲穴传来的凉湿水汽，凉湿水汽到达此穴位后，快速散热冷却，冷却后的水湿归降地部，因此名"液门"。本穴物质为关冲穴传来的凉湿水汽，到本穴后散热冷降为地部经水，所生之水的量很少，所以这个穴位是手少阳三焦经荥穴。此穴位属水。因为本穴物质为关冲穴传来

取穴技巧

正坐，伸手曲肘向自己胸前，掌心向下。手掌放松，五指微微弯曲用另一手轻扶小指侧掌心处，弯曲拇指，用指尖或指甲尖垂直掐按穴位即是

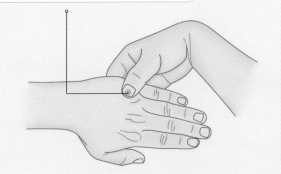

液门穴

指　　法：拇指压法
程　　度：重
时　　间：1~3分钟
功　　用：降浊升清。
配合治疗
喉　　痛：液门配鱼际。
自我按摩法：用拇指指尖或指甲尖垂直掐按穴位，有酸胀的感觉。每日早晚、左右各掐按一次，每次1~3分钟，先左后右。

的凉湿水汽，在本穴的变化为散热冷降，表现出水的润下特征。

每位母亲可能都有这样的体验，那就是在孩子小的时候，身体的免疫力不是特别好，对环境变化的适应能力很差，对外界病毒的抵抗能力弱，特别容易感冒发热。母亲们一旦发现孩子感冒发热了，心里都很焦急，尤其是看着孩子鼻塞、不停地流清鼻涕、咳嗽、食欲不振、甚至发热40℃以上，还出现了咽喉、扁桃体红肿等症状，更是心疼不已。其实在这个时候，如果母亲们能够稍微懂点儿中医穴位的治疗原理，直接掐按孩子的液门穴，就可以使情况迅速得到好转。那么，液门穴在哪里呢？《医宗金鉴》中云："从关冲上行手小指次指岐骨间陷中，握拳取之，液门穴也。"

液门穴属手少阳三焦经经脉的穴道，在人体的手背部，当第四、第五指间，指蹼缘后方赤白肉际的部位。

1.主治病症

（1）这个穴位具有清火散热的特殊功能，对于头痛、目眩、咽喉肿痛、眼睛赤涩、龋齿等病症，均有明显的疗效。

（2）长期按压这个穴位，可以有效治疗耳聋、耳鸣、手指肿痛、手臂疼痛等病症。

（3）按压这个穴位，对喉痹、疟疾、感冒发热等疾患，具有迅速缓解的作用。

（4）配鱼际穴，治疗喉痛。

2.自我取穴按摩法

（1）正坐，伸手曲肘，朝着自己的胸前，手掌心向下。

（2）轻轻握拳，用另外一只手轻轻扶住小指侧的掌心处，拇指弯曲，用指尖或者指甲尖垂直掐按穴位，有酸胀的感觉。

（3）先左后右，每日早晚两侧穴位各掐按一次，每次1~3分钟。

◎ 中渚穴——更年期的好帮手

主治：耳聋、耳鸣、头痛、头晕、咽喉痛。

取穴技巧

俯掌，掌心向下，将另一手伸开，食指、中指、无名指并拢置于掌背，食指指尖置于液门穴处，那么无名指指尖所在的位置即是中渚穴

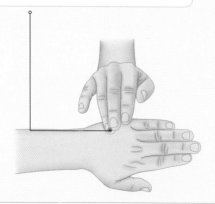

中渚穴

指　　法：食指压法
程　　度：重
时　　间：1~3分钟
功　　用：传递气血，生发风气。
配合治疗
耳鸣耳聋：中渚配角孙。
嗌　痛：中渚配支沟和内庭。
自我按摩法：轻握拳，用另一手拇指，置掌心，另四指置掌背，弯曲食指，用指刀（指头侧边）垂直揉穴位，有酸、胀、痛的感觉。每天早晚各揉按一次，每次左右各揉按1~3分钟，先左后右。

中，与外相对，指本穴内部；渚，水中小块陆地或水边。"中渚"的意思是指随三焦经气血扬散的脾土尘埃在此穴中屯积。本穴物质为液门穴传来的水湿之气，到达本穴后，随水湿风气扬散的脾土尘埃在此冷降归地，并形成了经脉水道穴旁边的小块陆地，因此名"中渚"。因为三焦经气血温度不高，所行之地无外界提供的充足热能使其水液汽化上升，气血物质在此穴位的变化主要是散热冷降，只有少部分水汽吸热上行才保证了三焦经经脉的气血畅通，此穴位也就如三焦经经脉气血的输出之地，所以是三焦经俞穴，在五行中属木。

此穴位名出自《灵枢·本输》，别名下都，是手少阳三焦经的经穴。《医宗金鉴》中说："关冲穴，在手四指外侧端，去爪甲角如韭叶许，是其穴也。从关冲上行手小指次指岐骨间陷中，握拳取之，液门穴也。从液门上行1寸陷中，中渚穴也。"这段描述，形象指明了中渚穴的位置。每位中年女性都会面临更年期，并多多少少会具有一些更年期综合征症状，像头晕、目眩、焦虑、耳鸣、失眠等。按压中渚穴，能够对更年期综合征进行有效调理，保证中年女性朋友们的身心健康，提高生活品质。

中渚穴属手少阳三焦经经脉的穴道，在人体手背部位，小指与无名指的指根间下1寸的手背凹陷处，用力按压，会有力量脱落之感。

1.主治病症

（1）此穴位对耳聋、耳鸣、头痛、头晕、咽喉痛、失眠等具有疗效。

（2）此穴位还能治疗前额疼痛，有

止痛的效果。

（3）长期按压这个穴位，对落枕、肩背疼痛、肋间神经痛、手指不能屈伸等症状，都具有很好的调理和保健作用。

2.自我取穴按摩法

（1）正坐，手平伸，内屈，肘向自己胸前，掌心向内，手背向外。

（2）轻轻握拳，把另一只手的拇指放在手掌心，其余四指放在手掌背部，食指弯曲，用指头旁侧边缘垂直揉穴位，有酸胀和痛感。

（3）先左后右，每日早晚各揉按一次，每次1~3分钟。

◎阳池穴——产前抑郁不用愁

主治：妊娠呕吐、耳鸣、耳聋、眼睛红肿。

阳，指天部阳气；池，指屯物之器。"阳池"的意思是指三焦经气血在这个穴位处吸热后，化为阳热之气。此穴位物质为中渚穴传来的弱小水湿之气，到达本穴后，受外部的传入之热，并吸热胀散化为阳热之气，就像阳气的生发之池一样，所以名"阳池"，也称别阳穴、发阳穴。"别阳"的意思是指三焦经的阳气由此别走手厥阴心包经。"发阳"的意思是指三焦经在此生发阳气。

《医宗金鉴》明确说明了人体阳池穴的位置："从中渚由四指本节直上，行手表腕上陷中，阳池穴也。"这个穴位能够有效治疗女性身体发冷的症状。尤其是在秋冬季节，总是会有很多女性手、脚冰冷，并且还患有腰寒等疾患。其实，有一个好办法可以解决这正坐，手平伸，屈肘向内，翻掌，掌心向下，用另一手轻握手腕处，四指在下，拇指在上，弯曲拇指，以指尖垂直按手腕横纹中点穴位即是

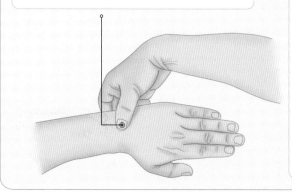

阳池穴

指　　法：拇指压法
程　　度：重
时　　间：1~3分钟
功　　用：生发阳气，沟通表里。
配合治疗
前臂疼痛麻木：阳池配外关和曲池。
糖尿病：阳池配胃管下俞、脾俞太溪。
自我按摩法：弯曲拇指，以指尖垂直揉按手腕横纹中点穴位处，有酸、痛的感觉。每日早晚各一次，每次左右各揉按1~3分钟，先左后右。

个问题，就是按摩手腕上的阳池穴。阳池穴是支配人体全身血液循环及荷尔蒙分泌的重要穴位，只要刺激这个穴位，就可以使血液循环迅速得以畅通，并且平衡体内荷尔蒙的分泌，让身体变得暖和，从而消除发冷的症状。除了按摩阳池穴，还可以将关冲、命门两处穴位和"手心"配合起来对穴位加以刺激，从而获得更好的治疗效果。此外，对妊娠中的女性来说，按摩阳池穴，还能够对妊娠呕吐进行调理。

阳池穴属手少阳三焦经经脉的穴位，在人体的手腕部位，即腕背横纹上，前对中指和无名指的指缝。

1.主治病症

（1）此穴位能治妊娠呕吐、女性汗毛过长。

（2）按摩此穴，对腕关节及周围软组织风湿、腕痛无力、肩臂痛不得举等症状具有疗效。

（3）此穴能治疗耳鸣、耳聋、眼睛红肿、咽喉肿痛。

（4）长期按压此穴，对糖尿病、子宫不正等病症具有调节、改善作用。

2.自我取穴按摩法

（1）正坐或者仰卧，手平伸，屈肘向内，翻掌，掌心向下。

（2）用另一只手轻握手腕处，四指在下，拇指在上。

（3）拇指弯曲，用指尖垂直揉按手腕横纹中点的穴位处，有酸、痛感。

（4）先左后右，每日早晚各按揉一次，每次1~3分钟。

◎支沟穴——摆脱便秘有绝招

主治：便秘、耳鸣、耳聋、肩臂痛。

支，指树枝的分叉；沟，沟渠。"支沟"的意思是指三焦经气血在这个穴位吸热扩散。本穴物质为外关穴传来的阳热之气，水湿较少，到本穴后，又进一步吸热胀散为高压之气，此气按其自身的阳热特性，循三焦经经脉渠道向

正坐，手平伸，屈肘，掌心向自己，肘臂弯曲约呈90°。用另一手轻握手腕下，拇指在内侧，四指弯曲置于外侧，食指指尖在阳池穴上，那么小指指尖所在位置即是支沟穴。

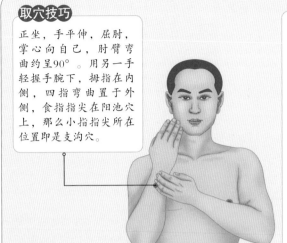

支沟穴

指　　法：中指压法
程　　度：重
时　　间：1~3分钟
功　　用：舒畅气机。
配合治疗
胸胁疼痛：支沟配阳陵泉和外关。
便　　秘：支沟配足三里和天枢。
自我按摩法：用一手轻握另一手腕，拇指在内侧，四指在手外侧，中指指尖垂直下压，揉按穴位，会有酸、痛的感觉。每天早晚各揉按一次，每次左右各揉按1~3分钟，先左后右。

上、向外而行，扩散之气像树的分叉一样，所以名"支沟"，也名飞虎穴、飞处穴。"飞虎""飞处"是指穴内气血的运行为风行之状，且穴内阳气到达应去之处。在五行中，此穴属火。因为本穴物质为吸热后上行天部的阳热之气，其运行时的上行变化表现出火的炎上特征。

便秘困扰着很多人，想排便的时候排不出来，或者排完便后仍然有残余的感觉。很多人便秘的原因是因为生活习惯不好。有的人爱吃大鱼大肉，却又缺乏煅炼，于是就体态臃肿，并导致大便秘结。便秘让人烦恼，而老年人排便更加困难，拼命用力排便时还容易诱发心肌梗死和脑卒中。怀孕的女性大多肠道干燥，排便也不顺畅，如果吃药还有可能会伤害到胎儿。要解除便秘的烦恼，除了要养成良好的生活习惯，注意调整饮食，还要经常按摩支沟穴和大肠俞穴，这样可以帮助刺激肠胃蠕动，消除便秘。

那么，支沟穴在哪里呢？《医宗金鉴》上云："从外关上行1寸，两骨间陷中，支沟穴也。"

1.主治病症

（1）经常按摩这个穴位，可以有效治疗便秘。

（2）长期按压这个穴位，对耳鸣、耳聋、肩臂痛、心绞痛、肋间神经痛、乳汁分泌不足、产后血晕等病症，具有很好的调理和保健作用。

2.自我取穴按摩法

（1）正坐，手平伸，屈肘，掌心向着自己，指尖向上，肘臂弯曲呈90°。

（2）用另外一只手轻握手腕下，拇指在内侧，其余四指在手的外侧，四指弯曲，食指指尖在阳池穴上，那么小指指尖所在位置即是支沟穴。中指的指尖垂直下压，揉按支沟穴，有酸和痛的感觉。

（3）先左后右，每日早晚在两穴位各揉按一次，每次1~3分钟。

◎天井穴——清热凉血，调理睑腺炎

主治：偏头痛、扁桃腺炎、荨麻疹。

天，天部的意思；井，孔隙通道的意思。"天井"的意思是指三焦经吸热上行的水浊之气在这个穴位处聚集。本穴物质为四渎穴传来的水湿之气，到达本穴后呈聚集之状，然后散热冷缩，并从天之上部降至天之下部，气血的运行变化就如同从天井的上部落到底部一样，所以名"天井"。本穴为三焦经天部之气的会合之处，所以是三焦经合穴。因为本穴物质为天部的水湿云气，在本穴为聚集之状，有土的不动之义，所以在五行中属土。

此穴位名出自《灵枢·本输》，属手少阳三焦经。《医宗金鉴》中云："从四渎斜外上行，肘外大骨尖后，肘上1寸，两筋叉骨罅中，屈肘拱胸取之，天井穴也。"在中国的民间传说中，认为看别人上厕所的人眼睛会长针眼，

"针眼"就是医学上所谓的"睑腺炎"。当然，睑腺炎并不是因为窥视别人大、小便引起的。不过，如果你的眼睛不小心出现了睑腺炎，可以通过按压天井穴解决这个问题。天井穴是最好的能够清热凉血、治疗睑腺炎的人体穴位。

天井穴属手少阳三焦经经脉的穴道，位于人体的手臂外侧，屈肘时，当肘尖直上1寸凹陷处。

1.主治病症

（1）这个穴位具有清热凉血的作用，对治疗睑腺炎、淋巴结核具有特效。

（2）长期按摩这个穴位，对肘关节及周围软组织疾患、偏头痛、颈痛、项痛、肩痛、背痛、扁桃腺炎、荨麻疹等病症，具有很好的调理和保健作用。

（3）配率谷穴，治疗偏头痛；配天突穴，治疗瘿气；配巨阙穴、心俞穴，治疗精神恍惚症状。

2.自我取穴按摩法

（1）正坐，手平伸，屈肘，前臂

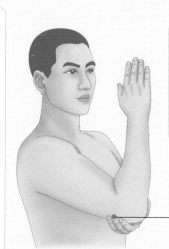

天井穴

指　　法：中指压法
程　　度：重
时　　间：1~3分钟
功　　用：行气散结，安神通络。
配合治疗
偏头痛：天井配率谷穴。
精神恍惚：天井配巨阙和心俞。
自我按摩法：用一手轻握另一手肘下，弯曲中指（或食指）以指尖垂直向上按摩肘尖下穴位，有酸、胀、麻的感觉。每天早晚各按压一次，每次左右各按压1~3分钟。

取穴技巧

正坐，手平伸，屈肘，前臂垂直于地面，掌心向内。用另一手轻握肘下，四指在下，拇指在上，用中指(或食指)指尖垂直向上压肘尖下凹陷的穴位即是

垂直于地面，与肘部大约呈90°，掌心向内，指尖向上，举臂，上臂的底部与肩平。

（2）用另一只手轻握肘下，四指在下，拇指在上，中指或食指弯曲，用指尖垂直向上按摩肘尖下凹陷的穴位处，有酸、胀、麻的感觉。

（3）两侧穴位，每天早晚各按压一次，每次1~3分钟。

◎消泺穴——减肥良方身材棒

主治：头痛、颈项强痛、臂痛、齿痛、癫疾。

消，溶解、消耗的意思；泺，水名，指湖泊。"消泺"的意思是指三焦经经气在这处穴位冷降为地部经水。本穴物质为清冷渊穴传来的滞重水湿云气，到达本穴后，水湿云气消解并化雨降地，降地之雨在地之表部形成湖泊，所以名"消泺"，也称臑窌穴、臑交穴、臑俞穴。臑，指动物的前肢，前

为阳，后为阴，此指穴内气血为天部之气；窌，地窖的意思；"臑窌"的意思指穴位内的天部之气在此化为地部经水。理同消泺名解。"臑交"的意思指穴位内的气血为天部之气。

据《针灸甲乙经》《铜人明堂》等医典记载："清冷渊穴在肘上2寸，伸肘举臂取之；消泺穴在肩下臂外，开腋斜肘分下取之。"《痧疹辑要·引种》中云："此即泰西牛痘法也，由清冷渊、消泺等穴引出命门伏毒""其清冷渊、消泺二穴，在肘上外，正三焦经脉处也"。这里说的消泺穴，是人体三焦经上的一处重要穴位。经常按摩这个穴位，既可以治疗气郁胸闷，还具有减肥的效果。爱美节食的女性朋友们，不妨试着每天按摩一下这个穴位，看看能否达到你理想中的减肥效果。

消泺穴在臂外侧，当清冷渊与臑会连线中点处。

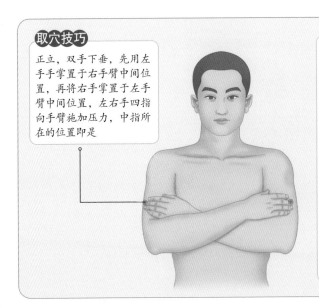

取穴技巧

正立，双手下垂，先用左手手掌置于右手臂中间位置，再将右手手掌置于左手臂中间位置，左右手四指向手臂施加压力，中指所在的位置即是

消泺穴

指　　法：四指压法
程　　度：重
时　　间：3~5分钟
功　　用：除湿降浊。
配合治疗
肩臂痛、上肢不遂和肩周炎：消泺配肩髎、肩髃、臑会和青灵。
自我按摩法：双手交叉，一手掌心置于另一手手臂上，四指并拢向消泺穴施加压力，一压一松，每次3~5分钟，早晚各一次。

1.主治病症

（1）按摩这个穴位能够除湿降浊、清热安神、活络止痛。

（2）经常按摩这个穴位，能有效治疗头痛、颈项强痛、臂痛、齿痛、癫疾等疾患。

（3）每天坚持按压这个穴位，具有减肥美容的效果。

（4）配肩髎穴、肩髃穴、臑会穴、清冷渊穴，治疗肩臂痛、上肢不遂、肩周炎。

2.自我取穴按摩法

（1）正立，双手下垂，先把左手的手掌放在右手臂中间位置，再将右手掌放在左手臂中间位置。

（2）左右手四指向手臂施加压力，中指所在的部位就是这个穴位。

（3）双手交叉，一只手的掌心放在另一只手的手臂上，四指并拢，向穴位施加压力，一压一松。

（4）每天早晚分别按压两臂穴位，

每次3~5分钟。

◎肩髎穴——上班族的保护神

主治：臂痛、肩重不能举、胁肋疼痛。

肩，指穴在肩部；髎，孔隙的意思。"肩髎"的意思是指三焦经经气在此穴位化雨冷降归于地部。本穴物质为臑会穴传来的天部阳气，到本穴后，因散热吸湿化为寒湿的水湿云气，水湿云气冷降后归于地部，冷降的雨滴就像从孔隙中漏落一样，所以名"肩髎"。

现代都市中的白领，长年累月久坐办公室，或者长时间使用电脑，得不到足够运动和休息，很多人患有不同程度的肩关节炎、肩周炎等，有人甚至在肩颈周围还有骨质增生症。对他们来说，肩髎穴是一个很好的帮手，能帮助长时间伏案工作，又缺乏煅炼，患有不同肩部疾患的人，通过按摩这个穴位，使病情得到舒缓和改善。此穴位名出自

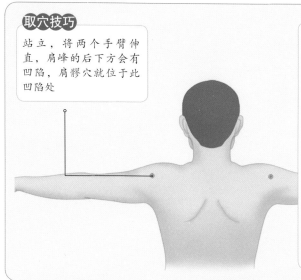

取穴技巧

站立，将两个手臂伸直，肩峰的后下方会有凹陷，肩髎穴就位于此凹陷处

肩髎穴

指　　法：拿捏法
程　　度：重
时　　间：3~5分钟
功　　用：升清降浊。
配合治疗
肩　臂　痛：肩髎配曲池和肩髃
肋间神经痛：肩髎配外关和章门
自我按摩法：站立，用左手去摸右臂的肩峰，再用右手去摸左臂的肩峰，用拇指、食指和中指拿捏穴位，每天早晚各一次，每次3~5分钟。

《针灸甲乙经》。关于这个穴位的具体位置，《针灸甲乙经》中云："在肩髃上，斜举臂取之"，《循经考穴编》中云："髃会之上，举臂有空"；《针灸集成》中云："在肩髃后1寸三分，微下些。"

肩髎穴这个穴位在人体的肩部，肩髃穴后方，当臂外展时，于肩峰后下方呈现凹陷处。

1.主治病症

（1）按摩这个穴位，具有祛风湿、通经络的作用。

（2）这个穴位对臂痛不能举、胁肋疼痛等症状，具有明显的缓解和治疗作用。

（3）现代中医临床常用这个穴位治疗肩关节周围炎、脑卒中偏瘫等疾患。

（4）长期按摩这个穴位，对荨麻疹、脑血管后遗症、胸膜炎、肋间神经痛等，也具有明显疗效。

（5）配曲池穴、肩髃穴，治疗肩臂痛；配外关穴、章门穴，治疗肋间神经痛、臂痛、肩重不能举；配天宗穴、曲垣穴，治疗肩背疼痛；配肩井穴、天池穴、养老穴，治疗上肢不遂、肩周炎。

2.自我取穴按摩法

（1）站立，两手臂伸直，两侧肩峰后下方有凹陷，穴位就在这里。

（2）用左手触摸右臂肩峰，用右手触摸左臂肩峰，用拇指、食指和中指拿捏穴位。

（3）两侧穴位，每天早晚各一次，每次3～5分钟。

◎颅息穴——耳鸣耳痛揉颅息

主治：头痛、耳鸣、耳痛。

颅，头盖骨的意思、肾主之水，这里指天部的冷降水汽；息，停息的意思。"颅息"的意思是指三焦经的天部之气在穴位这里收引冷降。本穴物质为角孙穴传来的天部水湿之气，到达本穴后，其变化为进一步的散热冷降，就像风停气止之状

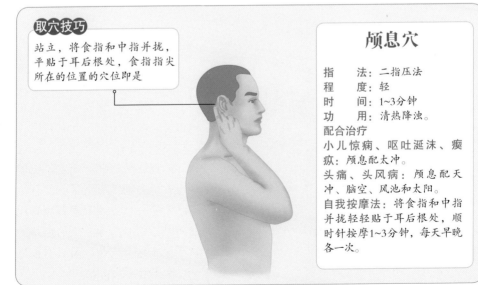

取穴技巧

站立，将食指和中指并拢，平贴于耳后根处，食指指尖所在的位置的穴位即是

颅息穴

指　　法：二指压法
程　　度：轻
时　　间：1～3分钟
功　　用：清热降浊

配合治疗

小儿惊痫、呕吐涎沫、瘈疭：颅息配太冲。

头痛、头风病：颅息配天冲、脑空、风池和太阳。

自我按摩法：将食指和中指并拢轻轻贴于耳后根处，顺时针按摩1～3分钟，每天早晚各一次。

一样，所以名"颅息"，又称颅囟。"颅囟"的意思是指天部的冷降水汽，天部的水湿之气在穴位这里由天之上部降至天之下部。

此穴位名出自《针灸甲乙经》，别名颅囟。属手少阳三焦经。《医宗金鉴》云："从瘈脉行耳后上间青络脉中，颅息穴也。"《灵枢·经脉》云："息、休息也、又气息也。穴在颅侧睡眠着枕处。以其有关于息，故名'颅息'。有谓穴下有动脉，与呼吸相应，考之未确。或临病时乃现欤？愿针灸同道随时留意。所治为耳鸣、喘息、瘛、痫、胸胁痛、吐呕。"上述这些医典古籍，都详细说明了这个穴位的部位和作用。这个穴位对治疗耳鸣具有非常明显的效果。如果遇到这种情况，不防一试。

颅息穴在头部，当角孙与翳风之间，沿耳轮连线的上1/3与中1/3的交点处。

1.主治病症

（1）按摩这个穴位，具有通窍聪耳、泄热镇惊的作用。

（2）按摩这个穴位对于头痛、耳鸣、耳痛、耳聋、耳肿流脓、中耳炎、视网膜出血、小儿惊痫、呕吐涎沫等症状，具有明显的缓解和治疗作用。

（3）这个穴位还能够治疗呼吸系统的一些疾病，如喘息、哮喘，并对身热、胁肋痛等病症也有调理、改善的作用。

（4）配太冲穴，治疗小儿惊痫、呕吐涎沫、瘈疭；配天冲穴、脑空穴、风池穴、太阳穴，治疗偏头痛、头风病。

2.自我取穴按摩法

（1）站立，将食指和中指并拢，平贴在耳后根处，食指的指尖所在部位就是穴位。

（2）将食指和中指并拢，轻轻贴于耳后根处，顺时针按摩1~3分钟，每天早晚各一次。

◎ 角孙穴——让眼睛不再受伤害

主治：白内障、目生翳膜、牙龈肿痛。

角，耳朵、肾的意思，这里指穴位内的物质为天部的收引之气；孙，火的意思，角为之水，孙为之火（根据中医的理论，肾之子为肝，肝之子为火），这里指穴位内的物质为天之天部的气态物。"角孙"的意思是指天之天部的收引冷降之气从此处穴位汇入三焦经。这个穴位是三焦经经脉中的最高点，三焦经没有气血传到这个穴位，于是，这个穴位的气血为空虚之状，足太阳膀胱经外散的寒湿水汽夹带着足少阳胆经的外散水湿风气汇入穴内，穴内气血既处火所在的天之天部，又表现出肾水的润下特征。

《医宗金鉴》中云："从颅息上行，耳上上间，发际下开口有空，角孙穴也"；《灵枢·脉度》中云："支而横者为络，络之别者为孙"；《针灸大成》中谓："耳廓中间，开口有空，治龈肿、目翳、齿龋、项强等症"。这个穴位能够治疗各种眼病。随着年纪增大，老年人的视力渐渐衰退了，并且很容易罹患白内障、目生翳膜等各种各样的眼病，同时还伴有牙龈肿痛的症状。此时，只要按摩这个穴位，就具有很好的调理、改善和治疗的功效。

角孙穴

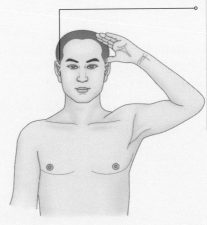

指　　法：拇指压法
程　　度：重
时　　间：1~3分钟
功　　用：吸湿降浊。
配合治疗
眩　　晕：角孙配足临泣。
自我按摩法：用拇指指腹揉按穴位，有胀痛的感觉。每天早晚各揉按一次，每次左右各(或双侧同时)1~3分钟。

角孙穴属手少阳三焦经经脉的穴道，在人体的头部，折耳廓向前，当耳尖直上入发际处。

1.主治病症

（1）按摩这个穴位，具有吸湿、降浊、明目的作用。

（2）长期按摩这个穴位，对于白内障、目生翳膜、牙龈肿痛等疾病，具有非常明显的疗效。

（3）长期按压这个穴位，还能够有效治疗咀嚼困难、口腔炎、唇燥、呕吐等症状，并对身体具有很好的保健和调理作用。

2.自我取穴按摩法

（1）正坐，举起两只手，用拇指的指腹由后向前将耳翼折屈，并顺势向上滑到耳翼尖的部位，两个中指的指尖恰好相连于头顶正中线上。

（2）用拇指的指腹揉按这个穴位，会有胀痛的感觉。

（3）两侧穴位，每天早晚各揉按一次，每次1~3分钟，也可以两侧穴位同时揉按。

◎耳门穴——护耳小妙招

主治：耳流脓汁、重听、无所闻、耳鸣。

耳，指穴位内气血作用的部位为耳；门，指出入的门户。"耳门"的意思是指三焦经经气中的滞重水湿在此处穴位冷降后，由耳孔流入体内。本穴物质为角孙穴传来的水湿之气，到达本穴后，水湿之气化雨冷降为地部经水，并循耳孔流入体内。这个穴位就犹如三焦经气血出入耳朵的门户，所以名"耳门"。

俗话说："穴当耳前，犹如门户。"此穴位名出自《针灸甲乙经》。《针灸甲乙经》中云："在耳前起肉，当耳缺者。"作为耳部要穴，这个穴位能够治疗诸多的耳部疾患。据中国古典医书记载，此穴位可以医治耳鸣、耳聋、眩晕、牙痛、口噤、唇吻强、头颌痛、腰痛。现

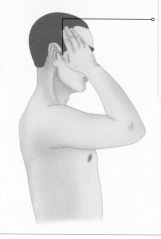

耳门穴

指　　法：拇指压法
程　　度：重
时　　间：1~3分钟
功　　用：降浊升清。
配合治疗
牙　　痛：耳门配丝竹空
上 齿 龋：耳门配兑端。
自我按摩法：拇指指尖垂直
揉按耳门穴，有胀痛的感
觉。每天早晚各揉按一次，
每次左右两穴各（或双侧同
时）揉按1~3分钟。

取穴技巧

正坐，举双手，指尖朝
上，掌心向内，轻扶
头，四指放在偏头处。
拇指指尖摸至耳珠上缺
口前，轻张嘴。拇指指
尖垂直揉按凹陷中穴位
即是

代中医临床还利用这个穴位医治中耳炎、颞颌关节功能紊乱症、美尼尔氏症等。如果双耳因意外事故，不断流脓、流水、生疮，或者耳如蝉鸣、吱吱叫、耳鸣、重听、无所听闻等，只要按摩这个穴位，就能够使症状得到缓解。

耳门穴属手少阳三焦经经脉的穴道，在人体的头部侧面，耳朵前部，耳珠上方稍前的缺口陷中，即听宫穴的上方。

1.主治病症

（1）按摩这个穴位，对耳流脓汁、重听、无所闻、耳鸣、耳道炎等症状，具有迅速缓解的作用。

（2）长期按压这个穴位，对下颌关节炎、上牙疼痛等病症，具有很好的调理、改善和保健作用。

（3）长期坚持按压这个穴位，还能够有效治疗耳聋、聤耳、唇吻强、聋哑，以及其他常见的耳部疾病等，这个穴位是治疗多种耳疾的重要的首选穴位。

（4）配丝竹空穴治疗牙痛；配兑端

穴治疗上齿痛。

2.自我取穴按摩法

（1）正坐，举起双手，指尖朝上，手掌心向内，轻轻扶住头，四指放在偏头处。

（2）拇指的指尖摸到耳珠上缺口前，轻轻张开嘴。

（3）拇指的指尖垂直揉按凹陷中的穴位，有胀痛的感觉。

（4）左右两穴位，每天早晚各揉按一次，每次1~3分钟，也可以两侧同时揉按。

◎丝竹空穴——头部问题全解决

主治：头痛、头晕、目眩。

丝竹，在古代指弦乐器，是八音之一，这里指气血的运行就像声音飘然而至；空，空虚的意思。"丝竹空"的意思是指穴外天部的寒湿水汽从此处穴位汇入三焦经后冷降归地。这个穴位是三焦经终点之穴，由于禾髎穴传到这里的气血极为虚少，穴内气血为空虚之状，穴外天部的寒湿水汽因而汇入穴内，穴外的寒水水气就像天空中的声音飘然而至，所以名"丝竹空"，又名巨窌穴、目窌穴。"巨窌"的意思是指穴内气血为地部水液，即这个穴位天部大范围的水湿之气皆化雨冷降。

这个穴位的名称出自《针灸甲乙经》，属于手少阳三焦经。在这里，"丝竹"指的是眉毛，"空"指的是孔窍。《千金方》云："目疾：丝竹空、前顶"；《针灸大成》谓："宜泻不宜补""吐涎：丝竹空、百会"；《胜玉歌》云："目内红肿：丝竹空、攒竹"。上述这些医典，都详细记述了这个穴位的作用。它不但是医治眼部疾病的一个人体重要穴位，而且不论高血压、低血压、脑溢血、脑贫血，还是受风寒等各种原因造成的头痛、头晕、目眩等，只要按压这个穴位，很快就能够止痛、止晕。平时多按一按这个穴位，具有很好的保健和调理功效。

丝竹空穴属手少阳三焦经经脉的穴道，在人体面部，当眉梢凹陷处。

1.主治病症

（1）按摩这个穴位，能够有效治疗各种头痛、头晕、目眩、目赤疼痛等疾患。

（2）按摩此穴位，对眼球充血、睫毛倒生、视物不明、眼睑跳动等症状，也具有明显的疗效。

（3）长期坚持按压这个穴位，可以使颜面神经麻痹、牙齿疼痛、癫痫等病症，得到很好的调理和改善。

2.自我取穴按摩法

（1）正坐，举起双手，四指的指尖朝上，手掌心向内。

（2）拇指的指腹向内，揉按两边眉毛外端凹陷处的穴位，有酸、胀、痛的感觉。

（3）左右两侧穴位，每天早晚各按揉一次，每次1~3分钟。

取穴技巧

正坐，举双手，四指指尖朝上，掌心向内，拇指指腹，向内按两边眉毛外端凹陷处之穴位即是

丝竹空穴

指　　法：拇指压法
程　　度：轻
时　　间：1~3分钟
功　　用：降浊除湿。
配合治疗
牙　痛：丝竹空配耳门。
自我按摩法：拇指指腹，向内揉按两边眉毛外端凹陷处之穴位，有酸、胀、痛的感觉。每天早晚各一次，每次左右各揉按1~3分钟。

足阳明胃经经穴

足阳明胃经属于胃，络于脾，所以它和胃的关系最为密切，是关于消化系统的非常重要的经穴，但同时也和脾有关，维系着人的后天之本。它始于头部鼻旁，循行经额颅中部、颈部，进入锁骨上窝部，再向下经胸、腹、下肢至足尖，是一条非常长的经脉。

本经主治胃肠病、神志病和头、面、眼、鼻、口、齿疾患，以及经脉循行部位的病症。《灵枢·经脉》中记载："胃足阳明之脉……是主血所生病者，狂疟，温淫，汗出，鼽衄，口歪……其有余于胃，则消谷善饥，溺色黄；气不足，则身以前皆寒栗，胃中寒则胀满。"

不同的经络的活跃时间也是不一样的。所以，在不同的时间对经络用功就会有不一样的效果。胃经最活跃的时间就是早晨的7~9时，如果我们在这个时间敲击胃经，就会有非常好的效果，因为我们按摩胃经的目的主要是调节胃肠功能，所以饭后1个小时左右就可以开始按揉上面的穴位了。

◎承泣穴——眼睛有神美容颜

主治：目赤肿痛、流泪、口眼歪斜、夜盲。

"承"的意思是受；"泣"指泪、水液。"承泣"的意思是胃经体内经脉的气血物质都是从这里出来的。胃经属阳明经，阳明经多气多血，多气就是指多气态物；多血，血是受热后变成的红色液体，即多液又多热。胃经体表经脉的气血运行是由头走足，为下行。胃经体表经脉和胃经体内经脉构成无端循环。胃经体内经脉气血物质的运行方式是散热上行。此处穴位的物质就是由胃经体内经脉气血上行所化。体内经脉中，气血物质以气的形式上行，并由体内经脉出体表经脉后，经气冷却液化成经水。经水位于胃经的最上部，处于不稳定状态，就像泪液要滴下来一样，所以称"承泣穴"。

这个穴位能够治疗各种眼、口、鼻、舌、牙的毛病。《千金方》中记载此穴位能够治疗"目不明，泪出，目眩瞢，瞳子痒，远视漠漠，昏夜无见，目瞤动，与项口参相引。僻口不能言"；《外台秘要》云："禁不宜灸，无问多少，三日以后眼下大如拳，息肉长桃许大，至三十日即定，百日都不见物，或如升大"；《铜人俞穴针灸图经》曰："禁不宜针，针之令人目乌色，可灸三壮，炷如大麦，忌如常法"。

承泣穴位于面部，瞳孔直下，当眼球与眶下缘之间。

1.主治病症

（1）主要治疗各种眼部疾病，如近视、远视、夜盲、眼颤动、眼睑痉挛、角膜炎、视神经萎缩、眼睛疲劳、迎风流泪、老花眼、白内障、急慢性结膜炎、散光、青光眼、色盲、睑缘炎、

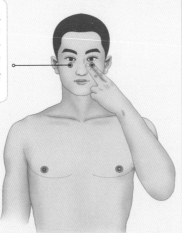

承泣穴

指　　法：食指压法
程　　度：轻
时　　间：1~3分钟
功　　用：通络明目。
配合治疗
目赤肿痛：承泣配太阳。
口眼歪斜：承泣配阳白。
自我按摩法：双手食指伸直，以食指指腹揉按左右穴位，每次1~3分钟。

视神经炎、视网膜色素变性、眶下神经痛等。

（2）对神经系统疾病也有一定疗效，如面肌痉挛、面神经麻痹等。

（3）配太阳穴治疗目赤肿痛，配阳白穴治疗口眼歪斜。

2.自我取穴按摩法

（1）正坐、仰靠或者仰卧，眼睛直视前方，食指和中指伸直并拢，中指贴在鼻侧。

（2）用食指的指尖按压下眼眶的边缘处，有酸痛感。

（3）双手的食指伸直，用食指的指腹按揉左右穴位，每次各按揉1~3分钟。

◎四白穴——明目润睛好帮手

主治：目赤痛痒、目翳、眼睑动、口眼歪斜、头痛眩晕。

"四"是数词，四面八方之意，也指此穴位所在的周围空间；"白"是可见的颜色，脉之色。胃经的经水在此处穴位迅速汽化成天部之气。此穴的物质是从承泣穴传来的地部之水，性温热，从地部流到四白时，因为吸收脾土之热而在此处穴位迅速汽化，汽化后形成的白雾之状充斥四周，清晰可见，所以名"四白穴"。

在中小学眼保健操中，有一节是"揉四白穴"。四白穴在眼眶下方的凹陷处。按揉这个穴位，对眼部保健极有好处。《针灸甲乙经》曰："目痛口僻，戾目不明，四白主之"；《类经图翼》云："头痛目眩，目赤后翳，瞤动流泪，眼弦痒，口眼 僻不能言"；《铜人俞穴针灸图经》曰："凡用针稳审方得下针，若针深，即令人目乌色"，这些记载，都说明了这个穴位的作用和特点。

四白穴位于人体面部，瞳孔直下，当眶下孔凹陷处。

1.主治病症

（1）按揉四白穴对眼睛保健，治疗

先以两手中指和食指并拢伸直，不要分开，然后中指指肚贴两侧鼻翼，食指指尖所按之处即是

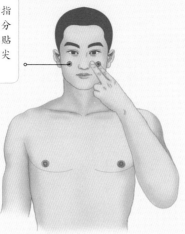

四白穴

指　　法：食指压法
程　　度：适度
时　　间：1~3分钟
功　　用：通络明目，活血养颜。

配合治疗

口眼歪斜：四白配阳白、地仓、颊车、合谷。

眼睑（瞤）动：四白配攒竹。

自我按摩法：双手食指伸直，以食指指腹揉按左右穴位，每次1~3分钟。

近视较有疗效。

（2）经常按摩此穴位，还可以有效治疗目赤痛、目翳、眼睑动、口眼歪斜、头痛眩晕等。

（3）按揉四白穴，还可以在一定程度上缓解神经系统疾病，如三叉神经痛、面神经麻痹、面肌痉挛等。

（4）对角膜炎、青光眼、夜盲、结膜瘙痒、角膜白斑、鼻窦炎、胆道蛔虫等，也有一定疗效。

（5）配阳白穴、地仓穴、颊车穴、合谷穴，可以有效治疗口眼歪斜；配攒竹穴可以治疗眼睑动；配涌泉穴、大杼穴，能够治疗头痛；配颊车穴、攒竹穴、太阳穴，有通经活络的作用，能治口眼歪斜、角膜炎。

2.自我取穴按摩法

（1）正坐、仰靠或仰卧，先以两手中指和食指并拢伸直，不要分开，然后中指指肚贴两侧鼻翼。

（2）以食指指尖垂直按压所在之处，有酸痛感。

（3）以食指指腹揉按左右穴位，每次1~3分钟。

◎地仓穴——祛风、治感冒有奇效

主治：颜面神经麻痹、痉挛、疼痛、口歪、三叉神经痛。

地，脾胃之土的意思；仓，五谷存储聚散之所；地仓穴的意思就是指胃经地部的经水在此处聚散。此处穴位的物质是胃经上部各穴位的地部经水聚集而成，再由此处穴位分流输配，具有仓储的聚散作用。因为地仓是一身之粮仓，国家之粮库，由君皇管辖，头为君皇之位，所以，这处穴位在头部而不在腹部。地仓穴也被称为会维穴、胃维穴。这个穴位的气血输配的正常与否，直接维系着人体的各种生理功能是否正常，所以称会维、胃维。

当你在受了风寒、感冒或者脑卒中以后，眼睛、眼皮、脸颊上的肌肉都

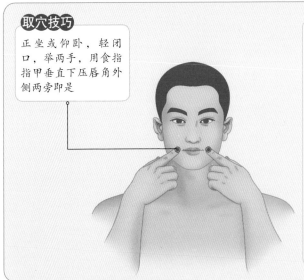

地仓穴

指　　法：食指压法
程　　度：重
时　　间：1~3分钟
功　　用：祛风活血。
配合治疗
口歪、流涎：地仓配颊车、合谷。
自我按摩法：用食指指甲垂直下压口吻两旁穴位，稍用力掐揉，每次1~3分钟。

会跳动不已，严重的时候甚至还有可能口歪眼斜、不能远视、不能闭眼、不能言语；讲话时口齿不清、会流口水；吃东西的时候无法咀嚼，眼肌痉挛。一旦出现了这些情形后，不但不雅观，还可能会严重影响到患者的心理。不过，遇到这种情况后，可以一边配合中西医师的诊治，一边自己每日按压地仓穴，早晚各按压一次，就会收到良好的治疗和保健效果。《铜人俞穴针灸图经》云："失音，牙车疼痛，颔颊肿，项强不得回顾"，这些症状都可以用这个穴位来治疗。

地仓穴属于足阳明胃经经脉的穴道，位在口角外侧旁开约0.4寸处。

1.主治病症

（1）这个穴位对颜面神经麻痹、颜面神经痉挛、疼痛有一定的疗效。

（2）经常按压这个穴位，能缓解口歪、流涎、三叉神经痛、眼睑跳动等症状。

（3）长期按压这个穴位，对口渴、失音、目昏等病症具有很好的调理和保健功效。

（4）配颊车穴、合谷穴，有祛风、通络、活血的作用，能够治疗口歪、流涎、齿痛、唇缓不收等症状；配颊车穴、承浆穴、合谷穴，有通气滞利机关的作用，能治疗口噤不开。

2.自我取穴按摩法

（1）正坐或仰卧，轻轻闭口。

（2）举起两手，用食指指甲垂直下压口吻两旁的穴位，稍用力掐揉穴位，有酸痛、胀麻的感觉。

（3）每天按揉两次，每次1~3分钟。

◎颊车穴——口眼歪斜不用愁

主治：口眼歪斜、腮腺炎、颜面神经麻痹、颈部痉挛。

颊，指该穴位所在的部位是面颊；车，指运载的工具。"颊车"的意思就是指此处穴位的作用是将胃经的五谷精

取穴技巧

正坐或仰卧，轻咬牙，双手拇指、小指稍曲，中间三指伸直，中间三指放于下巴颊部，中指指腹压在咬肌隆起处即是

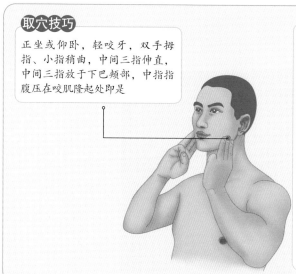

颊车穴

指　　法：中指折叠法
程　　度：适度
时　　间：1~3分钟
功　　用：祛风通络，消肿止痛。
配合治疗
口眼歪斜、齿痛、颊肿：颊车配地仓、合谷。
颞颌关节炎：颊车配下关、合谷。
自我按摩法：食指弯曲压在中指上，用中指指腹压在咬肌隆起处揉按，可同时左右揉按（也可单侧），每次按压1~3分钟。

微气血循着运脉运上头部。此处穴位的物质是从大迎穴传来的五谷精微气血，到达此处穴位后，由于受内部心火的外散之热，气血物质就循着胃经输送到头部，就像用车载一样，所以名叫"颊车"。此处穴位另外还有几个别名，分别是曲牙穴、机关穴、鬼床穴、牙车穴。

做恶作剧的时候，人们经常都会扮个鬼脸，博得大家一笑。而此时，大家也往往会一笑置之。可是，如果遇到的场面不是扮鬼脸，而是下面这些情况，那么估计谁也笑不出来。例如，因病导致的口歪、眼斜，使得面部肌肉看起来极不协调，甚至扭曲变形，还有像患感冒所引发的后遗症，或在脑卒中后导致的口眼歪斜等。那么，遇到这种情况该怎么办呢？其实，只要坚持按摩颊车穴，就具有特殊的疗效。《针灸甲乙经》曰："颊肿，口急，颊车痛，不可以嚼"；《类经图翼》云："颊车、地仓、水沟、承浆、听会、合谷，主口眼歪斜"。

颊车穴属于足阳明胃经经脉的穴道，位于下颌角前上方大约一横指处，按之凹陷处（大约在耳下1寸），用力咬牙时，咬肌隆起的地方。

1.主治病症

（1）颊车穴对于口眼歪斜具有特殊的疗效。

（2）按摩此处穴位对于治牙关不开、颜面神经麻痹、声嘶沙哑、颌颊炎、颈部痉挛等疾病都有良好的效果。

（3）长期按压此处穴位，对腮腺炎、下牙痛等病症，也具有良好的保健和治疗功效。

（4）配合下关、阳白、合谷穴，可以缓解三叉神经痛；配合地仓穴可以治疗口眼歪斜。

2.自我取穴按摩法

（1）正坐或者仰卧，双手的拇指、小指稍曲，中间三指伸直。

（2）用中间三指按压下巴颊部，主

要用中指指腹压在咬肌隆起处，有酸胀感。

（3）可以同时左右揉按（也可单侧揉按）。

（4）每次按压1~3分钟。

◎下关穴——齿灵耳聪找下关

主治：耳聋、耳鸣、聤耳、牙痛、口眼歪斜。

下，指此处穴位调节的气血物质属阴、属下的浊重水湿；关，关卡的意思。"下关"的意思就是说，此处穴位对胃经上输头部的气血物质中的阴浊部分具有类似关卡的作用。因为本穴的物质是来自颊车的天部水湿之气，上行至此处穴位后，水湿之气中浊重的部分冷降归地，此处穴位就犹如具有对上输头部的气血具有严格把关的作用，所以名叫"下关穴"。

《类经图翼》中说下关穴治"耳鸣

耳聋，痛痒出脓"。《铜人俞穴针灸图经》中说下关穴主治"偏风，口目歪，牙车脱臼"。《备急千金要方》中说"牙齿痛配下关、大迎、翳风、完骨；口失欠、下牙齿痛配下关、大迎、翳风"。《针灸甲乙经》中说"耳鸣耳聋配下关、阳溪、关冲、腋门、阳关"。由此可见，如果能够在现代临床医学中灵活运用下关穴，并根据辨证选择不同的配穴，将具有非常好的疗效。

下关穴位于人体的头部侧面，耳前一横指，颧弓下陷处，张口时隆起，闭口取穴。

1.主治病症

（1）此处穴位具有消肿止痛、聪耳通络、疏风清热、通关利窍的作用。

（2）经常按摩下关穴，能够有效治疗耳聋、耳鸣、聤耳等疾病。

（3）长期按压下关穴对于齿痛、口歪、面痛、牙关紧闭、面神经麻痹都有

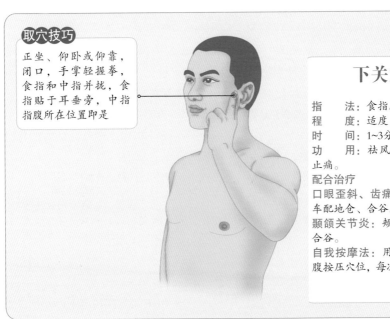

取穴技巧
正坐、仰卧或仰靠，闭口，手掌轻握拳，食指和中指并拢，食指贴于耳垂旁，中指指腹所在位置即是

下关穴

指　　法：食指压法
程　　度：适度
时　　间：1~3分钟
功　　用：祛风活血，通窍止痛。
配合治疗
口眼歪斜、齿痛、颊肿：颊车配地仓、合谷。
颞颌关节炎：颊车配下关、合谷。
自我按摩法：用双手食指指腹按压穴位，每次1~3分钟。

良好的疗效。

（4）下颌脱臼、颞下颌关节炎、颞下颌关节功能紊乱综合征等，也可利用下关穴进行治疗。

（5）按摩下关穴，还能缓解眩晕、颈肿等症状。

（6）配合谷穴，能够清热止痛，主治由阳明热邪上扰导致的牙痛；配大迎、颊车、地仓、巨髎、风池，能够疏风通络，主治风痰阻络造成的面瘫；配听宫、太冲、中渚，还能疏风清热降火，聪耳利窍，主治肝胆火旺耳聋。

2.自我取穴按摩法

（1）正坐、仰卧或者仰靠，闭口，手掌轻轻握拳，食指和中指并拢，食指贴在耳垂旁边。

（2）以中指的指腹按压所在部位，有酸痛感。

（3）用双手的食指的指腹按压两侧穴位，每次1～3分钟。

◎头维穴——头痛来时不用愁

主治：头痛、目眩、口痛、流泪、脸部痉挛。

"头"是指穴位所在的位置，也指穴内物质调节的人体部位是头；"维"是维持、维系的意思。"头维"的意思就是说此处穴位的气血物质具有维持头部正常秩序的作用。头部乃诸阳之会，要依靠各条经脉不断输送阳气及营养物质才能够维持正常运行。头维穴也被称为额大穴。

关于这个穴位，《黄帝内经·素问》王冰注："足少阳、阳明之会"；《针灸甲乙经》曰："寒热头痛如破，目痛如脱，喘逆烦满，呕吐，流汗难言"；《医宗金鉴》云："头维、攒竹二穴，主治头风疼痛如破，目痛如脱，泪出不明"。这些描述，说明了此穴位的性质和用处。人脸上的皮肤和身体的皮肤是不一样的。脸上之所以能够呈现

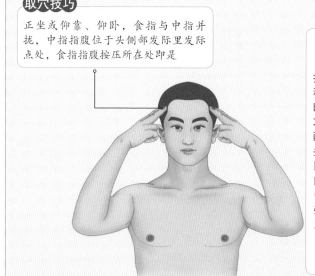

取穴技巧

正坐或仰靠、仰卧，食指与中指并拢，中指指腹位于头侧部发际里发际点处，食指指腹按压所在处即是

头维穴

指　　法：拇指压法
程　　度：重
时　　间：20秒
功　　用：通络止痛。
配合治疗
头　　痛：头维配合谷。
目　　眩：头维配太冲。
自我按摩法：在瞬间吐尽空气的同时，用双手拇指指腹强压，每秒按压1次，如此重复10~20次。

出快乐、悲哀，那是因为面部神经在起作用。如果脸上感到疼痛或者痉挛，不但有可能影响生命，而且患者也会感到非常痛苦，即使能够忍受痛苦，也会表现出非常不自然的表情，让别人感到奇怪。对这些情况都要尽快治疗。治疗的方法并不难，只要经常按摩头维穴就可以了。

头维穴位于头侧部的发际中，在发际点向上一指宽处，嘴动时该处肌肉也会动（当额角发际上0.5寸，头正中线旁开4.5寸）。

1.主治病症

（1）经常按摩头维穴，可以治疗寒热头痛、目痛多泪、喘逆烦满、呕吐流汗、眼睑瞤动不止、面部额纹消失、迎风泪出、目视物不明等症。

（2）对偏头痛、前额神经痛、血管性头痛、精神分裂症、面神经麻痹、脑卒中后遗症、高血压、结膜炎，视力减退等病症，都具有一定的疗效。

（3）配大陵，治疗头痛如破，目痛如脱；配攒竹穴、丝竹穴，治眼睑瞤动；配临泣、风池，治疗迎风流泪之症；配角孙、百会穴，治疗血管性头痛；配后溪、太冲、涌泉，治疗精神分裂症等。

2.自我取穴按摩法

（1）正坐、仰靠或仰卧；食指与中指并拢，中指指腹位于头侧部发际里发际点处。

（2）用食指指腹按压所在之处，有酸胀感。

（3）在瞬间吐尽空气的同时，用双手拇指指腹强压，每秒按压1次，如此重复10~20次。

◎ 人迎穴——咽喉肿痛找人迎

主治：咽喉肿痛、气喘、瘰疬、瘿气、高血压。

人，民众的意思，此处指人体的胸腹部；迎，迎受的意思；"人迎"的

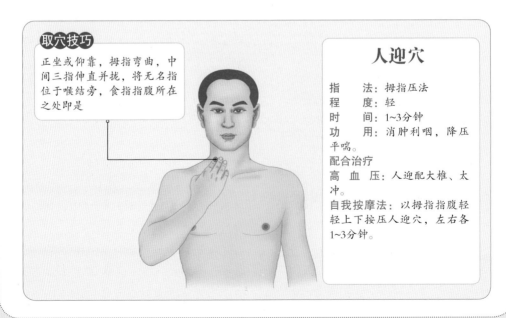

取穴技巧

正坐或仰靠，拇指弯曲，中间三指伸直并拢，将无名指位于喉结旁，食指指腹所在之处即是

人迎穴

指　　法：拇指压法
程　　度：轻
时　　间：1~3分钟
功　　用：消肿利咽，降压平喘。
配合治疗
高　血　压：人迎配大椎、太冲。
自我按摩法：以拇指指腹轻轻上下按压人迎穴，左右各1~3分钟。

意思就是指胃经气血由此处穴位向胸腹以下的身体部位传输。因为此穴物质是由地仓穴分流传来的地部经水，其传输部位是头部以下的胸腹手足，与大迎穴传送上头的气血相比，头部为君，其所受气血为大、为尊，胸腹手足部为民，气血物质的配送方式不同，所以称"人迎"。此穴位也被称为天五会穴、五会穴，指穴内气血包含着人体五脏六腑等各个部位所需要的各种营养物质。

现代女性以瘦脸为美，以面部皮肤紧凑为美，以单下巴为美。反之，双下巴被视为肥胖的标志，皮肤松弛被视为衰老的象征。为此，很多女性不惜重金购买各种各样的高档美容品，或者定期前往美容院做美容按摩，有的甚至采用动手术等方式。其实，根本不必把美容弄得如此复杂，根据中医临床理论，只要我们找准了相关的穴位，每天能够坚持不懈地按压此穴位，就可以轻轻松松达到美容的效果，既能节省大量钱财，也不用忍受不必要的痛苦。而这处可以帮助我们紧缩皮肤、除去双下巴的穴位，就是人迎穴。关于这个穴位，《针灸甲乙经》说："禁不可灸，刺入四分，过深不幸杀人"；《铜人俞穴针灸图经》云："治吐逆霍乱，胸满喘呼不得息"。

人迎穴位于颈部，在前喉结外侧大约1.5寸处。

1.主治病症

（1）长期按摩人迎穴，对咽喉肿痛、气喘、瘰疬、瘿气、高血压具有良好的疗效。

（2）配大椎穴、太冲穴治疗高血压。

（3）经常用手指按压人迎穴，还有利于增进面部的血液循环，能够使脸部的皮肤紧缩，并且可以去除双下巴。

2.自我取穴按摩法

（1）正坐或者仰靠，拇指和小指弯曲，中间三指伸直并拢，将无名指放在喉结旁边。

（2）用食指的指腹按压所在部位，有酸胀感。

（3）用拇指的指腹上下轻轻按压穴位，每天早晚按压左右两侧穴位，每次1～3分钟。

◎乳中穴——胸胁气闷找乳中

主治：目瘤、癫痫、调经、健胸。

乳指乳房，中的意思是正。乳中穴就是指此处穴位在乳头的正中之处。乳中穴也称乳首穴、当乳穴。

关于乳中穴，《黄帝内经·素问》云："刺乳上，中乳房，为肿根蚀"；《针灸甲乙经》曰："禁不可灸刺，灸刺之，不幸生蚀疮，疮中有脓血清汁者可治。疮中有息肉，若蚀疮者死"。这个穴位位于乳头，母亲产后的乳汁就是从乳头中出来的。而乳头除了能够给孩子喂奶，也是性敏感部位。夫妻在行房事时，在前戏调情中，抚摸揉按乳头能够挑起性欲，并促进爱液的分泌。除了在性和哺乳方面的作用，我们的眼睛也在某种程度上受乳头的影响。说到这里你可能会觉得奇怪？眼睛怎么能跟乳头联系起来呢？是的。不知你有没有遇到这样的情况，就是偶尔会发现在眼睛的内眼角或者眼皮上有一些细细的小

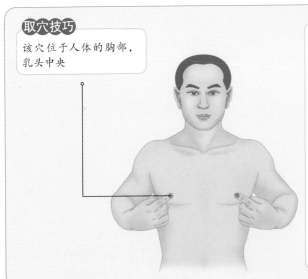

乳中穴

指　　法：食指压法
程　　度：轻
时　　间：1～3分钟
功　　用：通窍明目
配合治疗
产后乳少：乳中配乳根
自我按摩法：拇指或食指，轻捏乳头揉转或以食指指腹按压，每次轻揉1～3分钟。

疙瘩或者肉瘤，看着不仅影响美观，严重的时候甚至还会影响到视力，在这种情况下，只要每天早晚各按揉乳头上的乳中穴一次，就具有很好的调理和保健效果。

乳中穴属于足阳明胃经经脉的穴道，在乳头的正中央。

1.主治病症

（1）经常按揉此穴位，能够治疗目瘤。朱丹溪说：乳房，胃经经气所经；乳头，肝经经气所经，肝开窍于目，所以能够治疗目瘤。

（2）按摩乳中穴，还可以治疗癫痫，对月经也有调理作用。

（3）按摩乳中穴具有隆乳、健胸的作用。

（4）按摩乳中穴，还能够治疗性冷淡，在夫妻行房事的时候，是前戏调情的重要穴位。

2.自我取穴按摩法

（1）正坐或仰卧。

（2）用拇指或者食指，轻捏乳头揉转，或者用食指的指腹按压乳头，会有一种又麻又痒的感觉。

（3）同时按揉左右两乳头，每次轻揉1～3分钟。

◎乳根穴——乳痈乳痛不用愁

主治：乳痛、乳腺炎、乳汁不足、胸痛、心闷。

乳，乳房，即此处穴位所在的部位；根，本的意思。"乳根"的意思就是说此处穴位是乳房发育的根本。因为穴在乳根部，因名乳根。此处穴位的物质是胃经上部经脉气血下行而来，由于气血物质中的经水不断汽化，再加上从膺窗穴传到体表的心部之火，所以，此穴中的气血物质实际上已无地部经水，而是火生之土。由于穴中的脾土微粒干硬结实，对乳房上部的肌肉具有承托作用，是乳房肌肉承固的根本，所以称为乳根，也称薛息穴。

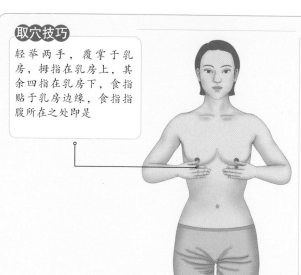

取穴技巧

轻举两手，覆掌于乳房，拇指在乳房上，其余四指在乳房下，食指贴于乳房边缘，食指指腹所在之处即是

乳根穴

指　　法：二指压法
程　　度：适度
时　　间：3~5分钟
功　　用：通络止痛，活血平喘。
配合治疗
乳汁不足：乳根配乳中穴。
自我按摩法：以中指、食指指腹着力按压，每天早晚各揉按3~5分钟。

快节奏的生活，紧张的工作，竞争带来的压力，以及由于生活水平的提高，大量食用高脂肪、高蛋白饮食，这致使成年女性患上乳腺增生、乳房纤维囊肿、乳瘤、乳癌的比率不断升高。乳房一旦发生病变，就会影响到健康，严重的甚至必须做手术切除，不仅对身心是严重的打击，也会影响到女性身体曲线的美感。还有的女性嫌弃自己的乳房太小，为了拥有傲人挺立的乳房，做隆胸手术，人为使乳房增大。其实，要保证乳房的健康和美丽，平时的自我保健非常重要。每天早晚各花三分钟按摩乳根穴，能使胸部的各种血凝气瘀得到缓解，对乳房就能起到良好的自我保健的作用，也具有增大乳房的效果。《针灸甲乙经》云："胸乳下满痛，膺肿，乳根主之"；《医宗金鉴》中说这个穴位能治疗"小儿龟胸"。

乳根穴属足阳明胃经经脉的穴道，在人体胸部，乳头直下，乳房根部凹陷处。

1.主治病症

（1）经常按揉此处穴位，对乳痈、乳痛、乳腺炎、乳汁不足等具有很好的疗效。

（2）长期按压此处穴位，还能够治疗胸痛、心闷、咳嗽、气喘、呃逆、肋间神经痛、狭心症等病症，具有很好的调理和保健作用。

（3）配少泽穴、膻中穴，治疗乳痛；配少泽穴、足三里穴，治疗乳汁不足。

2.自我取穴按摩

（1）仰卧或正坐。

（2）轻举两手，覆掌于乳房，拇指在乳房上，其余四指在乳房下。

（3）用中指和无名指的指腹稍微用力按压穴位，有痛感。

（4）每天早晚各揉按一次，每次约3~5分钟。

第二章　各司其职的经穴

◎滑肉门穴——曼妙身材美自来

主治： 吐舌、舌强、慢性胃肠病、胃出血、脱肛。

命名： 滑，滑行的意思；肉，脾之属，土的意思；门，出入的门户。"滑肉门"的意思是说胃经中的脾土微粒在风气的运化下，输布人体各部位。此处穴位的物质是从太乙穴传来的强功风气，而本穴所处的位置是脾所主的腹部，土性燥热，在风气的作用下脾土微粒吹刮四方。脾土微粒的运行如同滑行之状，所以名"滑肉门"，也称滑肉穴、滑幽门穴。

物质生活水平提高了，生活富裕了，丰衣足食，难免大鱼大肉、美酒佳肴。这并不打紧，重要的是，当你低下头看自己的肚子时，就会惊讶地发现，不知道在什么时候，腹部已经悄然"挂"上了"游泳圈"。要知道，爱美

可是人的天性，所以，趁着还没有臃肿不堪，还没有到举步维艰的时候，赶快下决心减肥吧！减肥这事儿说难也难，说简单也简单。难的是毅力，是坚持；简单是因为并不复杂。只要你能够每天坚持不懈地按摩滑肉门穴位，就能够起到减肥的显著效果。关于这个穴位，《外台秘要》曰："主狂癫疾，吐舌"；《类经图翼》曰："癫狂，呕逆，吐血，重舌舌强"。

滑肉门穴属足阳明胃经经脉的穴道，位于人体上腹部，在肚脐上方1寸处，距前正中线2寸。

1.主治病症

（1）经常按摩滑肉门，能够治疗吐舌、舌强、重舌等病症。

（2）每天坚持按摩此处穴位，对调理人体脂肪、健美减肥具有非常明显的效果。

（3）长期按压此处穴位，对慢性胃

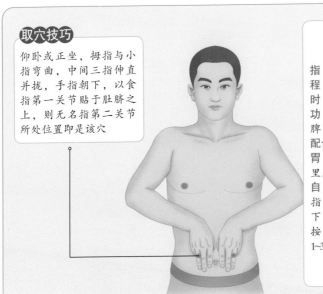

取穴技巧

仰卧或正坐，拇指与小指弯曲，中间三指伸直并拢，手指朝下，以食指第一关节贴于肚脐之上，则无名指第二关节所处位置即是该穴

滑肉门穴

指　　法：三指压法
程　　度：重
时　　间：1~3分钟
功　　用：健美减肥，润滑脾胃。
配合治疗
胃　　痛：滑肉门配足三里。
自我按摩法：以食指、中指、无名指三指，指腹垂直下按，再向外拉，出力揉按，早晚各一次，每次揉按1~3分钟。

肠病、呕吐、胃出血、月经不调、不孕症、肠套叠、脱肛等疾病，都具有很好的调理和保健效果。

（4）配足三里穴，能够治疗胃痛。

2.自我取穴按摩法

（1）仰卧或正坐。

（2）举起双手，掌心向下，放置在肚脐上1寸，旁开2寸的部位。

（3）用食指、中指、无名指的指腹垂直下按，因为此处肉厚，所以要稍微用些力，再向外拉，用力揉按，有酸、胀、痛的感觉。

（4）早晚各按揉一次，每次按揉1~3分钟。注意：揉按此处穴位时，有打嗝、放屁，以及肠胃蠕动或轻泻等现象，都属于正常反应。

◎归来穴——"大姨妈"不再难伺候

主治：疝气、月经不调、不孕、腹痛、畏寒。

从水道穴传来的地部经水到达本穴后，受冲脉外散之热的影响，经水气化，逆胃经上行，就像流去之水复又归来，所以名"归来穴"。关于这个穴位的说法很多，根据《铜人俞穴针灸图经》中说："它可以治妇人血脏积冷，有调经种子的功能。故可待夫君归来而有子也"；第二种说法是：此处穴位为养生吐纳时，腹气下降归根之处，所以名为归来；第三种说法是：此处穴位对妇科疾病的功效就如同中药里面的当归，所以名叫归来穴；第四种说法是：还者为

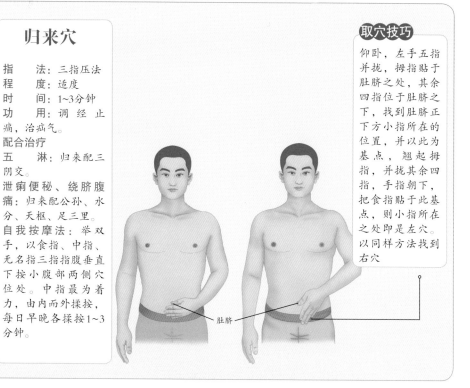

归来穴

指　　法：三指压法
程　　度：适度
时　　间：1~3分钟
功　　用：调经止痛，治疝气
配合治疗
五　　淋：归来配三阴交。
泄痢便秘、绕脐腹痛：归来配公孙、水分、天枢、足三里。
自我按摩法：举双手，以食指、中指、无名指三指指腹垂直下按小腹部两侧穴位处。中指最为着力，由内而外揉按，每日早晚各揉按1~3分钟。

取穴技巧

仰卧，左手五指并拢，拇指贴于肚脐之处，其余四指位于肚脐之下，找到肚脐正下方小指所在的位置，并以此为基点，翘起拇指，并拢其余四指，手指朝下，把食指贴于此基点，则小指所在之处即是左穴。以同样方法找到右穴

肚脐

归，返者为来，因为此处穴位主治睾丸上缩、小腹引痛、子宫脱垂等疾病，治疗此穴，可以使气血旺盛，并让下垂或上缩之疾复归原处，因此名叫归来。归来穴也被称为溪穴、豁谷穴、溪谷穴。

对男人来说，最常困扰他们的是疝气；对女人来说，最常困扰她们的是痛经。如果能够坚持长期按摩归来穴，不仅可以治疗疝气和痛经，而且对于因为肾脏寒湿导致的男子卵缩（睾丸内收）和女子子宫脱垂等各种疾病，都具有良好的疗效。《针灸大成》中说，这个穴位"主小得奔豚，卵上入腹，引茎中痛，七疝，妇人血脏，积冷"。《针灸甲乙经》中说："奔豚，卵上入，痛引茎，女子阴中寒。"

归来穴属足阳明胃经经脉的穴道，位于人体下腹部，在脐中下面4寸，距前正中线2寸。

1.主治病症

（1）按摩此处穴位，能够治疗疝气、月经不调、不孕、带下、子宫内膜炎、阳痿、睾丸炎、阴茎病、男女生殖器等病症。

（2）长期按压此处穴位，对腹痛、虚弱、畏寒等病症，具有良好的调理和保健功能。

（3）配大敦穴治疗疝气；配三阴交穴、中极穴，治疗月经不调。

2.自我取穴按摩法

（1）仰卧或正坐。

（2）举起双手，用食指、中指、无名指的指腹垂直按下腹部两侧穴位处。

（3）中指稍微用力，由内向外揉按，有微微的刺痛和胀的感觉。

（4）每天早晚各揉一次，每次按揉1~3分钟。

◎气冲穴——止腹痛、祛疝气有奇效

主治：肠鸣腹痛、疝气、月经不调、不孕。

气，指此处穴内的气血物质是气；冲，突的意思；"气冲"的意思是说此处穴位的气血物质是气，它的运行状况是冲突而行。因为本穴的物质有两个来源：一是归来穴下行的细小经水；二是体内冲脉外传体表之气。由于冲脉外传体表之气强劲有力，运行如冲突之状，所以名气冲穴。气冲穴也称气街穴、羊屎穴。"气街穴"的意思是指此处穴位的物质有体内冲脉外传之气，因其气强劲有力，循胃经通道运行较远，犹如长街一样，所以名"气街"。"羊屎穴"的意思是指此处穴位外传之气坚实饱满。

《素问·痿论篇》中说："冲脉者，经脉之海也，主渗灌溪谷，与阳明合于宗筋，阴阳总宗筋之会，会于气街，而阳明为之长……"意思是说冲脉是人体各经脉之源，并且会于足阳明胃经的气街穴，气街穴就是气冲穴。此外，《黄帝内经·素问》中还说："刺气街，中脉，备不出为肿鼠仆。"关于这个穴位的作用，《千金方》云："主腹中满热，淋闭不得尿。"关于这个穴位的特点，《铜人俞穴针灸图经》云："炷如大麦，禁不可针。"这个穴位，既能够有效治疗腹痛，也对女性的月经不调、痛经等症状具有调理和改善的作

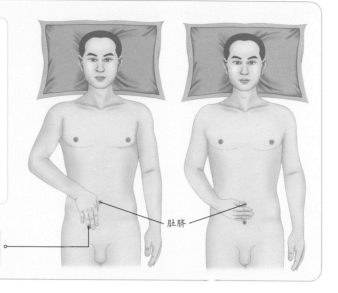

气冲穴

指　　法：食指压法
程　　度：适度
时　　间：1~3分钟
功　　用：行气活血，温
通筋脉。
配合治疗
肠鸣、腹痛：气冲配气海。
自我按摩法：以食指指腹按
摩揉按，每日早晚各揉按
1~3分钟。

取穴技巧
气冲穴位于大腿根里
侧，腹股沟的稍上方

肚脐

用。

气冲穴在人体的腹股沟上方一点，即大腿根里侧，当脐中下约5寸处，距前正中线2寸，穴位下边有一根跳动的动脉，即腹股沟动脉。

1.主治病症

（1）长期按压这个穴位，能够治疗腹痛、疝气、月经不调、不孕、阳痿、阴肿等病症。

（2）配气海穴治疗肠鸣、腹痛；配曲泉穴、太冲穴，有温经理气的作用，能够治疗疝气。

2.自我取穴按摩法

（1）仰卧，右手五指并拢，指尖朝左，把拇指放在肚脐处，找出肚脐的正下方，小指边缘的边位，再以此为基点，右手中间三指并拢，指尖朝下，把食指放在这个基点上，此时，无名指按压所在部位，有酸胀感。

（2）用食指的指腹按揉这个穴位。

（3）每天早晨各按揉1~3分钟。

◎伏兔穴——腿脚灵活动作快

主治：腰痛、膝冷、下肢神经痛、麻痹瘫痪。

命名：伏，停伏、降伏的意思；兔，五行中属卯木，喻风；"伏兔"的意思就是指胃经气血物质中的脾土微粒在此沉降堆积。此处穴位的物质是从气冲穴、髀关穴传来的地部经水及水湿风气，到本穴后风停气息，随风飘扬和随经水冲刷的脾土微粒沉降堆积，犹如停伏一样。伏兔穴也被称为外勾穴、外丘穴。"外沟""外丘"的意思是指胃经气血物质中的脾土微粒在此沉降堆积，并且沉降在胃经的经脉之外。伏兔穴在膝盖上6寸处，此处的大腿肉肥如兔，跪着的时候就像潜伏的兔子一样，这也是"伏兔穴"这一名称的来历。

在现代都市生活中，由于缺乏运动等方面的原因，中年以上的人，膝盖和脚都非常容易患上各种各样的毛病，比

取穴技巧

正坐屈膝，以手腕掌第一横纹抵住膝盖骨上缘中点，手指并拢压在大腿上，反掌，中指按压处即是该穴

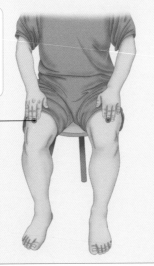

伏兔穴

指　　法：三指压法
程　　度：适度
时　　间：1~3分钟
功　　用：通络，活血，止痛。
配合治疗
下肢痿痹：伏兔配髀关、阳陵泉。
自我按摩法：用双手食指、中指、无名指三指垂直揉按，或者可轻握拳，用手背指节突起处揉按。每天早晚各按一次，每次揉按约1～3分钟。

如双脚酸软无力，膝盖冰冷，等等。遇到这种情况时，只要能够每天坚持按摩伏兔穴，就能够促进下肢膝盖及双脚的气血循环，并使膝盖和双脚的病患得到改善。关于这个穴位，《针灸甲乙经》云："寒疝，下至腹膝，膝腰痛如清水，大腹诸疝，按之至膝上"；《千金方》云："狂邪鬼语，灸伏兔"。

伏兔穴属足阳明胃经经脉的穴道，在人体的大腿前面，膝髌骨外上缘直上6寸处。

1.主治病症

（1）按摩伏兔穴，能够有效治疗腰痛、膝冷、下肢神经痛、下肢麻痹瘫痪、膝关节炎等疾患。

（2）此处穴位对于荨麻疹、疝气、脚气也有一定疗效。

（3）长期按压此处穴位，能够舒筋活血，对于全身血液循环不良等病症，具有良好的保健和调理功能。

（4）配髀关、阳陵泉穴，能够治

疗下脚痿痹；配髀关穴、犊鼻穴，有疏通经络的作用，能够治疗腿膝疼痛。

2.自我取穴按摩法

（1）正坐或跪坐。

（2）用双手的食指、中指、无名指的指腹垂直下按，因为此处肌肉肥厚，紧绷坚硬，不易着力，可以轻握拳，用手背的指关节突起处揉按穴位，揉按的时候有酸痛感。

（3）每天早晚各揉按一次，每次1~3分钟。

◎犊鼻穴——理气消肿通经络

主治：膝关节痛、下肢麻痹、脚气水肿、大便失禁。

"犊"的意思是指小牛、脾土；"鼻"的意思是指牵牛而行的上扪之处。"犊鼻"的意思是说此处穴位的地部脾土微粒被流过的胃经经水带走。因为此处穴位的物质是从梁丘穴传来的地部经水，从梁丘穴的高位直接流落到本

穴的低位，经水的运行方式就如同瀑布垂直跌落一样，而本穴的地部脾土微粒又被经水承运而行，就如同牛被牵引着顺从行走一样。犊鼻穴也称外膝眼穴，"外膝眼"就是指此处穴位为膝外凹陷处，看上去如同小牛的鼻孔，这也是这个名称的由来。

老年人到了一定的岁数之后，就很容易大便失禁，就是无法控制大便；一些身体患有某些疾病的人，也会因为控制不了大便，经常下痢或者将大便拉在床上或裤裆中。造成这种情况的原因主要是因为肛门括约肌的功能消失或者减退了。还有一些人经常感到膝中疼痛、酸软，要么无法站立，要么不能久站。其实，遇到这些情况后，只要能够长期坚持按摩犊鼻穴，就具有很好的保健和调节作用，并能够使病情得到一些改善。关于这个穴位，《黄帝内经·素问》云："刺膝髌出液为跛"；《针灸资生经》云："膝及膝下病；膝膑痛肿"。

犊鼻穴属足阳明胃经经脉的穴道。屈膝，在膝部的髌骨和髌韧带外侧的凹陷中。

1.主治病症

（1）该处穴位具有通经活络、疏风散寒、理气消肿止痛的作用，长期按摩此处穴位，能够治疗膝关节痛、下肢麻痹、脚气水肿、膝脚无力、不能久站等病症。

（2）长期按压这个穴位，对肛门括约肌功能消失或减退，常下痢或大便失禁等，也具有很好的治疗、调理、保健作用。

（3）配阳陵泉穴、足三里穴治疗膝痛。

2.自我取穴按摩法

（1）正坐或仰卧、膝盖关节呈90°弯曲。

（2）双手掌心向下，轻置膝盖上。

（3）用中指的指腹着力伸入穴位，

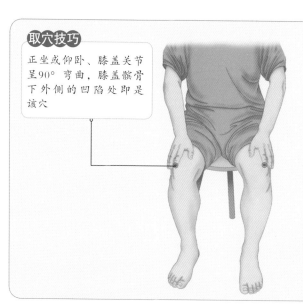

取穴技巧

正坐或仰卧、膝盖关节呈90°弯曲，膝盖髌骨下外侧的凹陷处即是该穴

犊鼻穴

指　　法：中指折叠法
程　　度：适度
时　　间：1~3分钟
功　　用：通经活络，疏风散寒，理气消肿止痛。
配合治疗
膝　　痛：犊鼻配阳陵泉、足三里。
膝麻木不仁：犊鼻配髀关、阳陵泉
自我按摩法：双手掌心向下，轻置膝盖上。以中指指腹着力伸入穴位，垂直揉按。每天早晚各一次，每次1~3分钟。

垂直揉按，并会有酸胀感和痛感。

（4）每天早晚各揉按一次，每次1~3分钟。

◎足三里穴——养生保健强体力

主治：急慢性胃炎、胃溃疡、神经痛、胸中瘀血。

足三里是胃经的合穴，也就是胃脏精气功能的聚集点，主治腹部上、中、下三部之症，因此名为"三里"。此穴位于人体下肢，为了和手三里相区别，所以称为"足三里"。

你有没有遇到过这种情况——早晨正准备出门，却突然感到胃部抽搐，或者遇到胃腹闷胀、吐酸、呕吐、腹泻、便秘等症状。对于这些症状，只要经常按摩足三里穴，就能够达到治疗和保健的效果。《灵枢》云："邪在脾胃，则病肌肉痛，阳气有余，阴气不足，则热中善饥；阳气不足，阴气有余，则寒中肠鸣腹痛。阴阳俱有余，若俱不足，则

有寒有热。皆调于足三里。"

足三里穴属足阳明胃经经脉的穴道，位于小腿前外侧，当犊鼻穴下3寸，距胫骨前后一横指（中指）处。

1.主治病症

（1）此穴有养生、保健的功能，能够增强体力、消除疲劳、强壮神经、预防衰老，对结核病、伤风感冒、高血压、低血压、动脉硬化、冠心病、心绞痛、风心病、肺心病、脑溢血后遗症具有预防和治疗的作用，经常按摩能够祛病延年，所以也称长寿穴。

（2）经常按摩能够理脾胃、调气血、补虚弱，防治肠胃疾病，对胃肠虚弱、胃肠功能低下、食欲不振、羸瘦、腹膜炎、肠雷鸣、腹泄、便秘、消化吸收不良、肝脏疾患、胃痉挛、急慢性胃炎、口腔及消化道溃疡、急慢性肠炎、胰腺炎、腹水膨胀、肠梗阻、痢疾、胃下垂等，都具有很好的疗效。

（3）长期按摩此穴对于胸中瘀血、

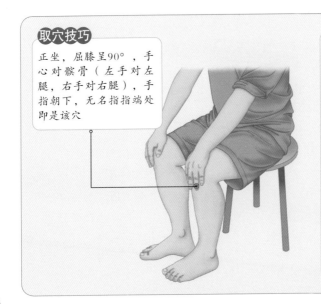

取穴技巧

正坐，屈膝呈90°，手心对髌骨（左手对左腿，右手对右腿），手指朝下，无名指指端处即是该穴

足三里穴

指　　法：中指折叠法
程　　度：重
时　　间：1~3分钟
功　　用：补气行气，调理脾胃，疏通经络，清理水湿

配合治疗

胃　　痛：足三里配中脘、梁丘。
呕　　吐：足三里配内关。
自我按摩法：以中指指腹垂直着力按压，每日早晚各揉按一次，每次1~3分钟。

乳瘫、心腹胀满、脚气、眼疾等病症，也具有很好的调理和保健功能。

（4）按摩此穴还能增强下肢体力，防治四肢肿满、倦怠、股膝酸痛、软弱无力等症，对胫腓骨神经痛、坐骨神经痛、小儿麻痹、风湿痹痛、末梢神经炎等都有疗效。

2.自我取穴按摩法

（1）正坐，屈膝呈90°。

（2）除拇指外，其余四指并拢，放在外膝眼直下四横指处。

（3）用中指的指腹垂直着力按压，有酸痛、胀、麻的感觉，并因人的不同感觉向上或向下扩散。

（4）每天早晚各揉按一次，每次1~3分钟。

◎丰隆穴——化痰湿、宁神志

主治：痰多、咳嗽、头痛、眩晕、下肢神经痉挛。

丰隆穴是足阳明胃经与足太阴脾经的络穴，因为足阳明胃经谷气（胃食五谷之气）隆盛，至此丰溢，穴上肌肉丰满而隆起，所以名为丰隆。此处穴位物质主要是从条口穴、上巨虚穴、下巨虚穴传来的水湿云气，到达本穴后，水湿云气化雨而降，并且降雨量很大，就像雷雨的轰隆声一样。此穴也称足阳明络穴，因为此处穴位处于胃经下部，气血物质汇聚而成的天之下部的水湿云气，为云化雨降之处，气压低下，胃经及脾经天部水湿浊气汇合于此，所降之雨又分走胃经及脾经各部，有联络脾胃二经各部气血物质的作用。

有的人胸闷有痰，整天都在咳嗽，

而且经常喉咙感到瘀塞，等到好不容易咳出了一口浓痰后，却又不知道该吐到哪里。或者夜里等到好不容易睡着了，却突然感到喉咙里有一口浊痰，不得不从床上爬起来，把痰咳出去后，才能安心再睡。这种情形已经非常严重地干扰到了日常生活，成为现代人的梦魇。不过，遇到这种情况也不用担心，只要坚持长期按摩丰隆穴，就能够使情况得到改善。因为丰隆穴是一个疗效很好的化痰穴，对人体具有很好的调理和保健功能。《针灸甲乙经》曰："厥头痛，面浮肿，烦心，狂见鬼，善笑不休"；《千金方》曰："主胞痛如刺，腹若刀切痛"。

丰隆穴属足阳明胃经经脉的穴道，位于足外踝上8寸（大约在外膝眼与外踝尖的连线中点）处。

1.主治病症

（1）丰隆穴是中医针灸中最好的化痰穴，长期按压此处穴位，能够化痰湿、宁神志，主治痰多、咳嗽等疾患。

（2）长期按压此穴，还能够治疗头痛、眩晕、下肢神经痉挛、麻痹、便秘、尿闭等病症，具有很好的调理和保健功能。

（3）配风池穴，治疗眩晕；配膻中穴、肺俞穴，治疗痰多咳嗽。

2.自我取穴按摩法

（1）正坐、屈膝、垂足。

（2）按取外膝眼到外踝尖连线中点。

（3）用食指、中指、无名指的指腹按压（中指着力）穴位，有酸痛感。

（4）每天早晚各按揉一次，每次1~3分钟。

正坐、屈膝、垂足，按取外膝眼到外踝尖连线中点处即是

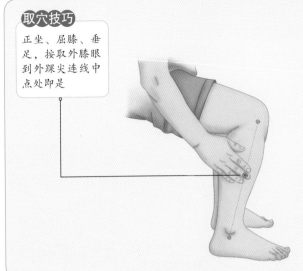

丰隆穴

指　　法：三指压法
程　　度：适度
时　　间：1~3分钟
功　　用：化痰，通络，活血，止痛。
配合治疗
眩　　晕：丰隆配风池。
咳嗽痰多：丰隆配肺俞、尺泽。
自我按摩法：以食指、中指、无名指三指指腹按压（中指着力），每日早晚各按一次，每次1~3分钟。

◎ 解溪穴——治肠炎，保健康

主治：牙疼、目赤、头痛、眩晕、腹胀。

解，散的意思；溪，地面流行的经水。"解溪"的意思就是指胃经的地部经水由本穴解散并流溢四方。此穴的物质是丰隆穴传来的地部经水，经水流于本穴后，因为此处穴位的通行渠道狭小，所以地部经水满溢而流散经外，因此名为"解溪"。此穴位在足背跗骨两筋之间的凹陷处，据《医学入门》记载："足腕上、系鞋带处之陷凹中，适当吾人束缚鞋带之处，解而开之，因名解溪。"解溪穴也称草鞋带穴、鞋带穴。

不知道你有没有发现，有的时候，明明没有蛀牙，可是牙齿却非常疼。不但牙疼，而且心烦、眉棱骨痛、眼睛还布满了红丝，或者脸面的颜色不知道是什么原因越来越泛灰黑色，并伴有浮肿的现象。如果这样的话，那就赶紧按摩解溪穴。按摩解溪穴，不但能使上述症

状得到改善，还有很好的保健和调理效果。《针灸甲乙经》曰："白膜覆珠，瞳子无所见；风水面肿，颜黑。解溪主之"；《千金方》云："腹大下重；厥气上柱腹大；膝重脚转筋，湿痹"；《类经图翼》曰："泻胃热"。

解溪穴属于足阳明胃经经脉的穴道，在足背踝关节横纹的中点，两筋之间的凹陷处。

1.主治病症

（1）因为此处穴位能引上焦（胸部，乳房以上的部位。）郁热下行，所以，按摩此穴位，能够治疗牙疼、烦心、目赤等病症。

（2）长期按摩此处穴位，对头痛、眩晕、腹胀、便秘、脚腕痛、下肢痿痹、肾炎、肠炎、口痛及眼疾等病症，都有很好的调理和保健功能。

（3）现代中医临床中，常利用此穴治疗足下垂、神经性头痛、胃肠炎、踝关节及周围的软组织疾患。

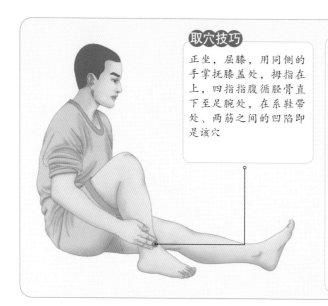

取穴技巧

正坐，屈膝，用同侧的手掌抚膝盖处，拇指在上，四指指腹循胫骨直下至足腕处，在系鞋带处、两筋之间的凹陷即是该穴

解溪穴

指　　　法：中指折叠法
程　　　度：重
时　　　间：1~3分钟
功　　　用：通络祛火，消炎止痛
配合治疗
踝　部　痛：解溪配昆仑、太溪。
腹　　　胀：解溪配商丘、血海。
自我按摩法：以中指指腹向内着力按压穴位，每天早晚各按一次，每次1~3分钟。

（4）配昆仑穴、太溪穴，治疗踝部疼痛；配商丘穴、血海穴，治疗腹胀。

2.自我取穴按摩法

（1）正坐，屈膝。

（2）用同侧的手掌抚膝盖处，拇指在上，四指的指腹循胫骨直下至足腕处，在系鞋带处，两筋之间有一凹陷。

（3）用中指的指腹向内用力按压。

（4）每天早晚各按压一次，每次大1~3分钟。

◎内庭穴——关爱手脚不冰冷

主治：四肢冰冷、流鼻血、口歪、咽喉肿痛、胃痛吐酸。

内，指深处；庭，指居处；因为此处穴位对喜静卧、恶闻声等病症具有疗效，患了这样的病症之后，就好似要深居在内室之中，闭门独处，不闻人声，所以名叫内庭。其次，因为这个穴位治疗的病症，几乎不在穴位近处，而是多在头、脑、腹、心这样的部位，它的主要作用与人体内部组织有关，门内称庭，此穴之下为厉兑穴，兑在《易经》中指的是口，口为门，此处穴位在门之内，所以名为内庭穴。

你是否经常感到自己双手双脚都是冰凉的？你是否觉得自己浑身气血不畅？你是否喜欢闭门在家中独自静坐？你是否厌恶嘈杂的人声以及嘈杂的环境？你是否经常心烦意乱？如果这样的话，那就赶快按摩你的内庭穴吧，一定会收到立竿见影的作用。"内庭次趾外，本属足阳明，能治四肢厥，喜静恶闻声，瘾疹咽喉疼，数欠及牙疼，疟疾不能食，针着便惺惺。"这首歌谣，说的就是内庭穴这个穴位的作用。

内庭穴属足阳明胃经经脉的穴道，在足的第二指与第三指之间。

1.主治病症

（1）如果时常感到四肢冰冷，喜欢独处静卧，不喜欢听闻人声，那么按摩此穴位具有一定疗效。

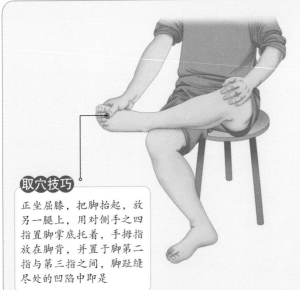

内庭穴

指　　法：拇指压法
程　　度：适度
时　　间：1~3分钟
功　　用：通络活血，消食
　　　　　导滞。
配合治疗
牙龈肿痛：内庭配合谷。
热　　病：内庭配太冲、曲
　　　　　池、大椎。
自我按摩法：弯曲拇指，用
　　　　　指尖下压揉按穴位，早晚各
　　　　　一次，先左后右，各揉按1~3
　　　　　分钟。

取穴技巧

正坐屈膝，把脚抬起，放
另一腿上，用对侧手之四
指置脚掌底托着，手拇指
放在脚背，并置于脚第二
指与第三指之间，脚趾缝
尽处的凹陷中即是

（2）对牙齿痛、风疹块、急性肠胃炎，以及各种急慢性胃炎，具有特殊的疗效。

（3）长期按压此穴位，对流鼻血、口歪、咽喉肿痛、胃痛吐酸、腹胀、泄泻、痢疾、便秘、足背肿痛、跖趾关节痛等病症，具有很好的保健和调理功能。

（4）在现代中医临床中，常利用此穴位治疗急慢性胃炎、急慢性肠炎、齿龈炎、扁桃体炎、趾跖关节痛等。

（5）配合谷穴，治疗牙龈肿痛；配太冲、曲池、大椎，治疗各种热病。

2.自我取穴按摩法

（1）正坐屈膝，把脚抬起，放在另一条腿上。

（2）把对侧手的四指放在脚掌底部，托着脚，手的拇指放在脚背。

（3）弯曲拇指，用指尖下压揉按内庭穴，有胀痛的感觉。

（4）早晚各揉按一次，先左后右，每次1~3分钟。

◎厉兑穴——多梦惊觉不用愁

主治：多梦、口歪、口肌麻痹、肝炎、脑贫血。

"厉"的意思是危、病；"兑"的意思是"口"。在中医里面，把胃称为水谷之海，我们的身体接受食物必须要使用口。而此处穴位主要治疗口噤不能食、口歪，以及胃肠等方面的疾病，所以名叫"厉兑"。厉兑穴有三个，分别叫厉兑穴、第二厉兑穴、第三厉兑穴。

不知为什么，有的人整夜都睡不了觉，或者晚上很早就上床了，可是却总是没法入睡；或者总是整夜失眠，睁着眼睛，在床上辗转反侧，听着别人的鼾声直到天明；或者夜里不断地做梦，梦境一个接一个，就好像放录像带一样，一部接一部地放。可是等到了白天，他们却全身疲乏，四肢无力，始终都打不起精神来，而且总想睡觉。那么，遇到这种情况该怎么办呢？其实很简单，只要坚持按压厉兑穴，就能够使白天困乏，晚上不能睡觉的情况得到改善。《千金方》云："头热；龋齿；喉痹；硬咽寒热；面浮肿；嗜卧；四肢不欲动摇；吐舌戾颈"；《针灸大成》曰："疮疡从髭出者，厉兑、内庭、陷谷、冲阳、解溪""尸厥如死及不知人，灸厉兑三壮"。

　　厉兑穴属足阳明胃经经脉的穴道。厉兑穴在食指外侧，位于指甲生长处的边角向中指靠近0.1寸的地方；第二厉兑穴在第二足趾甲根、边缘中央下方的0.1寸处；第三厉兑穴在脚（右脚）的第三足趾的第一关节和第二关节之间。

　　1.主治病症

　　（1）长期按摩厉兑穴，能够改善睡眠多梦、睡不安稳等症状。

　　（2）长期按摩此处穴位，能够有效治疗口噤不能食、口歪、口肌麻痹及萎缩等疾患。

　　（3）长期按压此处穴位，对腹胀、肝炎、脑贫血、鼻出血、足冷等疾病具有很好的调理和保健作用。

　　2.自我取穴按摩法

　　（1）正坐屈膝，把脚抬起放在另一条腿上。

　　（2）将对侧手的四指放在脚底，托着脚，拇指放在脚背。

　　（3）拇指弯曲，用指甲垂直掐按在穴位处，有刺痛感。

　　（4）或者直接掐按手指上的穴位。

　　（5）每天早晚各掐按一次，先左后右，每次1~3分钟。

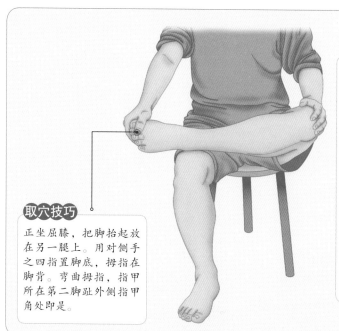

取穴技巧

正坐屈膝，把脚抬起放在另一腿上。用对侧手之四指置脚底，拇指在脚背。弯曲拇指，指甲所在第二脚趾外侧指甲角处即是。

厉兑穴

指　　法：拇指压法
程　　度：适度
时　　间：1~3分钟
功　　用：通络安神，健胃消食
配合治疗
多　　梦：厉兑配内关、神门。
自我按摩法：以拇指指甲垂直掐按穴位，每日早晚各掐按1~3分钟，先左后右。

足太阴脾经经穴

足太阴脾经是阴经，跟脏腑联系最紧密，尤其是脾、胃和心，同时它也是治疗妇科病的首选经穴。此经脉始于足拇指末端，后从胃部分出支脉，通过隔肌，流注心中，接手少阴心经。主要循行在胸腹部及下肢内侧。

本经穴位主治胃病、妇科、前阴病及经脉循行部位的其他病症。《灵枢·经脉》中说："脾足太阴之脉……是主脾所生病者，舌本痛，体不能动摇，食不下，烦心，心下急痛，溏瘕泄，水闭、黄疸，不能卧，强立，股膝内肿厥，足拇指不能用。"

◎隐白穴——按隐白止血快

主治：月经崩漏、子宫痉挛、小儿疳积、肠炎、便血。

隐，隐秘、隐藏的意思；白，指肺的颜色、气。"隐白"的意思就是指脾经体内经脉的阳热之气由此穴外出脾经体表经脉。此处穴位有地部孔隙与脾经体内经脉相连，穴内气血是脾经体内经脉外传之气，因为气蒸发外出，不易被人觉察，所以称"隐白"。引外，这个穴位隐藏在足拇指下的折纹中，此穴处的肌肉色白，称"隐白"。隐白穴也被称为鬼垒穴、鬼眼穴、阴白穴。

月经是每一个女人都特有的生理现象，也是为了繁衍生命而存在的。有的人每个月的月经都很有规律，但是有的人却因为饮食、情绪、身体、药物等原因，导致月经不规律，时有变化，甚至有的

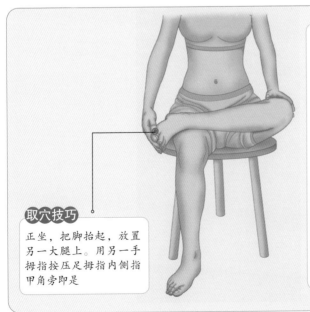

取穴技巧

正坐，把脚抬起，放置另一大腿上。用另一手拇指按压足拇指内侧指甲角旁即是

隐白穴

指　　法：拇指压法
程　　度：适度
时　　间：1~3分钟
功　　用：调经止血，安神健胃。
配合治疗
月经过多：隐白配气海、血海、三阴交。
吐　　血：隐白配脾俞、上脘、肝俞。
自我按摩法：用拇指指甲垂直掐按穴位，每日早晚各按一次，每次左右各掐按1~3分钟。

时候还会突然大量流血不止，或者间歇不断（俗称崩漏），此时不仅会影响到身体健康，而且如果情况严重的话，还有可能会危及到生命的安全。如果遇到了这种情况，可以马上把患者送到医院，同时重力按压患者的隐白穴，也可以用香烟或者香火稍微轻烫此穴，这样就会有立即止血的作用。《针灸甲乙经》曰："气喘、热病衄不止，烦心善悲，腹胀，逆息热气，足胫中寒，不得卧，气满胸中热，暴泄，仰息，足下寒，中闷，呕吐，不欲食饮，隐白主之；腹中有寒气，隐白主之；饮渴身伏多唾，隐白主之。"

隐白穴属足太阴脾经经脉上的穴位，在足拇指末节内侧，距离指甲角大约0.1寸。

1.主治病症

（1）经常按摩此处穴位，能够使月经崩漏（过多）、子宫痉挛（经痛）等症状得到缓解。

（2）对小儿疳积（消化不良）、肠炎、腹泻、多梦纷纭等病症，都具有很好的疗效。

（3）经常按压此处穴位，对腹胀不得安卧、便血、尿血、癫狂、惊风等病症，也具有很好的保健和调理效果。

（4）配地机穴、三阴交穴，能够治疗出血症。

2.自我取穴按摩法

（1）正坐，把脚抬起，放在另一条大腿上。

（2）用另一侧手的拇指的指甲垂直掐按穴位，有刺痛感。

（3）每天早晚各掐按一次，每次1~3分钟。

◎太白穴——病后脾虚太白帮忙

主治：湿疹、胃痛、腹胀、吐泻。

太，大的意思；白，肺的颜色，气也；"太白"的意思就是脾经的水湿云

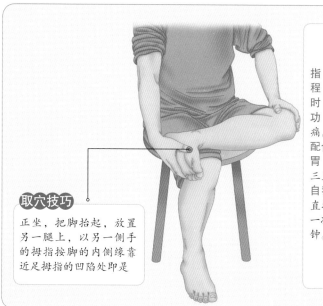

太白穴

指　　法：拇指压法
程　　度：适度
时　　间：1~3分钟
功　　用：健胃，消食，止痛。

配合治疗
胃　　痛：太白配中脘、足三里。
自我按摩法：以拇指指腹垂直按压穴位，每日早晚各按一次，每次左右各按压1~3分钟。

取穴技巧

正坐，把脚抬起，放置另一腿上，以另一侧手的拇指按脚的内侧缘靠近足拇指的凹陷处即是

气在此吸热蒸升，化为肺金之气。此处穴位的物质是从大都穴传来的天部水湿云气，到达此处穴位后，受长夏热燥汽化蒸升，在更高的天部层次化为金性之气，所以称太白穴。此穴也称大白穴。此穴也是脾经俞穴、足太阴原穴。作为脾经俞穴，它是脾经经气的重要输出之穴。作为足太阴原穴，是因为脾经为少气多血之经，气不足、血有余，此穴的蒸升之气同合于足太阴脾经的气血特性，能够较好地补充脾经经气的不足，是脾经经气的供养之源。

太白穴出自《灵枢·本输》，属于足太阴脾经。"太白"是中国古代星宿的名称，传说这颗星具有平定战乱、利国安邦的作用。在人体穴位上，它是土经之土穴，也是脾经的原穴，是健脾的重要穴位，能够治疗由各种原因引起的脾虚。在中医理论中，脾主肌肉，如果人突然运动或者搬提了过重的物品，就会导致脾气耗损太多，使得肌肉内部气亏，此时敲打或用力揉按太白穴，能调理疏通经气，迅速消除肌肉酸痛等症状，人体运动过度造成的局部受伤也可用此方法治疗。

太白穴位于足内侧缘，当第一跖骨小头后下方凹陷处，即脚的内侧缘靠近足拇指处。

1.主治病症

（1）经常按摩、捶打此处穴位，能够治疗各种脾虚，如先天脾虚、肝旺脾虚、心脾两虚、脾肺气虚、病后脾虚等。

（2）按揉此穴，对胃痛、腹胀、吐泻、痢疾、肠鸣等，具有良好的治疗效果。

（3）按揉此处穴位，还能治疗便秘、脚气、痔疮等。

（4）点揉太白穴可以调控血糖指数，血糖高的可以降下来，血糖低的可以升上去。

（5）配中腕穴、足三里穴，可以治疗胃痛。

2.自我取穴按摩法

（1）把脚抬起，放在另外一条大腿上，用另一侧的手的拇指按压脚的内侧缘，靠近足拇指的凹陷处，有酸胀感。

（2）用拇指的指腹垂直按压穴位。

（3）两侧穴位每天早晚各按压一次，每次1～3分钟。

◎公孙穴——调理脾胃助保健

主治：胃痛、呕吐、腹泻、胸闷。

公孙，即公之辈与孙之辈，指此处穴位内的气血物质与脾土之间的关系。在五行中，脾经物质属土，其父为火，其公为木，其子为金，其孙为水。此穴内物质来自两个方面：一是太白穴传来的天部之气；二是地部孔隙传来的冲脉高温经水。脾经与冲脉的气血在此穴相会后化成了天部的水湿风气。因为此穴位于人的足部，在地球重力下，冲脉流至公孙穴的物质为下行的水液，流行的通道是冲脉的体内经脉，所以，冲脉气血出公孙穴后就会快速汽化。此穴也是足太阴络穴，因为此穴物质为天部水湿风气，并横向输散至脾胃二经，有联络脾胃二经各部气血的作用。

《史记·五帝本纪》说："黄帝者，少典之子，姓公孙，名曰轩辕。"公孙就是黄帝，黄帝位居中央，统治四方，

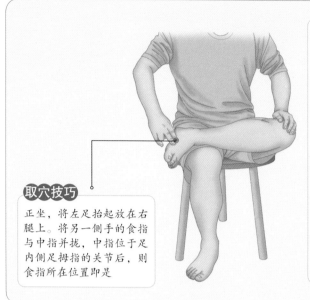

公孙穴

指　　法：拇指压法
程　　度：适度
时　　间：1~3分钟
功　　用：和胃祛痛，消肿
止泻。
配合治疗
胃脘胀痛：公孙配中脘、
足三里。
呕吐、眩晕：公孙配丰隆、
膻中。
自我按摩法：以拇指指尖垂
直揉按穴位，每天早晚揉按
一次，每次揉按左右脚各
1~3分钟。

取穴技巧

正坐，将左足抬起放在右
腿上。将另一侧手的食指
与中指并拢，中指位于足
内侧足拇指的关节后，则
食指所在位置即是

就犹如人体中的公孙穴，总督脾经和冲脉，统领全身。而作为统领全身的穴位，它最直接、最明显的效果就体现在人体的胸腹部。出现在人体胸腹部的所有问题，例如，腹胀、不明原因的腹痛、心痛、胃痛、胸痛，都可以通过按压公孙穴得到缓解。而且经常按摩公孙穴，也是养生和保健的核心。此外，像婴儿初生、胎毒未尽，或者在换乳的时候，脾胃没法适应新的食物，有大绿便或者腹泻、便秘等现象，除了要尽快送医院检查外，还可以同时按压公孙穴，就能使症状得到缓解。

公孙穴属足太阴脾经经脉的穴道，位于人体足内侧缘，当第一跖骨基底部的前下方。

1.主治病症

（1）按揉此穴，能有效调理脾胃、冲脉，可以治疗胃痛、腹痛、呕吐、腹泻、痢疾等疾病。

（2）对女性生理性疼痛、月经不调、足踝痛、颜面浮肿、食欲不振等具有良好的疗效。

（3）长期按压此穴，对胸闷、腹胀具有很好的调理和保健作用。

2.自我取穴按摩法

（1）正坐，将左足抬起放在右腿上。

（2）用右手轻握左足背，拇指弯曲。

（3）指尖垂直揉按穴位，有酸、麻、痛的感觉。

（4）每天早晚各揉按一次，每次1~3分钟。

◎三阴交穴——妇科疾病不用愁

主治：生理痛、脚底肿胀、过胖过瘦、不孕。

三阴，即足三阴经；交，交会的意思。"三阴交"的意思就是指足部的三条阴经中的气血物质在此穴交会。此穴物质有脾经提供的湿热之气，肝经提供的水

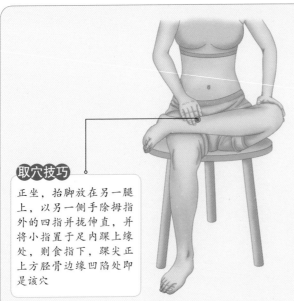

三阴交穴

指　　法：拇指压法
程　　度：适度
时　　间：1~3分钟
功　　用：通络止血，调经
止痛。
配合治疗
肠鸣泄泻：三阴交配足三
里。
月经不调：三阴交配中极。
自我按摩法：以拇指指尖垂
直按压穴位，每天早晚各一
次，每次左右足各揉按1~3
分钟。

取穴技巧

正坐，抬脚放在另一腿
上，以另一侧手除拇指
外的四指并拢伸直，并
将小指置于足内踝上缘
处，则食指下，踝尖正
上方胫骨边缘凹陷处即
是该穴

湿风气，肾经提供的寒冷之气。三条阴经气血交会于此，故名"三阴交"。三阴交穴也称承命穴、太阴穴、下三里穴。"太阴"的意思是指本穴物质为足三阴经气血交会而成，位于足部，表现出较强的阴寒特性；"下三里"是指穴内气血场的范围，即本穴内气血场范围较大，犹如三里之广。

"三阴交"这个穴位的名称最早出现于《黄帝明堂经》。从唐代开始，"三阴"被理解为太阴、少阴、厥阴，并被视为三阴经交会穴，沿袭至今。它是肝、脾、肾三条阴经的交会穴，肝藏血、脾统血、肾藏精。肾为先天之本，脾为后天之本，先天依赖于后天的滋养，后天来自先天的促动，所以，经常按揉三阴交穴，可以调补肝、脾、肾三经的气血，达到健康长寿的目的。

三阴交穴属足太阴脾经经脉的穴道，在人体小腿内侧，足内踝上缘三指宽，踝尖正上方胫骨边缘凹陷中。

1.主治病症

（1）此穴是妇科主穴，对妇科疾病很有疗效，如子宫功能性出血、月经不调、经痛、带下、不孕、崩漏、闭经、子宫脱垂、难产、产后血晕、恶露不行等。

（2）按压此穴位还能治疗男女生殖器官的疾病，如遗精、遗尿、阳痿等。

（3）按压此穴能够使腹胀、消化不良、食欲不振、肠绞痛、腹泻、失眠、神经衰弱、全身无力、下肢麻痹、神经痛、脚气病、更年期综合征等得到缓解。

（4）三阴交穴能排除瘀血，产生新血，经常按摩此穴能有效去除头皮屑。

2.自我取穴按摩法

（1）正坐，抬起一只脚，放置在另一条腿上。

（2）一只手的拇指除外，其余四指轻轻握住内踝尖。

（3）拇指弯曲，用指尖垂直按压胫

骨后缘，会有强烈的酸痛感。

（4）每天早晚各按一次，每次1～3分钟。注意：孕妇禁按此穴位。

◎阴陵泉穴——肠胃健康，排泄通畅

主治：小便不利、腹胀、腹泻、水肿、黄疸。

阴，水的意思；陵，土丘的意思；泉，水泉穴。"阴陵泉"的意思就是指脾经地部流行的经水和脾土物质的混合物在此穴中聚合堆积。此穴物质为地机穴流来的泥水混合物，因为本穴位于肉之陷处，泥水混合物在穴中沉积，水液溢出，脾土物质沉积为地之下部翻扣的土丘之状，所以名"阴陵泉"。

《千金方》中说："阴陵泉、关元，主寒热不节，肾病不可俯仰，气癃尿黄；阴陵泉、阳陵泉，主失禁遗尿不自知；阴陵泉、隐白，主胸中热，暴泄。"《百症赋》中说："阴陵、水分，去水肿之脐

盈。"《针灸大成》中说："霍乱，阴陵泉、承山、解溪、太白。"在这些古典医书里面，对阴陵泉穴的功能和作用均有非常详细的说明。你可能也知道，当我们遇到小便不通，或者有尿却又尿不出来，小腹鼓胀时，那可真是比便秘不知还要痛苦多少倍，甚至还有可能会引起脐下水肿，严重时甚至会伤害到肾与膀胱。此时，按压阴陵泉穴，就具有很好的治疗和调理功能。

阴陵泉穴属足太阴脾经经脉的穴道，在人体的小腿内侧，膝下胫骨内侧凹陷处，与阳陵泉穴相对。

1.主治病症

（1）这个穴位能够清脾理热、宣泄水液、化湿通阳，对通利小便，治疗脐下水肿具有特效。

（2）按摩这个穴位，能够使腹胀、腹绞痛、肠炎痢疾、膝痛等得到缓解。

（3）长期按压这个穴位，对尿潴

取穴技巧

正坐，将一脚抬起，置放于另一腿膝上。另一侧手轻握膝下处，拇指指尖所在的膝下内侧凹陷处即是

阴陵泉穴

指　　法：拇指压法
程　　度：重
时　　间：1~3分钟
功　　用：清脾理热，宣泄水液，化湿通阳。
配合治疗
腹胀、腹泻：阴陵泉配足三里、上巨虚。
小便不利：阴陵泉配中极、膀胱俞、三阴交。
自我按摩法：另手轻握膝下处，屈曲拇指，以指尖由下向上出力揉按，每天早晚各一次，每次左右穴位各揉按1~3分钟。

留、尿失禁、尿路感染、月经不调、阴道炎、膝关节及周围软组织疾患，具有很好的改善、调理和保健效果。

（4）配足三里、上巨虚，治疗腹胀、腹泻；配中极、膀胱俞、三阴交，治疗小便不利；配肝俞、至阳，治疗黄疸。

2.自我取穴按摩法

（1）正坐，将一只脚抬起，放在另外一只腿的膝上。

（2）一只手轻轻握住膝下。

（3）拇指弯曲，用拇指的指尖从下往上用力揉按，会有刺痛和微酸的感觉。

（4）每天早晚各揉按一次，每次1~3分钟。

◎ 血海穴——女子生血美容颜

主治：月经不调、痛经、经闭、湿疹。

血，指受热后变成的红色液体；海，大的意思。"血海"的意思就是说此处穴位是脾经所生之血的聚集之处。因为本穴物质是阴陵泉穴外流水液汽化上行的水湿之气，气血物质充斥的范围巨大如海，所以名"血海"。血海穴也称百虫窝穴、血郄穴。"百虫窝"的意思是指此处穴位的气血物质为聚集而成的脾经之气，性湿热，而此处穴位所应的时序、地域又为长夏的中土，是百虫的产生之时和繁衍之地。"血郄"是指本穴内的物质为血。因为本穴物质为天部的水湿云气，其性既湿又热，是血的气态物质存在形式，穴内气血物质的出入为水湿云气，水湿云气折合为血其量较小，犹如从孔隙中出入一样。

在你蹲下拣拾地上的东西然后站起来的时候，或者当你俯身取物之后站立起身时，突然会有一瞬间，你是否感到眼前发黑，天旋地转，仿佛要晕倒一样。如果经常出现这种情况，平时就要多多按揉一下血海穴，这个穴位对身体气血具有很好的保健和调理功能。《针灸甲乙经》曰：

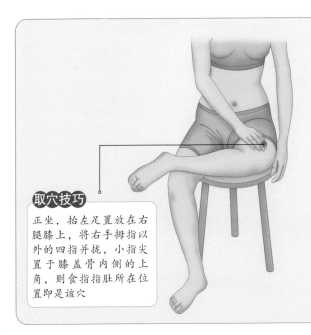

取穴技巧

正坐，抬左足置放在右腿膝上，将右手拇指以外的四指并拢，小指尖置于膝盖骨内侧的上角，则食指指肚所在位置即是该穴

血海穴

指　　法：拇指压法
程　　度：适度
时　　间：3~5分钟
功　　用：清血利湿。
配合治疗
月经不调：血海配带脉。
荨麻疹：血海配曲池、合谷。
自我按摩法：四指放在膝上，拇指在膝盖内侧之上方，屈曲拇指，用拇指指尖按揉穴位，每天早晚各一次，每次左右穴位各按压3~5分钟。

"若血闭不通，逆气胀，血海主之"；《针灸大成》曰："暴崩不止，血海主之"；《类经图翼》曰："主带下，逆气，腹胀"。

血海穴属足太阴脾经经脉穴道。屈膝，在大腿内侧，髌底内侧端上2寸处，当股四头肌内侧头的隆起处。

1.主治病症

（1）此穴是人体脾血的归聚之处，具有祛瘀血和生新血的功能，属于女子生血之海。

（2）能够清血利湿，可以治疗一切血病及月经不调、崩漏（月经过多）、闭经等病症。

（3）对荨麻疹、丹毒、湿疹、瘫疮、膝痛等，具有很好的保健和调理功效。

（4）按摩敲打此穴，可以缓解和治疗湿痒疮毒。

（5）配三阴交穴，治疗月经不调。

2.自我取穴按摩法

（1）正坐，抬起左足，放在右腿的膝上。

（2）用右手掌按住左膝，食指、中指等四指放在膝上，拇指放在膝盖内侧上方，拇指弯曲，用拇指的指尖按揉穴位，有胀、酸、微痛的感觉。

（3）每天早晚各按揉一次，每次3~5分钟。

◎府舍穴——腹痛不愁，府舍解忧

主治：腹痛、疝气、积聚。

府，脏腑的意思；舍，来源之意。"府舍"的意思就是说此处穴位的气血来自于体内脏腑。这处穴位也是足太阴、阴维、足厥阴的交会处。此穴中的气血物质，既有体内阴维脉外传的水液，也有冲门穴传来的风气，冲门穴传来的风气同合于足厥阴肝经气血之性。阴维脉

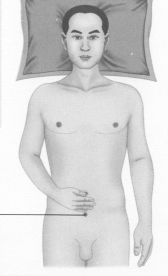

取穴技巧

正坐或仰卧，右手五指并拢，将拇指放于肚脐处，找出肚脐正下方小指边缘之处，以此为基点，再将右手手指向下，拇指放于此点处，则小指边缘之处即是此穴

府舍穴

指　　法：二指压法
程　　度：适度
时　　间：1~3分钟
功　　用：润脾祛燥，通络止痛。
配合治疗
腹　　痛：府舍配气海。
自我按摩法：食指、中指两指伸直并拢，其余手指弯曲，以指腹揉按穴位，每天早晚各一次，每次左右穴位各按压1~3分钟。

和阳维脉对人体全身气血具有维络作用，其气血是满溢外流的。阴维脉的气血为满溢的水液，阳维脉的气血为满溢的气体，水液和气体在阴阳维脉中是存储之状。在三焦内部，各脏器外溢的水液因三焦包膜的约束而存于三焦之内，在地球重力场的作用下，三焦内的水液聚集在腹下部，水液达到了腹部内外通孔的高度后，就会循腹部内外通孔溢向体表，而此处穴位正好是三焦与体表相通的通孔，所以体内三焦中的水液会流向本穴的体表，致使本穴成为足太阴与阴维交会之处。

这个穴位《针灸甲乙经》中说"在腹结下3寸"；《类经图翼》中说"去腹中行3.5寸"；《医宗金鉴》中说"从冲门上行七分"，《针方六集》中又说"上直两乳，挟任脉两旁各4寸"等，不管哪种说法，这些医书都对府舍穴有详细的描述。那么，府舍穴究竟是一个什么样的穴位呢？它又具有什么样的功能和作用呢？

府舍穴位于人体下腹部，当脐中下4寸，冲门穴上方0.7寸，距前正中线4寸。

1.主治病症

（1）此穴位具有润脾燥，生脾气的作用。

（2）经常按揉此穴，能够缓解腹痛、疝气等症状。

（3）配气海穴，能够治疗腹痛。

2.自我取穴按摩法

（1）正坐或仰卧，右手五指并拢，将拇指放在肚脐处，找到肚脐正下方小指边缘这处，以此为基点，再将右手手指向下，拇指放在此点，则小指边缘之处即是此穴。

（2）用同样的方法找出左边穴位。

（3）食指和中指伸直并拢，其余手指弯曲，用指腹揉按穴位。

（4）每天早晚各按压一次，每次1～3分钟。

◎ 大横穴——大肠疾病大横解决

主治：泄泻、便秘、腹痛。

大，指穴内气血作用的区域范围大；横，指穴内气血运动的方式为横向传输；"大横"的意思是指本穴物质为天部横向传输的水湿风气。本穴物质为腹结穴传来的水湿云气，到达本穴后，因受脾部外散之热，水湿云气胀散而形成风气，运行方式为天部的横向传输，所以名"大横"，也称肾气穴、人横穴。"肾气"指本穴的天部之气富含水湿。"人横"指穴内气血在人部横向传输。因为本穴物质不仅有天部的滞重水湿云气，还有腹哀穴下行传来的地部经水，其地部经水由本穴外溢脾部，有阴维脉的气血特性，所以是足太阴、阴维的交会穴。

在日常生活之中，我们经常会见到这样一些人，他们大腹便便，在整个体型中，呈中广型的肥胖，也就是说腰腹部极为肥胖。而且他们长期习惯性便秘，每天都要到厕所，但是每次都哼哼唧唧，好不容易挤出一些，也仅似羊屎般的东西。对这些人来说，除了每天要多饮水、多多摄取富含纤维质的蔬菜以外，还要每天坚持按压这个穴位，就会对身体和肠胃功能，以及腰腹的肥胖状态，具有很好的调理、改善和保健效果。

大横穴属足太阴脾经经脉的穴道，在人体的腹中部，距脐中4寸。

取穴技巧

正坐或仰卧，右手五指并拢，手指朝下，将拇指放于肚脐处，则小指边缘与肚脐所对之处即是。再依此法找出左边穴位

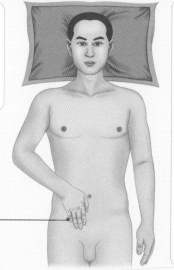

大横穴

指　　法：中指折叠法
程　　度：适度
时　　间：1～3分钟
功　　用：通便止痛。
配合治疗
腹　　痛：大横配天枢、足三里。
自我按摩法：以两手中指指尖垂直下压（此时吸气、缩腹效果更佳）揉按，每天早晚各一次，每次揉按1～3分钟。

1.主治病症

（1）按摩这个穴位，能够治疗多种大肠疾病，尤其对习惯性便秘、腹胀、腹泻、小腹寒痛、肠寄生虫等疾患，具有很好的治疗、调理和改善作用。

（2）长期坚持按摩这个穴位，对于多汗、四肢痉挛、肚腹肥胖等症状，也具有很好的调理、改善和保健作用。

（3）长期按摩这个穴位，还能够治疗各种急慢性肠炎、细菌性痢疾、肠麻痹等。

（4）配天枢穴、足三里穴，治疗腹痛。

2.自我取穴按摩法

（1）正坐或仰卧。

（2）用两手中指的指尖垂直下压穴位，此时吸气、缩腹效果更好。

（3）揉按穴位，有胀痛的感觉。

（4）每天早晚各按揉一次，每次1～3分钟。

◎ 周荣穴——心平气顺身体好

主治：咳嗽、气逆、胸胁胀满。

周，遍布、环绕的意思；荣，指草类开花或者谷类结穗时的茂盛状态；"周荣"的意思是说脾经的地部水湿大量蒸发，并化为天部之气。此处穴位虽然属于脾经穴位，但是脾经气血因为胸乡穴的流散，无物传至本穴。因此，本穴的物质来源于从上部区域散流至此的地部水液，到达本穴的地部水液受心室外传之热的作用，又大量汽化上行天部，于是，汽化之气如同遍地开花之状，脾土还原为本来的燥热之性，所以名叫"周荣穴"。这个穴位也被称为周营穴、周管穴。"周营"和"周管"都是指此穴内的汽化之气遍及穴周的整个区域。

在日常生活中，气候、环境等原因时常都有可能导致我们咳嗽。比如，北方气候普遍干燥，每年一到秋天，

取穴技巧

仰卧或正坐，将右手食指、中指、无名指三指伸直并拢，指尖朝左，将食指放在左胸窝上，锁骨外端下，则无名指所在之处即是，再依此法找出右边穴位

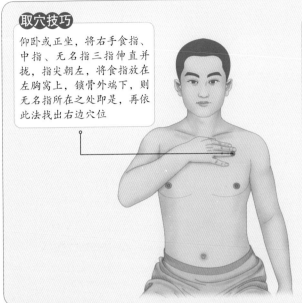

周荣穴

指　　法：三指压法
程　　度：适度
时　　间：1~3分钟
功　　用：止咳平喘，生发脾气。
配合治疗
胸肋胀满：周荣配膻中。
自我按摩法：食指、中指、无名指三指并拢，以指腹揉按穴位，每天早晚各一次，每次揉按1~3分钟。

就会有很多人开始季节性咳嗽；还有的人会因为嗓子干、喉咙痒而咳嗽。有一些人可能会认为咳嗽只不过是小问题，对这个问题并不重视。其实，偏偏正是像咳嗽这样的小问题，更有可能因为我们一时疏忽大意而引起严重的问题。咳嗽很有可能会导致呼吸系统的毛病，也有可能会引发肺部疾患等。此外，一些肝胆疾病的患者有的时候会感觉胸肋胀满。其实，不管是咳嗽还是胸肋胀满，都可以通过按摩周荣穴得到一定程度的缓解。

周荣穴在人体的胸外侧部，当第二肋间隙，距前正中线6寸。

1.主治病症

（1）此处穴位具有止咳平喘、生发脾气的作用。

（2）按揉此穴，对咳嗽、气逆、胸肋胀满具有明显的疗效。

（3）配膻中穴治疗胸肋胀满。

2.自我取穴按摩法

（1）仰卧或正坐，把右手食指、中指、无名指伸直并拢，指尖朝左，将食指放在左胸窝上，锁骨外端下，此时，无名指的所在之处就是该穴位。

（2）食指、中指、无名指并拢，用指腹适度用力揉按穴位。

（3）每天早晚各揉按一次，每次1~3分钟。

◎大包穴——长按大包，睡眠无忧

主治：胸肋满痛、气喘、全身疼痛、四肢无力。

脾在五行中属于"中土"，是其余四脏（肝、心、肺、肾）之主，因此，这处穴位又名叫"脾之大络"，意思就是联络其他经脉的重要穴道。它总统阴阳各经脉穴位，使得经气能够灌溉于五脏、四肢。它无所不包，无所不容，所以名为"大包穴"。

这个穴位出自《灵枢·经脉》，属于足太阴脾经，是脾经中的主要穴位之一。通常来说，在肺癌病人的大包穴的周围都有一些包块，女性肺癌患者的包块大多数都出现在右侧的大包穴位置，男性肺癌患者的包块大多数都出现在左侧的大包穴位置。经常按摩这处穴位，有利于清除穴位内部的瘀血，消除包块，调理肺气，对肺部具有改善和养护功能。另外，还有一些人晚上睡觉总是睡不安稳，总是在似睡非睡之间，而白天的时候却全身疲软，四肢乏力，提不起任何精神，如果遇到这种情况，只要能够坚持按压此穴位，也能够使症状得到缓解和改善。

大包穴属于足太阴脾经经脉的穴道，在人体的腋窝下、腋中线直下6寸的地方，相当于自己的中指尖到手腕横纹的长度。

1.主治病症

（1）按摩这个穴位，能够改善全身疲乏，四肢无力的症状。

（2）经常按压这个穴位，对于肺炎、气喘、胸膜炎、胸肋疼痛、膀胱麻痹、消化不良等疾患，都具有很好的医治、改善、调理和保健作用。

（3）每天坚持按压这个穴位，具有丰胸美容的效果。

2.自我取穴按摩法

（1）正坐或者仰卧，双手互相抱于胸前，把双手的中指放置在对侧腋窝中线下6寸处，大约一个手掌长度的地方。

（2）分别用中指的指尖揉按，会有胀、刺痛的感觉。

（3）每天早晚各按揉一次，每次1~3分钟。

（4）如果想得到丰胸的效果，就用这种方法按揉：首先，双手按住大包穴后，从胸外侧向内推压胸部36次；其次，手掌按住大包穴，再旋转推压36次；最后，用手指搓揉大包穴36次。

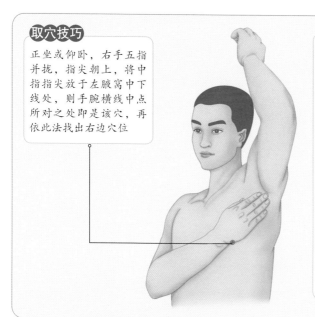

取穴技巧

正坐或仰卧，右手五指并拢，指尖朝上，将中指指尖放于左腋窝中下线处，则手腕横线中点所对之处即是该穴，再依此法找出右边穴位

大包穴

指　　法：三指压法
程　　度：适度
时　　间：1~3分钟
功　　用：通络健脾，理气安神。
配合治疗
四肢无力：大包配足三里。
自我按摩法：双手互抱胸前，用中指指尖揉按，每天早晚各一次，每次1~3分钟。

足太阳膀胱经经穴

足太阳膀胱经是十四经络中最长的一条经脉，几乎贯穿整个身体。它运行人体中宝贵的体液，因此关系到全身的健康。此经脉起于内眼角睛明穴，止于足小指端至阴穴，循行经过头、颈、背部、腿足部。《灵枢·寒热病》提到："足太阳有通项入于脑者，正属目本，名曰眼系……在项中两筋间，入脑乃别阴跷、阳跷，阴阳相交，阳入阴，阴入阳，交于目锐眦。"

本经俞穴主治泌尿生殖系统、精神及神经系统、呼吸系统、循环系统、消化系统的病症及本经所过部位的病症。例如：癫痫、头痛、目疾、鼻病、遗尿、小便不利及下肢后侧部位的疼痛等症。

◎睛明穴——世界明亮按睛明

主治：急慢性结膜炎、眼睛充血红肿、假性近视。

睛，指穴位所在的部位及穴内气血的主要作用对象为眼睛；明，光明的意思。"睛明"的意思是指眼睛接受膀胱经的气血而变得光明。此穴是足太阳膀胱经上的第一穴位，气血来自体内膀胱经的上行气血，是体内膀胱经吸热上行的气态物所化之液，即血。此穴将膀胱经之血提供给眼睛，眼睛受血而能视，变得明亮清澈，所以明"睛明"。"睛明穴"也被称为目内眦、泪孔穴、泪空穴、泪腔穴、目眦外。

"睛明"出自《针灸甲乙经》，属于足太阳膀胱经。据文献考证，其最早见于《素问·气府论》，又名泪空，泪

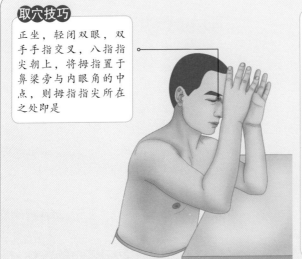

取穴技巧

正坐，轻闭双眼，双手手指交叉，八指指尖朝上，将拇指置于鼻梁旁与内眼角的中点，则拇指指尖所在之处即是

睛明穴

指　　法：拇指压法
程　　度：轻
时　　间：1~3分钟
功　　用：降温除浊。

配合治疗
视目不明：睛明配球后、光明。

自我按摩法：用拇指指甲尖轻掐穴位，在骨上轻轻前后刮揉，每次左右各（或双侧同时）刮揉1~3分钟。

腔等，能够治疗各种眼病、面瘫、呃逆、急性腰扭伤等症。在《俞穴学》中，记载这个穴位可以主治十一种病症，其中十种为眼病。是的，经常按摩睛明穴不但对老年人的老花眼有疗效，而且还能治疗轻度近视，对中高度近视也有缓解作用。当你发现自己的眼睛有视力不佳，眼前如有薄雾，双眼畏光，迎风流泪，眼睛酸涩，双眼红肿等不适症状，只要经常按摩这处穴位，就可以有所改善。

睛明穴属于足太阳膀胱经经脉的穴道，在目内眼角外0.1寸处，鼻梁旁的凹陷处。

1.主治病症

（1）此穴是主治所有眼病的关键穴位，对眼睛具有去眼翳、镇痛、消肿、止泪、止痒的作用，能令眼睛明亮。

（2）按摩此处穴位，能使急慢性眼结膜炎、眼睛充血红肿的症状有所缓解。

（3）长期按摩这处穴位，对假性近视、轻度近视、散光、老花眼、夜盲症、早期轻度白内障、迎风流泪等眼疾，具有非常明显的调理、改善和保健作用。

2.自我取穴按摩法

（1）正坐，轻闭双眼。

（2）两只手的手肘撑在桌面上，双手除拇指外，其余八指的指尖朝上。

（3）拇指的指甲尖轻轻掐按鼻梁旁边与内眼角的中点。

（4）在骨上轻轻前后刮揉，有酸、胀，以及稍微刺痛的感觉。

（5）每天左右两穴位分别刮揉一次，每次1~3分钟，也可以两侧穴位同时刮揉。

◎眉冲穴——按眉冲穴，眩晕无扰

眉，就是眼眶上面的毛发，也就是我们说的眉毛，色黑，在这里指的是穴内的气血物质为寒冷的水湿之气；冲，冲射的意思。"眉冲"的意思就是说来自膀胱经的气血在此穴位处吸热向上冲行。本穴的气血是从攒竹穴传来的水湿之气，上行到本穴后，散热冷缩，又受外部传来的热，寒冷水气复又胀散，胀散之气便沿着膀胱经向上冲行，所以名"眉冲"。"眉冲穴"也称小竹穴、星穴。"小竹"是指穴位内气血的特征。因为攒竹穴传来的水湿之气，相对于头部其他经脉的气血来说，温度比较低，即使在本穴吸热上行，气血量也并不大，如同纤细的小竹一般，故名小竹。"星穴"的意思是说穴位如同遥远的星辰一样小，所以称"星穴"。

此穴位名出自《脉经》，别名小竹，属足太阳膀胱经。据《针灸资生经》中记载："眉冲二穴，一名小竹，当两眉头直上入发际是。"《针灸资生经》中还说此穴位能够治疗头痛、鼻塞等疾患。可见，中国古代医家对眉冲穴在人体上的位置，以及它的功用，都已有很详细的考证。事实也是如此。如果你在日常生活中，偶感风寒，感到头痛、鼻塞等不适，或者在你感到眩晕的时候，可以轻轻按揉一下自己的眉冲穴，就能使病情得以缓解。

眉冲穴在人体的头部，攒竹穴直上入发际0.5寸处，神庭穴与曲差穴连线之间。

1.主治病症

（1）按摩眉冲穴，具有宁神通窍、止痛通络的作用。

（2）经常按摩眉冲穴，能够有效治疗

双手中指伸直，其他手指弯曲，将中指指腹放于眉毛内侧边缘处，沿直线向上推，指腹入发际，则指尖所在之处即是该穴

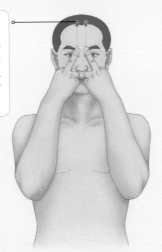

眉冲穴

指　　法：中指折叠法
程　　度：适度
时　　间：1~3分钟
功　　用：宁神通窍，止痛通络。
配合治疗
头　　痛：眉冲配太阳。
自我按摩法：以中指指腹揉按穴位，每次左右各1~3分钟。

头痛、眩晕、鼻塞、癫痫等疾病，使症状得到调理和改善。

（3）配太阳穴，治疗头痛。

2.自我取穴按摩法

（1）双手的中指伸直，其他手指弯曲。

（2）将中指的指腹放在眉毛内侧边缘处，并沿着直线向上推，指腹直入发际，则指头所指部位就是该穴。

（3）用中指的指腹揉按穴位，用力适度。

（4）分别揉按左右穴位，或者两穴位同时揉按，每次左右各1~3分钟。

◎曲差穴——鼻窍通透有曲差

主治：头痛、鼻塞、鼻出血、目视不明。

曲，隐秘的意思；差，派遣的意思；"曲差"的意思是说膀胱经气血由此穴位输送到头上的各个部位。此穴位中的物质是眉冲穴传来的水湿之气，到达这里后，进一步吸热胀散，并输送头上各部位，但是，因为它的气血水湿成分少，呈若有若无之状，所以名"曲差"。曲差穴也被称鼻冲，鼻主肺，指穴位内的物质为气；冲，冲行的意思；"鼻冲"的意思就是说穴位内的气血运行为冲行之状。因为此穴位内的物质是眉冲穴传来的水湿之气，在此穴位进一步吸热胀散，并且向穴外冲行，所以称"鼻冲"。

这个穴位的名字出自《针灸甲乙经》，别名鼻冲，属足太阳膀胱经。和眉冲穴一样，曲差穴对鼻塞、头痛、目视不明也具有良好的治疗作用。不过，这个穴位主要对治疗鼻疾有一定的特殊疗效，例如鼻塞、流鼻涕、鼻炎等。如果你感到自己的鼻子不舒服，或者当你在不小心感冒之后，感到鼻塞不通，或者不断地流鼻涕，此时，你只需要按一按、揉一揉曲差穴，就能够让病情得到减轻，感到舒适不少。

曲差穴在人体头部，当前发际正中直上

取穴技巧

一手掌心向颜面，中间三指并拢，其他两指弯曲，无名指指腹入前发际，放于发际正中处，则食指指尖所在之处即是该穴

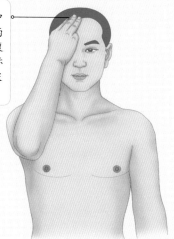

曲差穴

指　　法：食指压法
程　　度：适度
时　　间：1~3分钟
功　　用：清热降浊，通窍明目。
配合治疗
头痛、鼻塞：曲差配合谷。
咽喉疼痛：配照海。
自我按摩法：以食指指腹按压穴位，每次左右各1~3分钟。

0.5寸，旁开1.5寸，即神庭穴与头维穴连线的内1/3与中1/3的交点处。

1.主治病症

（1）按摩曲差穴，能够清热降浊，通窍明目。

（2）经常按摩这处穴位，对头痛、鼻塞、鼻出血、目视不明等疾患，具有良好的调理、改善、治疗作用。

（3）配合谷穴，治疗头痛、鼻塞。

2.自我取穴按摩法

（1）将一只手的手掌心朝面部，中间三指并拢，其他两指弯曲。

（2）无名指的指腹入前发际，放在发际的正中处，那么食指的指尖所在之处就是该穴位。

（3）用食指的指腹，以适当的力度按压穴位。

（4）以同样的方法按压另一侧穴位。

（5）可以左右分别按压两侧穴位，也可以两处穴位同时按压，每次1~3分钟。

◎五处穴——癫痫不可怕，五处治好它

主治：头痛、目眩、癫痫。

五，指东、南、西、北、中五个方位；处，处所的意思；"五处"的意思是指此处穴位的气血来自头上的各部位。此处穴位的气血本来应该由曲差穴提供，但是因为曲差穴的气血受热后散于膀胱经之外，所以基本上没有物质再传入本穴，于是，此穴的气血就由头上各部位的气血汇入，因此名"五处穴"。五处穴也被称为巨处穴。巨，巨大的意思；处，处所的意思；"巨处"就是指此处穴位的气血来自穴外的广阔天部。

这个穴位的名字出自《针灸甲乙经》，在《医学入门》中作"巨处"，属足太阳膀胱经。这处穴位的功效与眉冲穴、曲差穴差不多，能够主治头痛、目眩、目视不明等疾患。如果不小心绊了一跤，感到头晕眼花，或者眼前总是看不清楚东西，那么，可以经常按揉一下这个穴位，具有很好的治疗作用。关于它的作用，《铜人俞穴针灸图经》

取穴技巧

一手中间三指并拢，其他两指弯曲，掌心向颜面，无名指第一关节全入发际，放于发际之上正中处，则食指指尖所在之处即是该穴。依此法找出另一穴位

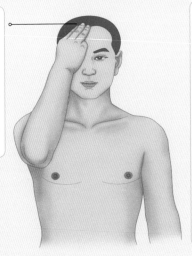

五处穴

指　　法：食指压法
程　　度：适度
时　　间：1~3分钟
功　　用：宁神止痛，活血通络
配合治疗
头痛、目眩：五处配合谷、太冲。
自我按摩法：以食指指腹按压穴位，每次左右各1~3分钟。

云："治头风，目眩"；《针灸大成》云："主目不明"。

五处穴在人体的头部，当前发际正中直上1寸，旁开1.5寸处。

1.主治病症

（1）按摩此处穴位，具有宁神止痛、活血通络的作用。

（2）经常按摩这个穴位，能够有效治疗头痛、目眩、癫痫等疾病。

（3）如果遇到小儿惊风时，按摩这个穴位，能迅速缓解小儿惊风的症状，帮助孩子及时得到救治。

（4）配合谷穴、太冲穴，治疗头痛、目眩；配率谷穴、行间穴，有清利头目、平肝的作用，能够治疗头痛目眩。

2.自我取穴按摩法

（1）伸出一只手，中间三指并拢，其他两指弯曲，手掌心朝向面部。

（2）无名指第一关节全入发际，放于发际之上正中处，那么食指的指尖所在之处就是这处穴位。

（3）用同样的方法找出另外一个穴位。

（4）以适当的力度，用食指的指腹按压穴位，每次1～3分钟。

◎承光穴——止痛祛热无忧愁

主治：头痛、目眩、鼻塞、热病。

承，受的意思；光，亮、阳、热的意思。"承光"的意思是指膀胱经气血在这个穴位进一步受热胀散。此处穴位物质是从五处穴传来的凉湿水气，到达本穴后，进一步受热胀散，犹如受之以热一样，所以名"承光"。

这个穴位的名称出自《针灸甲乙经》"在五处后2寸"，在《千金要方》和《素问·刺热篇》中，均作"1寸"，《铜人俞穴针灸图》和《针灸资生经》中，作"1.5寸"。据医典古籍记载，这处穴位具有医治风眩头痛、欲呕烦心、多清鼻涕、鼻塞不闻香臭、口歪、目眩、目翳、青盲、目视不明等疾患的作用。

左手四指并拢，拇指翘起，将小指放于前发际正中处，找出食指指腹所在位置，以此为基点；再把左手中指与食指并拢，中指指腹放于基点处，则食指指尖所在之处即是该穴。依此法找出另一穴位

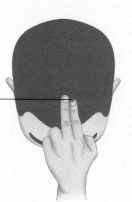

承光穴

指　　法：食指压法
程　　度：适度
时　　间：1~3分钟
功　　用：清热明目，祛风通窍。
配合治疗
头　　痛：承光配百会。
自我按摩法：以食指指腹按压穴位，每次左右各1~3分钟。

此外，这个穴位还能够让人全身放松。在长时间从事紧张的工作之后，或者在进行了剧烈的运动之后，如果身体感到疲乏不堪，就可以按摩承光穴，能够使身心放松下来。在夫妻行房事之前，相互按摩承光穴，有助于使对方得到放松，并快速达到性兴奋。关于这个穴位的作用，《针灸甲乙经》云："热病汗不出，青盲远视不明"；《铜人俞穴针灸图经》云："治风眩头痛"；《针灸大成》云："主目生白翳"。

承光穴在人体头部，当前发际正中直上2.5寸，旁开1.5寸处。

1.主治病症

（1）按摩这个穴位，具有清热明目、祛风通窍的作用。

（2）按摩这个穴位，对头痛、目眩、鼻塞、热病具有特殊的疗效，能够使疾患的症状得到改善。

（3）长期坚持按压这个穴位，还能够对面部神经麻痹、角膜白斑、鼻息肉、鼻炎、内耳眩晕症等疾病，具有明显的治疗和调理作用。

（4）配百会穴，治疗头痛。

2.自我取穴按摩法

（1）左手的四指并拢，拇指翘起。

（2）将小指放在前发际正中处，找出食指的指腹的位置，并以此为基点。

（3）再把左手中指与食指并拢，中指的指腹放在基点处，食指的指尖所在的位置就是这个穴位。

（4）用同样的方法找出另外一侧的穴位。

（5）用食指的指腹按压穴位，每次1~3分钟。

◎通天穴——鼻内畅通无阻

主治：头痛、眩晕、鼻塞、鼻出血。

通，通达的意思；天，指天部；"通天"的意思是指膀胱经气血由此上行天部。本穴的气血来自承光穴的水湿之气，到达本穴后，水湿之气所处为天之下部、

左手五指并拢，将小指放于前发际正中处，找出拇指指尖所在位置，以此为基点；再把左手中指与食指并拢，中指指腹放于基点处，则食指指尖所在之处即是该穴。依此法找出另一穴位

通天穴

指　　法：拇指压法
程　　度：适度
时　　间：1~3分钟
功　　用：清热除湿，通窍止痛。
鼻　　疾：通天配迎香、合谷。
自我按摩法：用食指指腹揉按，或用食指指甲尖掐按，先左手后右手，每次各揉（掐）按1~3分钟。

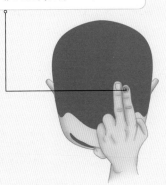

与头部的阳气不在同一层次，经本穴吸热后才上行至与头部阳气相同的天部层次，所以名"通天"。通天穴也称天臼、天伯、天目、天白、天日、天归、天旧。

《针灸甲乙经》曰："头顶痛重，通天主之"；《铜人俞穴针灸图经》曰："治偏风口渴"，这些说的都是关于这个穴位的作用。在人体穴位中，这是一个重要的穴位，它能够治疗多种疾病，如鼻塞、鼻疮、虚脱、眩晕等。如果你在生活中遇到了上述这些情况后，不妨按摩通天穴一试效果。

通天穴在人体的头部，当前发际正中直上4寸，旁开1.5寸处。

1.主治病症

（1）按摩这个穴位，具有清热除湿、通窍止痛的作用。

（2）长期坚持按摩这个穴位，对头痛、眩晕、鼻塞、鼻出血、鼻渊具有明显的治疗作用。

（3）配合迎香穴、合谷穴，治疗鼻疾；配风池穴、昆仑穴，有祛风、清热、镇痛的作用，能够治疗头重眩晕；配迎香穴、上星穴，有清热、通利鼻窍的作用，能够治疗流鼻涕、鼻疮；配人中穴、内关穴，有回阳固脱的作用，能够治疗虚脱症。

（4）据报道，曾有患者在小便失禁后，医生取患者双侧通天透络却穴，取得了一定的疗效；在中医临床中还发现，针对一些癫痫病大发作的患者，利用针刺通天穴，结果使患者的脑电图趋于规则化，使病人的病情得以缓解。

2.自我取穴按摩法

（1）左手的五指并拢，将小指放在前发际正中处，找出拇指的指尖所在的位置，并以此为基点。

（2）再把左手的中指和食指并拢，中指的指腹放在基点处，那么食指的指尖所在的地方就是这个穴位。

（3）用同样的方法找出另外一侧的穴位。

（4）以适当的力度按摩穴位，每次1~3分钟。

◎攒竹穴——消除疲劳视力好

主治：急慢性结膜炎、泪液过多、眼睑震颤、眼睛疼痛。

攒，聚集的意思；竹，指山林之竹。"攒竹"的意思是指膀胱经的湿冷水汽由此吸热上升。因为此处穴位的物质是晴明穴上传而来的水湿之气，因其性寒吸热上行，与晴明穴内提供的水湿之气相比，由本穴上行的水湿之气量小，如同捆扎聚集的竹竿小头一样，所以名"攒竹"。攒竹穴有很多别名，如眉本、眉头、员在、始光、夜光、明光、光明穴、员柱、矢光、眉柱、始元、小竹、眉中。"眉本"的意思是指此处穴位气血的强弱关系到眉发的荣枯。"始光"的意思是说膀胱经气血在此处由寒湿之状变为阳热之状。

《针灸心悟》中云：攒竹穴可以治疗急性腰扭伤。其实，攒竹穴不仅对急性腰扭伤具有良好的治疗效果。还能够改善头痛、昏晕等多种症状。尤其是在现代社会中，大多数人的工作都很紧张繁忙、疲惫不堪，尤其是整天都在办公室里面工作，眼睛长时间地盯着电脑屏幕的白领们，或者是那些经常通宵达旦地熬夜加班，或者经常喜欢整夜看DVD的年轻人，非常容易遇到眼睛胀痛、眉棱骨痛的情况。对这些人士来说，只要能够经常正确按压攒竹穴，就可以达到改善的效果。

攒竹穴属足太阳膀胱经经脉的穴道，在眉毛内侧端，眼眶骨上凹陷处。

1.主治病症

（1）此穴对急慢性结膜炎、泪液过多、眼睑震颤、眼睛疼痛等症状都有明显的疗效。

（2）按摩此穴，能够缓解视力不清、眼睛红肿等症状。

（3）长期按摩此处穴位，对风热、痰湿引起的脑昏头痛、眉棱骨痛等具有明显的调理和改善作用。

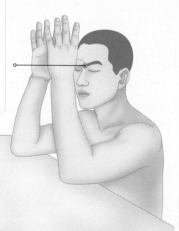

取穴技巧

正坐，轻闭双眼，两手肘撑在桌面，双手手指交叉，指尖向上，将两拇指指腹由下往上置于眉棱骨凹陷处，则拇指指腹所在之处即是该穴

攒竹穴

指　　法：拇指压法
程　　度：适度
时　　间：1~3分钟
功　　用：活血通络，明目止痛
配合治疗
口眼歪斜、眼睑下垂：攒竹配阳白。
自我按摩法：两拇指指腹由下往上按压穴位，每次左右各（或双侧同时）揉按1~3分钟。

2.自我取穴按摩法

（1）正坐，轻闭双眼，两手肘支撑在桌面上。

（2）双手的手指交叉，指尖向上，两个拇指的指腹向上，由下往上向眉棱骨按压，轻按有痛、酸、胀的感觉。

（3）每次按揉1~3分钟，可以两侧穴位同时按压。注意：一般人取穴，是由面部直接按压在眉棱骨上，正确的应该是由下往上按。

◎天柱穴——头脑清楚不犯愁

主治：后头痛、颈项僵硬、视力衰弱、血压亢进。

天有两个意思：一是指穴位内的物质为天部阳气；二是指穴位内的气血作用于人的头颈；柱，支柱的意思，支撑重物的坚实之物，比喻穴位内气血饱满坚实。"天柱"的意思是指膀胱经的气血在此穴位呈坚实饱满之状。本穴位内的气血是汇聚膀胱经背部各俞穴上行的阳气所致，其气强劲，充盈头颈

交接之处，颈项受其气乃可承受头部重量，如同头上的支柱一样，所以名"天柱"。

《内经》中说："补天柱侠颈"，"侠颈"就是说天柱穴在颈部的两旁。"补天柱"就是在天柱穴施用补法。在我国的八段锦中，有一个动作是"鸣天鼓"，就是用两只手掌盖住耳门，手指尖都向后，按压在天柱穴部位，两只手都用食指叠在中指上，再用食指用力叩打此处穴位，此时，头脑中就会有"嗡嗡"的声音震荡，就像在鸣鼓一样。老年人经常按摩这个穴位，不但能够很好地预防中暑，还能够改善头晕、耳鸣等中暑的症状。经常头痛、昏昏沉沉、视力模糊、头脑不清的人，只要每天都能够坚持按压天柱穴，或者每天早晚各按压一次，每次连扣九下或者九的倍数，就会获得立竿见影的效果。

天柱穴属足太阳膀胱经经脉的穴道，位于后头骨正下方凹陷处，就是脖颈处有一块突起的肌肉（斜方肌），此肌肉外侧凹处，后发际正中旁开约1寸。

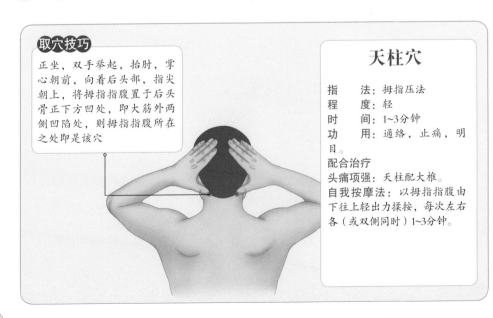

取穴技巧

正坐，双手举起，抬肘，掌心朝前，向着后头部，指尖朝上，将拇指指腹置于后头骨正下方凹处，即大筋外两侧凹陷处，则拇指指腹所在之处即是该穴

天柱穴

指　　法：拇指压法
程　　度：轻
时　　间：1~3分钟
功　　用：通络，止痛，明目。

配合治疗

头痛项强：天柱配大椎。

自我按摩法：以拇指指腹由下往上轻出力揉按，每次左右各（或双侧同时）1~3分钟。

1.主治病症

（1）此穴位对后头痛、颈项僵硬、肩背疼痛、血压亢进、脑溢血、鼻塞、嗅觉功能减退等具有疗效。

（2）按摩这个穴位，能改善视力衰弱、视神经萎缩、眼底出血等症状，并且有很好的保健和调理作用。

（3）经常按摩这个穴位，还可以使头脑反应敏锐，增强记忆力，并且可以调整和改善内脏机能。

2.自我取穴按摩法

（1）正坐，双手举起，抬肘，掌心朝前，向着后头部。

（2）指尖朝上，用拇指的指腹，从下而上按进颈后枕骨下，大筋外两侧凹陷处，有酸痛、胀麻的感觉。

（3）由下往上轻轻用力按揉两侧穴位，每次1~3分钟。

◎大杼穴——祛热祛痛，大杼常用

主治：咳嗽、发热、项强、肩背痛。

大，大、多的意思；杼，在古代指织布的梭子；"大杼"的意思就是膀胱经的水湿之气在此处穴位吸热后迅速上行。此处穴位的物质是膀胱经背俞各穴吸热上行的水湿之气，至本穴后虽散热冷缩为水湿成分较多的凉湿水汽，但在本穴位进一步吸热胀散，并化为上行的强劲风气，上行之气中水湿犹如织布的梭子一样向上穿梭，所以名"大杼"。大杼穴也有很多别名，如背俞穴、本神穴、百旁穴、百劳穴。

夏季长期待在空调环境中，长时间坐在办公室里面工作，或者长期使用电脑，再加上缺少运动，颈肩部位很容易感到不舒服，会感到酸痛。这种情况如果持续下去，颈肩部位就会变得疼痛、僵硬，严重的还会患上各种肩周关节炎。这是因为不正确的坐姿，过度的紧张，会使得颈肩部位的督脉、足太阳膀胱经脉气受阻，同时使得这个部位的大杼穴气血不通。而且不正确的姿势还会对脊柱骨质产生压力，时间久了，就会产生骨质增生，即"骨病"，会使大杼穴气血瘀阻的

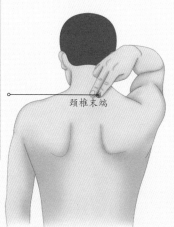

取穴技巧

正坐，头微向前俯，双手举起，掌心向后，并拢食指、中指两指，其他手指弯曲，越过肩伸向背部，将中指指腹置于颈椎末端最高的骨头尖（第七颈椎）下的棘突（第一胸椎的棘突）下方，则食指尖所在之处即是该穴

颈椎末端

大杼穴

指　　法：中指折叠法
程　　度：适度
时　　间：1~3分钟
功　　用：清热除燥，止咳通络。
配合治疗
肩　背　痛：大杼配肩中俞、肩外俞。
自我按摩法：举手抬肘，用中指指腹按压，每次左右各（或双侧同时）揉按1~3分钟。

情况更严重。所以，经常按压大杼穴，可以使这个穴位的气血保持畅通，并保证了颈肩部经脉气血的流通，各种颈椎疾病的症状也就能够得到改善。

大杼穴此穴位在人体背部，当第一胸椎棘突下，旁开1.5寸。

1.主治病症

（1）按摩这处穴位，具有清热除燥、止咳通络。

（2）长期按压这个穴位，能够有效治疗咳嗽、发热、肩背痛等疾病。

（3）配肩中俞穴、肩外俞穴，治疗肩背痛。

2.自我取穴按摩法

（1）正坐，头微微向前俯，双手举起，掌心向后，食指和中指并拢，其他手指弯曲，并越过肩伸向背部。

（2）将中指的指腹放在颈椎末端最高的骨头尖（第七颈椎）下的棘突（第一胸椎的棘突）下方，食指指尖所在的部位就是这个穴位。

（3）举手抬肘，用中指的指腹按压，每次按揉1～3分钟，两侧穴位可同时按压。

◎风门穴——治疗感冒，风门最好

主治：风寒感冒发热、恶寒、咳嗽、支气管炎。

风，指穴位内的气血物质主要为风气；门，指出入的门户；"风门"的意思是指膀胱经气血在此化风上行。此穴位的物质是膀胱经背俞各穴上行的水湿之气，到此穴后吸热胀散，并化风上行，所以名"风门"。风门穴也称热府、背俞、热府俞。"热府"的意思是指膀胱经气血在这里吸热上行。"背俞"的意思是指此处穴位的气血来自背部各穴位。

此处穴位名出自《针灸甲乙经》："风眩头痛，鼻不利，时嚏，清涕自出，风门主之。"《会元针灸学》中说"风门者，风所出入之门也""穴在第二椎下两旁，为风邪出入之门户，主治风疾，故名风门"。这个穴位是中医临床祛风最常用的穴位之一。比如，天冷的时候，总是很容易受风寒感冒、咳嗽不断、颈项僵硬、肩背酸痛，遇到这种情况后，如果每天能够按摩风门穴，就会有意想不到的保健作用。

风门穴在第二胸椎棘突下，旁开1.5寸处，属于足太阳膀胱经经脉的穴道。

1.主治病症

（1）按摩这个穴位，具有宣通肺气、调理气机的作用。

（2）按摩这个穴位，能够有效治疗各种风寒感冒发热、恶寒、咳嗽、支气管炎等疾病。

（3）这个穴位对预防感冒、头颈痛、胸背痛、荨麻疹、呕逆上气等病症，都具有很好的保健和调理作用。

（4）用热吹风机"吹"这个穴位，对剧烈的哮喘具有迅速缓解的作用。

（5）此穴位还可以有效治疗背部青春痘、痈疮。

2.自我取穴按摩法

（1）正坐，头微微向前俯，举起双手，掌心向后。

（2）食指和中指并拢，其他手指弯曲，越过肩伸向背部，将中指的指腹放置在大椎下第二个凹陷的中心，即食指的指尖所在的位置就是该穴。

（3）举手抬肘，用中指的指腹按揉穴位，每次左右两侧穴位各按揉1～3分钟，或

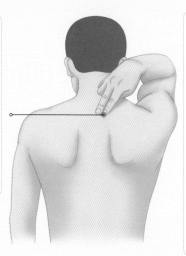

取穴技巧

正坐，头微向前俯，双手举起，掌心向后，并拢食指、中指两指，其他手指弯曲，越过肩伸向背部，将中指指腹置于大椎下第二个凹洼(第二胸椎与第三胸椎间)的中心，则食指指尖所在之处即是该穴

风门穴

指　　法：中指折叠法
程　　度：适度
时　　间：1~3分钟
功　　用：宣通肺气，调理气机

配合治疗
咳嗽、气喘：风门配肺俞、大椎。
伤风咳嗽：风门配合谷。
自我按摩法：举手抬肘，用中指指腹揉按穴位，每次左右各（或双侧同时）揉按1~3分钟。

者两侧穴位同时按揉。

（4）可以正坐或者俯卧，请他人用拇指的指腹按揉穴位。

◎会阳穴——止血治痔疮，全都找会阳

主治：泄泻、便血、痔疮、阳痿。

会，会合、交会的意思；阳，阳气的意思；"会阳"的意思是指膀胱经的经气在这处穴位与督脉阳气会合。这个穴位的物质是下髎穴传来的地部剩余经水，量很小，到达这个穴位后，吸热汽化为天部之气，然后又与督脉外传的阳气会合，再循膀胱经散热下行，穴内气血的变化特点是天部的阳气相会，所以名"会阳"。会阳也称利机。利，便利的意思；机，机关、巧妙的意思。"利机"的意思是指这处穴位向臀部输送阳气。这个穴位的物质为膀胱经与督脉的阳气会合而成，阳热之气不仅循着膀胱经传输，也向穴外臀部传输，臀部受此阳热之气后才能灵活自如，就像

灵巧的活动机关一样，所以名"利机"。

便血可能是一种常见的消化道疾病的症状，如痔疮、肛裂、结肠息肉等；也有可能是大肠癌等癌变的信号。如果发现便血，除了要马上前往医院检查，也可以通过按压会阳穴，使便血的症状暂时得到缓解。关于这个穴位的作用，《针灸甲乙经》记载："肠澼便血"；《铜人腧穴针灸图经》曰："久痔阳气虚乏"；《类经图翼》云："腹中寒气"。

会阳穴这个穴位在人体的骶部，尾骨端旁开0.5寸处。

1.主治病症

（1）按摩这个穴位，具有散发水湿，补阳益气的作用。

（2）经常按压这个穴位，对泄泻、便血、痔疮、阳痿、带下都具有很好的疗效。

（3）配承山穴治疗痔疮；配曲池穴、血海穴，有祛风除湿、活血止痒的作用，能够治疗阴部皮炎、瘙痒症状；配百会穴、长强穴，有升阳固脱的作用，能够治疗脱肛、

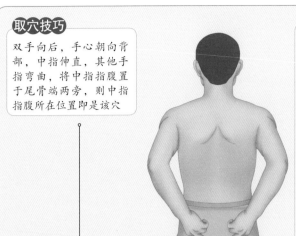

取穴技巧

双手向后，手心朝向背部，中指伸直，其他手指弯曲，将中指指腹置于尾骨端两旁，则中指指腹所在位置即是该穴

会阳穴

指　　法：中指折叠法
程　　度：适度
时　　间：1~3分钟
功　　用：散发水湿，补阳益气。
配合治疗
痔　　疮：会阳配承山。
自我按摩法：用中指指腹揉按穴位，每次左右各揉按1~3分钟。

痔疮等症状。

（4）在中医临床中，人们发现，利用针刺会阳穴，配肾俞穴，使用泻法，能有效治疗慢性前列腺炎。

2.自我取穴按摩法

（1）双手向后，手掌心朝向背部，中指伸直，其他手指弯曲，将中指的指腹放在尾骨端两旁。

（2）用中指指腹按压所在之处，有酸痛感。

（3）用中指的指腹按揉穴位，左右两侧穴位每次各按揉1~3分钟。

◎承扶穴——臀部减肥曲线好

主治：腰骶臀股部疼痛、坐骨神经痛、下肢瘫痪、痔疮。

承，承担、承托的意思；扶，扶助的意思。"承扶"的意思是指膀胱经的地部经水在这个穴位大量蒸发外散。这个穴位中的物质是膀胱经下行的地部经水和经水中夹带的脾土微粒，由于膀胱经的经水

在上髎、次髎、中髎、下髎穴四个穴位中大部分流落于地之地部，到达本穴后气血物质实际上已经变成了经水和脾土微粒的混合物。气血物质在这里吸热汽化，水湿汽化上行于天部，脾土微粒固化于穴周，固化的脾土物质又干又坚硬，能够很好地承托并阻止随膀胱经经水流失的脾土，所以名"承扶"。这个穴位也被称为肉郄、阴关、皮部。"肉郄"的意思是指膀胱经气血物质中的脾土微粒在此处运行得很缓慢；"阴关"的意思是指膀胱经的地部经水在这个穴位被关卡，不能下行；"皮部"的意思是说膀胱经经水在这个穴位汽化成天部之气。

越来越多的职业女性由于工作繁忙，经常一坐就是一整天，臀部肌肉长期处于放松并被挤压状态，再加上贫于运动，使得臀部肌肉无韧性，原本紧翘翘的臀部就会变得松弛、下垂。遇到这种情况后，女性朋友可以通过按压承扶穴，使松弛的肌肉恢复弹性和活力，改善臀部下垂的状况。

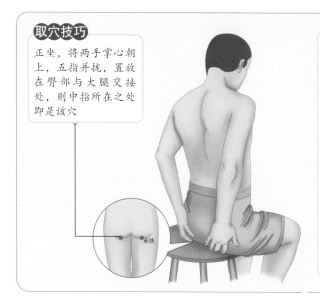

承扶穴

指　　法：三指压法
程　　度：适度
时　　间：1~3分钟
功　　用：通便消痔，舒筋活络。
配合治疗
腰骶疼痛：承扶配委中
自我按摩法：用食指、中指、无名指三指指腹向上按摩，每次左右各（或双侧同时）按摩1~3分钟。

承扶穴在人体的大腿后面，左右臀下臀沟的中心点。

1.主治病症

（1）按压承扶穴，具有通便消痔、舒筋活络的作用。

（2）经常按摩这个穴位，能够收紧臀部，对臀部具有减肥作用。

（3）经常按摩这个穴位，对腰腿痛、坐骨神经痛、下肢瘫痪、痔疮、尿闭、便秘、生殖器官疼痛等病症，具有很好的保健和调理作用。

（4）配委中穴，治疗腰骶疼痛。

2.自我取穴按摩法

（1）正坐，把两只手的手掌心朝上，五指并拢，放在臀部与大腿的交接处，中指所在的地方即是穴位。

（2）用食指、中指、无名指的指腹向上按摩左右两个穴位。

（3）每次各按揉1~3分钟，也可以两侧同时按摩。

◎殷门穴——强健腿腰，殷门有绝招

主治：坐骨神经痛、下肢麻痹、小儿麻痹后遗症。

殷，盛大、众多、富足的意思；门，指出入的门户。"殷门"的意思是指膀胱经的地部水湿在这个穴位大量汽化。因此这处穴位的物质是承扶穴脾土中外渗至本穴的地部水湿，在此穴位，水湿分散于穴位周围并且大量汽化，气血物质显得很充盛，所以名"殷门"。

殷门穴是足太阳膀胱经的穴位，在大腿后侧正中，敲打这处穴位，专门治疗腰背疼痛和腰椎间盘突出症状，并且立竿见影，效果非常明显。敲打这个穴位时，可以用小木槌等器物。站立，以适当的力度用小木槌轮流敲打殷门穴各三百次，背痛能迅速得到改善，坚持敲打一个月左右，椎间盘突出和慢性腰痛的症状基本上消失，使疾患得到治愈。平时坚持敲打这个穴位，还能积极预防

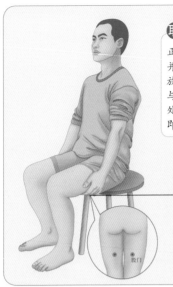

取穴技巧

正坐，双手食指与中指并拢，其他手指弯曲，放于大腿后正中，臀部与膝盖的中间位置偏上处，则中指所在位置即是

殷门穴

指　　法：二指压法
程　　度：适度
时　　间：1~3分钟
功　　用：舒筋通络，强健腰膝。
配合治疗
腰　　痛：殷门配大肠俞。
自我按摩法：并拢中指、食指，用指腹揉按该穴，每次左右各揉按1~3分钟。

腰椎间盘突出症；同时，像前列腺炎、尿路不畅、尿滴沥等症状也能够消失。另外，经常按摩、敲打殷门穴，能够通经活络、疏通筋脉，还可以促使腿部消耗多余的脂肪，使大腿具有修长、平滑的曲线美。关于它的疗效，《针灸甲乙经》云："腰痛得俛不得仰"；《铜人俞穴针灸图经》云："举重恶血"；《针灸大成》曰："外股肿"。

殷门穴在人体的大腿后面，当承扶穴与委中穴的连线上，在承扶穴下6寸处。

1.主治病症

（1）按摩、敲打这个穴位，可以舒筋通络、强腰膝。

（2）经常按摩、敲打这个穴位，可以治疗精神及神经系统的疾病，如坐骨神经痛、下肢麻痹、小儿麻痹后遗症。

（3）经常按压、敲打这个穴位，对腰背痛、股部炎症等，也具有明显的调理和改善作用。

（4）配大肠俞穴，治疗腰痛；配肾俞穴、委中穴，有健腰补肾、舒筋活络的作用，能够治疗腰脊疼痛；配风市穴、足三里穴，有利腰腿、祛风除湿的作用，能够治疗下脚痿痹。

2.自我取穴按摩法

（1）正坐，双手食指和中指并拢，其他手指弯曲，放在大腿后正中，臀部与膝盖的中间位置偏上处，中指所指的位置即是穴位。

（2）中指和食指并拢，用指腹按揉这个穴位。

（3）左右两侧的穴位，每次各按揉1~3分钟。

◎委中穴——长按委中穴，委屈不求全

主治：腰腿无力、腰痛、腰连背痛、四肢发热。

委，堆积的意思；中，穴内气血所在为天、人、地三部的中部。"委中"的意思是指膀胱经的湿热水汽在这里聚集。此穴物质是膀胱经膝下部各穴上行的水湿

之气，吸热后的上行之气，在穴中呈聚集之状，因此称"委中"。"委中穴"也叫腘中穴、郄中穴、血郄穴。在五行中，此穴属土。因为此穴位之物质为天部的湿热水汽，在本穴为聚集之状，有土的不动之意，所以属土。

腰腿无力，腰酸背痛，几乎成了每一个现代文明人的通病，此时，只要按摩委中穴，就有强化腰腿力量、去除腰酸背痛的效果。委中穴是中医针灸经络中的四大总穴之一，因此，在古代的经诀歌中就有"腰背委中求"之类的句子，在《幼科铁镜》一书中也云："惊时，若身往前扑，即将委中穴向下掐住，身便直。"《灵枢》云："膀胱病者，小腹偏肿而痛，以手按之，即欲小便而不得，肩上热，若脉陷，及足小指外廉及胫踝后皆热，取委中央。"

委中穴属足太阳膀胱经经脉的穴道，在膝盖里侧中央。

1.主治病症

（1）按摩这个穴位，具有通络止痛、利尿祛燥的作用。

（2）长期按摩此穴位，对腰背、腿部的各种疾病，如腰腿无力、腰痛、腰连背痛、腰痛不能转侧等，都有良好的疗效。

（3）长期按摩这个穴位，能够有效治疗四肢发热、热病汗不出、小便难、中暑、急性胃肠炎、坐骨神经痛、小腿疲劳、颈部疼痛、下肢瘫痪、臀部疼痛、膝关节疼痛、腓肠肌痉挛等病症。

（4）配大肠俞穴，治疗腰痛。

（5）配长强、次髎、上巨虚、承山，治疗便血。

2.自我取穴按摩法

（1）端坐垂足、双手轻握大腿两侧，拇指在上，其余四指在下。

（2）食指放在膝盖里侧，就是腿弯的中央部位，用食指按压所在之处，有酸痛感。

（3）用食指的指腹，向内用力按揉，每次左右两侧穴位各按揉1～3分钟，也可以双侧同时按揉。

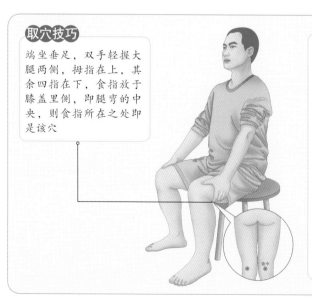

取穴技巧

端坐垂足，双手轻握大腿两侧，拇指在上，其余四指在下，食指放于膝盖里侧，即腿弯的中央，则食指所在之处即是该穴

委中穴

指　　法：食指压法
程　　度：适度
时　　间：1～3分钟
功　　用：通络止痛，利尿祛燥。
配合治疗
腰　　痛：委中配肾俞、阳陵泉、腰阳关、志室、太溪。
便　　血：委中配长强、次髎、上巨虚、承山。
自我按摩法：用食指指腹，用力向内揉按，每次左右各（或双侧同时）揉按1～3分钟。

特效经穴按摩速查图典

◎承筋穴——长按承筋，小腿不抽

主治：小腿痛、腓肠肌痉挛、腰背痛、痔疮。

承，承受的意思；筋，肝所主的风。"承筋"的意思是指膀胱经的上行阳气在此穴位化风而行。这个穴位的物质为膀胱经足下部各穴上行的阳热之气，至本穴后为风行之状，所以名"承筋"。承筋穴也称腨肠、直肠，意思是说本穴的气血物质与大肠经的气血物质的特性相同。

《针灸甲乙经》中云："在腨肠中央陷者中"，《素问·刺禁论》中说："刺腨肠内陷为肿"。《灵枢·本输》中说："太阳之别也，上踝5寸，别入贯腨肠，出于委阳。"在这里，"腨肠"二字指的就是承筋穴。《素问·刺腰痛论》王冰注："在腘下同身寸之5寸，上承郄中之穴，下当申脉之位，是谓承筋穴，即腨中央如外陷者中也。"这是一个很有用的穴位，可以治疗痔疮和腰背疼痛、小腿疼

痛等。关于它的疗效，《针灸甲乙经》中还说："痹寒转筋"；《铜人俞穴针灸图经》云："腰背拘急霍乱"；《针灸大成》云："痔疮，胫痹不仁"。

承筋穴位于人体的小腿后面，当委中穴与承山穴的连线上，腓肠肌的肌腹中央，委中穴下5寸处。

1.主治病症

（1）按摩这个穴位，具有舒筋活络、强健腰膝、清泄肠热的作用。

（2）长期按摩这个穴位，对小腿痛、腓肠肌痉挛、腰背疼痛、急性腰扭伤、痔疮、脱肛、便秘，都具有良好的疗效。

（3）长期按摩这个穴位，还对腿痛转盘、腰背拘急有疗效；在现代临床中，常用来治疗下肢麻痹、坐骨神经疼痛等疾病。

（4）配委中穴，治疗下肢挛痛；配阳陵泉、足三里，有健脾舒筋、活血通络的作用，能够治疗下肢痿痹。

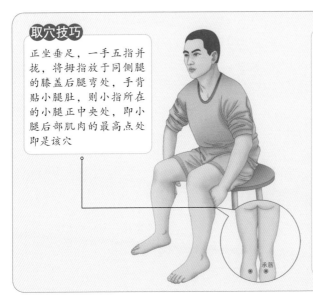

取穴技巧

正坐垂足，一手五指并拢，将拇指放于同侧腿的膝盖后腿弯处，手背贴小腿肚，则小指所在的小腿正中央处，即小腿后部肌肉的最高点处即是该穴

承筋

承筋穴

指　　法：拇指压法
程　　度：适度
时　　间：1~3分钟
功　　用：舒筋活络，强健腰膝，清泄肠热。
配合治疗
下肢挛痛：承筋配委中。
自我按摩法：用手轻握小腿侧部，拇指在小腿后，四指在腿侧，以拇指指腹揉按穴位，每次左右各揉按1~3分钟。

2.自我取穴按摩法

（1）正坐垂足，一只手的五指并拢，把拇指放在同侧腿的膝盖后腿弯处。

（2）手背贴小腿肚，小指所在的小腿正中央处，也就是小腿后部肌肉的最高点即是穴位。

（3）用手轻轻握住小腿侧部，拇指在小腿后，四指在腿侧，用拇指的指腹按揉穴位。

（4）左右两穴位，每次按揉1～3分钟。

◎承山穴——腿脚有力不抽筋

主治：脚无力、小腿抽筋、腰腿痛、坐骨神经痛。

承，承受、承托的意思；山，指大堆的土石，这里指穴内物质为脾土。承山，顾名思义，就是承受一座山。"承山"的意思是随膀胱经经水下行的脾土微粒在此处固化。随膀胱经经水上行而来的脾土和水液的混合物，行至本穴后，水液汽化，而干燥的脾土微粒则沉降穴的周围，沉降的脾土堆积如同大山一样，所以名"承山"。承山穴有很多别名，如鱼腹、肉柱、伤山、鱼肠、肠山、鱼腹山、玉柱、鱼腰穴等。

人站着的时候，小腿肚子会感到紧张，而承山穴所处的位置，正好是筋、骨、肉的一个纽结，是最直接的受力点。平时，我们在学习、工作、生活中，也要承受巨大的压力，这些压力在身上"压"久了，我们就会感到累，并且会产生疲劳感。而承山穴是一个可以帮助我们缓解疲劳的穴位，不管我们遇到了多大的压力，身心感到多么的疲惫，只要轻轻按压承山穴，就能够帮助我们缓解疲劳，消除压力。同时，经常按摩承山穴，还具有去除体内湿气的良好效果。

承山穴属足太阳膀胱经经脉之穴道，在人体的小腿后面正中，委中穴与昆仑穴之间，当伸直小腿或足跟上提时，腓肠肌肌腹下出现的尖角凹陷处就是这个穴位。

取穴技巧

正坐，将欲按摩之脚抬起，置放在另外一腿的膝盖上方。用手掌握住脚踝，拇指指腹循着脚后跟正中(阿里基斯腱)直上，在小腿肚下，"人"字型的中点处即是该穴

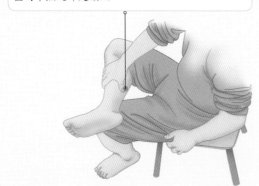

承山穴

指　　法：拇指压法
程　　度：适度
时　　间：1～3分钟
功　　用：舒筋活络。
配合治疗
痔　　疾：承山配大肠俞。
下肢痿痹：承山配环跳、阳陵泉。
自我按摩法：四指轻握小腿，用拇指指腹揉按穴位，每次左右各（或双侧同时）揉按1～3分钟。

1.主治病症

（1）经常按摩承山穴，具有舒筋活血的作用。

（2）经常按摩这个穴位，对腰腿疼痛、坐骨神经痛、腓肠肌痉挛、腰背疼痛、足跟疼痛、膝盖劳累，具有非常明显的疗效。

（3）长期按摩这个穴位，还能够治疗并改善四肢麻痹、脚气、痔疮、便秘、脱肛等疾病。

（4）配大肠俞穴，治疗痔疮；配环跳穴、阳陵泉，治疗下肢痿痹。

2.自我取穴按摩法

（1）正坐，将要按摩的脚抬起，放置在另外一腿的膝盖上方。

（2）用对侧的手掌握住脚踝，拇指的指腹沿着脚后跟正中（阿里基斯腱）直上。

（3）在小腿肚下，"人"字型的中点就是该处穴位。

（4）用四指轻轻握住小腿，用拇指的指腹按揉穴位，每次左右穴位各按揉1～3分钟，也可以两侧穴位同时按揉。

◎飞扬穴——祛除头痛，神采飞扬

主治：风湿性关节炎、痔疮、癫痫、眩晕。

飞，指穴内物质为天部之气；扬，指穴内物质扬而上行。"飞扬"的意思是指膀胱经的气血在此处吸热上行。飞扬穴也名厥阳穴、厥阴穴、厥扬穴。"厥阳"的意思是指膀胱经的气血在此处上扬；"厥阴"的意思是指本穴上扬的气血物质为膀胱经的寒湿水汽，而不是真正的阳热之气。这个穴位是膀胱经络穴。此穴位的气血为吸热上行的水湿之气，它不光在膀胱经上行，同时也向外扩散于与膀胱经相表里的足少阴肾经，所以为膀胱经络穴。

对腰疼的人来说，飞扬穴是一个很好的治疗穴位，关于这个穴位，还有这样一句俗语，那就是："听到飞扬穴后，腰疼

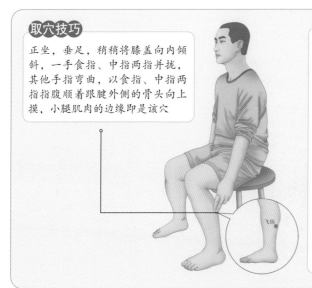

取穴技巧

正坐，垂足，稍稍将膝盖向内倾斜，一手食指、中指两指并拢，其他手指弯曲，以食指、中指两指指腹顺着跟腱外侧的骨头向上摸，小腿肌肉的边缘即是该穴

飞扬穴

指　　法：二指压法
程　　度：适度
时　　间：1～3分钟
功　　用：清热安神，舒筋活络。
配合治疗
腿　　痛：飞扬配委中。
自我按摩法：以食指、中指两指指腹揉按穴位，每次左右各揉按1～3分钟。

的人都低眉折腰地进来，揉完飞扬穴后，就扬眉吐气地出去。"关于这个穴位的作用，《千金方》云："飞扬、太乙、滑肉门，主癫狂吐舌"；《铜人俞穴针灸图经》云："主目眩，逆气鼻出血"；《医宗金鉴》云："主步履艰难"。

飞扬穴在小腿后面，外踝后，昆仑直上7寸，承山穴外下方1寸处。

1.主治病症

（1）按摩此穴位，具有清热安神、舒筋活络的作用。

（2）长期按压这个穴位，能够治疗头痛、目眩、腰腿疼痛、痔疾等疾患。

（3）这个穴位，对于风湿性关节炎、癫痫，也具有很好的治疗作用。

（4）配委中穴，治疗腿痛。

（5）长时间站立、坐立或者步行，都会引起腿部肌肉的疲劳，甚至还有可能出现腿部肿胀，此时，轻轻用力敲打、刺激飞扬穴，能够有效缓解症状。

（6）体内上火、流鼻水、鼻塞时，以同样的方式，轻微用力敲打这个穴位，也能够使疾患症状得到缓解。

2.自我取穴按摩法

（1）正坐、垂足，膝盖稍微向内倾斜，同侧手的食指和中指并拢，其他手指弯曲。

（2）用食指和中指的指腹顺着跟腱外侧的骨头向上摸，在小腿肌肉的边缘即是穴位。

（3）用同样的方法找到另一侧的穴位。

（4）分别用食指和中指的指腹按揉左右两侧穴位，每次1～3分钟。

◎昆仑穴——常按昆仑，清晨睡安稳

主治：后头痛、项强、腰骶疼痛、足踝肿痛。

昆仑，广漠无垠的意思，指膀胱经的水湿之气在这里吸热上行。本穴物质是膀胱经经水的汽化之气，性寒湿，由于足少

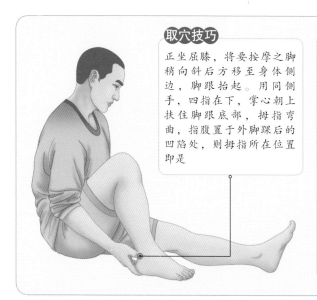

取穴技巧

正坐屈膝，将要按摩之脚稍向斜后方移至身体侧边，脚跟抬起。用同侧手，四指在下，掌心朝上扶住脚跟底部，拇指弯曲，指腹置于外脚踝后的凹陷处，则拇指所在位置即是

昆仑穴

指　　法：拇指压法
程　　度：轻
时　　间：1~3分钟
功　　用：消肿止痛，散热化气
配合治疗
目　　眩：昆仑配风池。
自我按摩法：拇指弯曲，用指节由上向下轻轻刮按，每次左右各（或双侧同时）刮按1~3分钟。

阳、足阳明二经的外散之热的作用，寒湿水汽吸热后也上行并充斥于天之天部，穴中各个层次都有气血物质存在，就像广漠无垠的状态一样，所以名"昆仑"，也称上昆仑穴。

在针灸穴中，昆仑穴是足太阳膀胱经的穴道，能够舒筋化湿、强肾健腰。中国古代医书《医宗金鉴》中写道："足腿红肿（昆仑）主，兼治齿痛亦能安。"。在《肘后歌》中也记载道："脚膝经年痛不休，内外踝边用意求，穴号（昆仑）并吕细。"由此可见，这个穴位对于腿足红肿、脚腕疼痛、脚踝疼痛，都能够疏通经络，消肿止痛，具有良好的治疗效果。在古代的《医书入门》中还记载道："背曲杖行之人，针两足昆仑，能够投杖而走，"由此可知这个穴位对腰、腿和背部脊椎具有很好的疗效。

上昆仑穴属足太阳膀胱经经脉的穴道，在足外踝后0.5寸处，跟骨上的凹陷处。

1.主治病症

（1）按摩这个穴位，具有消肿止痛、散热化气的作用。

（2）这个穴位对于腿足红肿、脚腕疼痛、脚踝疼痛、踝关节及周围软组织疾病等具有疗效。

（3）长期按摩这个穴位，对女性卵巢、男性睾丸功能等疾患，具有调整和改善作用。

（4）按摩这个穴位还能够缓解头痛、项强、目眩、肩痛、腰背痛、坐骨神经痛、关节炎等症状。

（5）此穴位对难产胞衣（胎盘）不下、脚气、小儿搐搦等病症也有很好的疗效。

（6）配风池穴，治疗目眩。

2.自我取穴按摩法

（1）正坐屈膝，将要按摩的脚稍向斜后方移至身体旁侧，脚跟抬起。

（2）用同侧的手，四指在下、掌心朝上扶住脚跟底部。

（3）拇指弯曲，用指节从上往下轻轻刮按，会有非常疼痛的感觉。

（4）开始的时候不要用大力，每次左右两侧穴位各刮按1~3分钟，也可以两侧穴位同时刮按。

（5）孕妇忌用力刮按。

◎ 申脉穴——宁神止痛不眩晕

主治：头痛、眩晕、癫狂痫、腰腿酸痛。

申，指这个穴位在八卦中属金，因为穴内物质为肺金特性的凉湿之气；脉，脉气的意思。"申脉"的意思是指膀胱经的气血在此变为凉湿之性。本穴物质是来自膀胱经金门穴以下各穴上行的天部之气，其性偏热（相对于膀胱经而言），与肺经气血同性，所以名"申脉穴"，也称鬼路、阳跷。"鬼路"的意思是指穴内的气血物质为地部经水。"阳跷"是指本穴物质中既有天部的阳气，又有地部的经水，气血物质性同跷脉之性，所以名"跷脉"。

中国古代的《医宗金鉴》中，有一首关于申脉穴的歌诀："腰背脊强足踝风，恶风自汗或头痛，手足麻挛臂间冷，雷头赤目及眉棱，吹乳耳聋鼻出血，癫口肢节苦烦疼，遍身肿满汗淋漓，申脉先针有奇功。"这首歌诀，说的就是申脉穴的作用和功效。在人体的穴位中，这是一个非

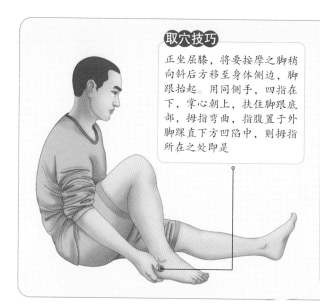

取穴技巧

正坐屈膝，将要按摩之脚稍向斜后方移至身体侧边，脚跟抬起。用同侧手，四指在下，掌心朝上，扶住脚跟底部，拇指弯曲，指腹置于外脚踝直下方凹陷中，则拇指所在之处即是

申脉穴

指　　法：拇指压法
程　　度：轻
时　　间：1~3分钟
功　　用：活血通络，宁神止痛

配合治疗

癫　　狂：申脉配后溪、前谷。
头痛目眩：申脉配金门、足三里。
自我按摩法：以拇指指腹揉按穴位，每次左右各揉按1~3分钟。

常有用的穴位，它对于足踝红肿、手足麻木、乳房红肿、头汗淋漓等症，都具有良好的疗效。

人体申脉穴位于足外侧部，外踝尖直下方凹陷中。

1.主治病症

（1）按摩这个穴位，具有活血通络，宁神止痛的作用。

（2）长期按摩这个穴位，能够增强人体耐受性，治疗怯寒证。

（3）长期按摩这个穴位，对头痛、眩晕、癫狂痫、腰腿酸痛、目赤肿痛、失眠等症状，都具有良好的治疗、调理与保健作用。

（4）在中医临床中，常利用此穴位治疗踝关节扭伤、内耳眩晕、精神分裂症等疾病。

（5）配肾俞穴、肝俞穴、百会穴，治疗眩晕；配后溪穴、前谷穴，治疗癫痫；配金门穴、足三里穴，治疗头痛目眩。

2.自我取穴按摩

（1）正坐屈膝，把要按摩的脚稍微向斜后方移动到身体的旁侧，脚跟抬起。

（2）用同侧的手，四指在下，掌心朝上，扶住脚跟底部。

（3）拇指弯曲，指腹放在外脚踝直下方的凹陷中，垂直按压有酸痛感。

（4）用拇指的指腹按揉左右两穴，每次各按揉1～3分钟。

◎至阴穴——至阴助产有特效

主治：难产、皮肤瘙痒、头痛、目痛、鼻塞。

至，极的意思；阴，寒、水的意思。"至阴"的意思是指人体内膀胱经的寒湿水汽由此外输体表。此穴中物质是来自体内膀胱经的寒湿水汽，位于人体最下部，是人体寒湿水汽到达的极寒之地。因为此穴有孔隙与体内相通，是膀胱经体内与体表的气血交换处，所以是膀胱经井穴。

在妇科疾病中，至阴穴是一个重要

的穴位。在中国古代社会里，妇女生育是一件异常危险的事，因为当时既没有现代医疗设备，也没有先进的医疗技术，就连正常怀孕生产的女性都有可能因为感染等各种原因导致死亡，更何况异位妊娠。因此，中国古代的医家们发现，在女性怀孕第29周到第40周，针对至阴穴进行艾灸，持续治疗4周以上时间，就能够有效纠正胎位，使异常的胎位转变为正常胎位。同时，经常按摩或者灸治至阴穴，对女性月经不调、崩漏、带下、痛经、更年期综合征、乳痈、乳癖等症状，也具有治疗和改善作用。

至阴穴属足太阳膀胱经经脉的穴道，在人体足小指末节外侧，距指甲角约0.1寸。

1.主治病症

（1）按摩这个穴位，具有清火泻热，通窍止痛的作用。

（2）这个穴位能够纠正胎位，在女性难产时，还具有催产的作用。

（3）按摩这个穴位，能够缓解并治疗皮肤瘙痒等症状。

（4）长期按摩这个穴位，对头痛、目痛、鼻塞、鼻出血、半身不遂、足关节炎等疾病，具有良好的调理、治疗作用。

（5）经常按摩这个穴位，还能缓解月经不调、更年期综合征等症状。

（6）配太冲穴、百会穴，治疗头痛。

2.自我取穴按摩法

（1）正坐垂足，把要按摩的脚稍微向斜后方移至身体的旁侧。

（2）脚跟着地，脚趾斜向外侧翘起。

（3）俯身弯腰，用同侧的手四指握脚底。

（4）掌心朝上，拇指弯曲，放在足小指端外侧，指甲角旁，拇指指尖所在的部位即是穴位。

（5）用拇指的指甲垂直下压，掐按穴位，有刺痛感。

（6）左右两侧穴位，每次左右各掐按1~3分钟，或者两侧同时掐按。

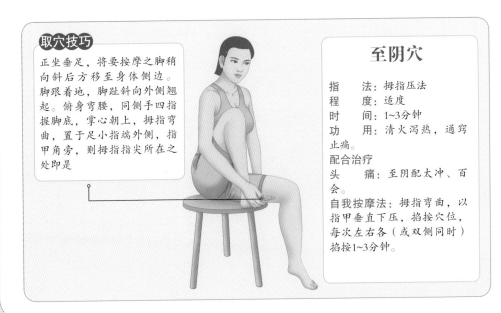

取穴技巧

正坐垂足，将要按摩之脚稍向斜后方移至身体侧边。脚跟着地，脚趾斜向外侧翘起。俯身弯腰，同侧手四指握脚底，掌心朝上，拇指弯曲，置于足小指端外侧，指甲角旁，则拇指指尖所在之处即是

至阴穴

指　　法：拇指压法
程　　度：适度
时　　间：1~3分钟
功　　用：清火泻热，通窍止痛
配合治疗
头　　痛：至阴配太冲、百会。
自我按摩法：拇指弯曲，以指甲垂直下压，掐按穴位，每次左右各（或双侧同时）掐按1~3分钟。

足少阴肾经经穴

足少阴肾经是人体的先天之本，是与人体脏腑器官有最多联系的一条经脉，它起于足底涌泉穴，止于胸前的俞府穴，主要循行于下肢的内侧和躯干的前面，沿前正中线的两侧。在《灵枢·经脉》有关此经的病候记载："咳唾则有血，喝喝而喘，坐而欲起。"本经主要治疗妇科、前阴、肾、肺、咽喉病症。如月经不调、阴挺、遗精、小便不利、水肿、便秘、泄泻，以及经脉循行部位的病变。

◎涌泉穴——腰酸背疼，涌泉帮忙

主治：头痛、目眩、小便不利、中暑。

涌，溢出的意思；泉，泉水。"涌泉"是指体内肾经的经水从此处穴位溢出体表。所以称"涌泉"。

涌泉穴是肾经的首要穴位，据《黄帝内经》记载："肾出于涌泉，涌泉者足心也。"中国民间自古就有"寒从足入""温从足入"的说法。《内经图说》中把按摩涌泉穴称为做"足功"，可以起到强身健体，延年益寿的作用。《韩氏医通》上记载道："多病善养者，每夜令人擦足心（涌泉），至发热，甚有益。"北宋著名大文豪苏东坡也在《养生记》中，把擦涌泉穴视为养生之道。《寿视养老新书》中指出："旦夕之间擦涌泉，使脚力强健，无痿弱酸痛之疾矣。"经常按摩涌泉穴还能增强人体的免疫功能，能够提高抵抗传染病的能力。苏东坡曾经讲过这样一个故事：扬州有一名武官在广东、广西地区做了十多年的官，从来没有染上过疟

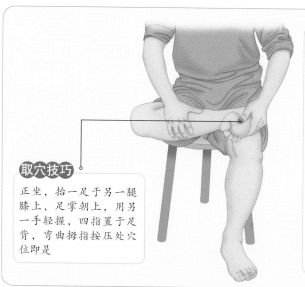

取穴技巧

正坐，抬一足于另一腿膝上，足掌朝上，用另一手轻握，四指置于足背，弯曲拇指按压处穴位即是

涌泉穴

指　　法：拇指压法
程　　度：重
时　　间：1~3分钟
功　　用：散热生气。
配合治疗
喉　痹：涌泉配然谷。
热病挟脐急痛：涌泉配阴陵泉。
自我按摩法：以拇指指腹由下往上推按，每日早晚在左右足心各推按1~3分钟。

疾，而且始终面色红润、健步如飞、从不吃药。问他有什么方法，他说自己每天早晨天不亮就起床，然后坐着，两足相对，按摩涌泉穴，直到涌泉穴出汗。他在两广做官的十多年里，之所以从来没有感染过疟疾，完全是因为每天都坚持按摩涌泉穴的原因。

涌泉穴属足少阴肾经经脉的穴道。在足底、足前部的凹陷处，第二、第三指的指缝纹头端和足跟连线的前1/3处。

1.主治病症

（1）经常按摩涌泉穴，具有散热生气的作用。

（2）长期按摩这个穴位，能够益肾、清热、开郁。

（3）按摩这个穴位对治疗咽喉肿痛、头痛、目眩、失音、失眠、小便不利、休克、中暑、脑卒中、高血压、癫痫、女子不孕、月经下调、阴痒、阴挺等疾病，具有特效。

（4）经常按摩此穴位，还能缓解并治疗神经衰弱、糖尿病、更年期障碍、肾脏等疾病。

2.自我取穴按摩法

（1）正坐，把一只脚抬放在另一腿的膝盖上，脚掌朝上。

（2）用另一侧的手轻握住脚，四指放在脚背，拇指弯曲并放在穴位处。

（3）用拇指的指腹从下往上推按穴位，有痛感；

（4）左右脚心每日早晚各推按1~3分钟。

◎太溪穴——生殖系统好帮手

主治：肾炎、膀胱炎、月经不调。

太，大的意思；溪，溪流的意思。"太溪"的意思是指肾经水液在此形成较大的溪水。此穴内物质是然谷穴传来的冷降之水，到本穴后，冷降水形成了较为宽大的浅溪，因此名"太溪"，也称大溪穴、吕细穴。"吕细"的意思是形容在此穴内流行的地部经水水面宽大而流动

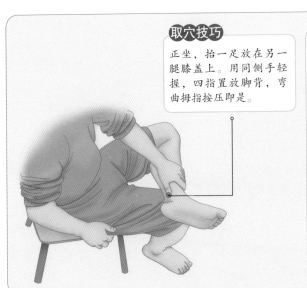

取穴技巧

正坐，抬一足放在另一腿膝盖上。用同侧手轻握，四指置放脚背，弯曲拇指按压即是。

太溪穴

指　　法：拇指压法
程　　度：轻
时　　间：1~3分钟
功　　用：清热生气。
配合治疗
热病烦心，足寒清：太溪配然谷。
肾　　胀：太溪配肾俞。
心痛如锥刺：太溪配支沟、然谷。
自我按摩法：以拇指指腹由上往下刮该穴，每日早晚，左右各刮1~3分钟。

缓慢。

此穴位名出自《灵枢·本输》,《针灸大成》中称它为吕细。这是一个重要的穴位,具有"决生死,处百病"的作用。《会元针灸学》中说:"太溪者,山之谷通于溪,溪通于川。肾藏志而喜静,出太深之溪,以养其大志,故名太溪。"《经穴解》中也说:"穴名太溪者,肾为人身之水,自涌泉发源;尚未见动之形,溜于然谷,亦未见动之形,至此而有动脉可见。溪乃水流之处,有动脉则水之形见,故曰太溪。溪者,水之见也;太者,言其渊不测也。"《针灸甲乙经》中说这个穴位"在内踝后跟骨上动脉陷中",即在足内侧,内踝的后方,当内踝尖与跟腱之间的凹陷处。

大溪穴属足少阴肾经经脉的穴道,在人体足内侧,内踝后方和脚跟骨筋腱之间的凹陷处。

1.主治病症

(1)按摩这个穴位,有清热生气的作用。

(2)长期按摩此穴,能够益肾、清热、健腰膝、调节内脏,并且对肾炎、膀胱炎、月经不调、遗尿、遗精、神经衰弱、腰痛、足底疼痛等病症具有一定的调节和缓解作用。

(3)通过刮按这个穴位,还能够有效治疗女性子宫部疾患。

(4)经常按摩这个穴位,对于咽喉肿痛、耳鸣、失眠、脱发、齿痛、气喘、胸闷、咯血、健忘等症状,也具有很好的保健和调理作用。

2.自我取穴按摩法

(1)正坐垂足,抬起一只脚放在另一腿的膝盖上。

(2)用同侧的手轻握脚,四指放在脚背上,拇指弯曲,从上往下刮按,有胀痛感(注意,不要用力过度,尤其孕妇更要特别小心用力)。

(3)左右脚上的穴位,每天早晚各刮按1~3分钟。

◎复溜穴——肾脏功能的调理师

主治:睾丸炎、尿路感染、白带过多。

复,再的意思;溜,悄悄地散失;"复溜"的意思是指肾经的水湿之气在此穴再次吸热蒸发上行。本穴物质是照海穴传输来的寒湿水汽,上行至本穴后再次吸收天部之热而蒸升,气血的散失就像溜走了一样,所以名"复溜",也称伏白穴、昌阳穴。"伏白"的意思是指此穴吸热溜散的水汽隐伏着肺金之气的凉湿之性;"昌阳"的意思是指从照海穴传来的寒湿之气,在此穴吸热后变为天部阳气,肾经阳气在此变得繁荣昌盛。

人体腰部不舒适的感觉很难受,有时候会感觉酸胀,并且隐隐作痛;既不能久坐,又不能久久站立;稍微活动就会感觉酸胀和疼痛加剧,把人折磨得烦恼痛苦,几乎无法忍受。此时,只要按压复溜穴,就能获得不错的治疗效果。复溜穴是滋阴补肾的重要穴位,也能够治疗别的多种病症。《针灸大成》记载:"主肠澼,腰脊内引痛,不得俯仰起坐";《医宗金鉴》中记载:"主治血淋,气滞腰痛";《玉龙歌》中记载:"无汗伤寒泻复溜,汗多宜将合谷收,若然六脉皆微细,金针一补脉还浮"。

取穴技巧

正坐、垂足，将一足抬起，放在另一条腿膝盖上。再以另手轻握，四指放脚背，拇指指腹所压之处即是

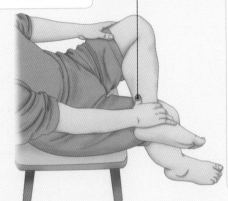

复溜穴

指　　法：拇指压法
程　　度：轻
时　　间：1~3分钟
功　　用：补肾益气。
配合治疗
盗汗不止：复溜配后溪穴、阴郄穴。
癃　　闭：复溜配中极和阴谷。
自我按摩法：用拇指指腹由下往上推按该穴，每日早晚，左右各推按1~3分钟。

复溜穴属足少阴肾经经脉的穴道，在人体的小腿里侧，脚踝内侧中央上二指宽处，胫骨和跟腱之间。

1.主治病症

（1）按摩这处穴位，具有补肾益气的作用。

（2）按摩这个穴位，对泄泻、肠鸣、水肿、腹胀、腿肿、足痿、盗汗、身热无汗、腰脊强痛等症状，具有缓解、改善的作用。

（3）长期按摩这个穴位，还能够有效医治肾炎、神经衰弱、精力衰退、记忆力减退、手脚冰冷、手脚浮肿等疾病。

（4）本穴位对男性睾丸炎、女性子宫功能性出血、尿路感染、白带过多等症状，也具有改善作用。

（5）配后溪穴、阴郄穴，治疗盗汗不止；配中极穴、阴谷穴，治疗癃闭。

2.自我取穴按摩法

（1）正坐、垂足，将一只脚抬起，放在另一条腿的膝盖上。

（2）以另一侧的手轻握脚，四指放在脚背，拇指的指腹从下往上推揉穴位，有酸痛感。

（3）左右两脚上的穴位，每天早晚各推揉1~3分钟。

◎筑宾穴——筑宾帮你，安心宁神

主治：药物中毒、吗啡中毒、梅毒。

筑，与"祝"相通，庆祝；宾，指的是宾客。"筑宾"的意思是足三阴经气血混和重组后的凉湿水汽在这个穴位交于肾经。此穴物质是从三阴交穴传来的凉湿水汽，性同肺金之气，由此穴传入肾经后，为肾经所喜庆，本穴受此气血如待宾客，所以名"筑宾"。此穴也是阴维脉郄穴，因为本穴气血细少，就像从孔隙中传来的一样。

《素问·刺腰痛论》中写道："刺飞阳之脉，在内踝上5寸，少阴之前，与阴维之

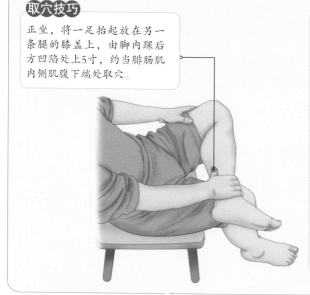

取穴技巧

正坐，将一足抬起放在另一条腿的膝盖上，由脚内踝后方凹陷处上5寸，约当腓肠肌内侧肌腹下端处取穴。

筑宾穴

指　　法：拇指压法
程　　度：重
时　　间：1~3分钟
功　　用：散热降温。
配合治疗
水　　肿：筑宾配肾俞和关元。
疝　　气：筑宾配大敦和归来。
自我按摩法：用拇指指腹由下往上推按该穴，每日早晚，左右各推按1~3分钟。

会。"这个穴位指的是人体的筑宾穴。筑宾穴是人体解毒大穴，具有保护肝、肾的重要作用。在日常生活中，我们可能时常会因为各种各样的疾患而服用西药。俗话说："是药三分毒。"在某种程度上，西药在治疗疾病的同时，都含有不同的毒性，尤其是那些平时经常服用西药的朋友，如果能够多揉一揉筑宾穴，可以帮助化解体内的化学毒素。另外，按揉筑宾穴对尿酸过高的人也有帮助。尿酸过高会导致痛风、结石等疾病，而多按揉这个穴位则对这些疾病都具有缓解和调理的作用。

筑宾穴属足少阴肾经经脉的穴道，在人体的小腿内侧，当太溪穴和阴谷穴的连线上，太溪穴上5寸处，腓肠肌肌腹的内下方。

1.主治病症

（1）按摩此穴位有散热降温的作用。

（2）经常按摩这个穴位能够有效排毒，如药物中毒、吗啡中毒、梅毒及其他

毒素等。

（3）长期按摩此穴位对癫痫、精神分裂症、肾炎、膀胱炎、睾丸炎、盆腔炎、舌肥大、阴萎、呕吐涎沫、疝痛、小心脐疝、小腿内侧痛等，具有明显疗效。

（4）配肾俞穴、关元穴，治疗水肿；配大敦穴、归来穴，治疗疝气；配承山穴、合阳穴、阳陵泉，治疗小腿痿、痹、瘫；配水沟穴、百会穴，治疗癫狂痫症。

2.自我取穴按摩法

（1）正坐，将一足抬起放在另一条腿的膝盖上，由脚内踝后方凹陷处上5寸，约当腓肠肌内侧肌腹下端处取穴。

（2）用大拇指按揉筑宾100~200次，每天坚持按揉1~次。

（3）左右穴位，下午17~19时按摩最佳。

◎横骨穴——男人苦楚找横骨

主治：遗精、阳痿、遗尿、小便不通。

横，指此处穴位内的物质为横向移动的风气；骨，指穴位内的物质中富含骨所主的水液；"横骨"的意思指肾经的水湿云气在此处横向外传。本处穴位物质是从阴谷穴横行传来的冷湿水汽，到达本穴后，因为吸热胀散，并横向传于穴外，外传的风气中富含水湿，所以名"横骨"，也名下极、屈骨、屈骨端、曲骨端。"下极"的意思是指此处穴位物质是阴谷穴传来的寒湿水汽，因其寒湿滞重要靠不断吸热才能上行，而本穴是肾经下部经脉气血上行所能达到的最高点。"屈骨"和"曲骨"的意思都是指肾经气血由于此处穴位的向外散失而处于亏缺状态。

《中诰孔穴图经》中称"腰俞穴"为"髓空"；《素问·水热穴论》张志聪注："髓空即横骨穴"，它是肾经的穴位。王冰说："按今《中诰孔穴图经》云：腰俞穴一名髓空，在脊中第二十一椎节下，主汗不出，足清不仁，督脉气所发也。"张志聪说："髓空即横骨穴，所谓

股际骨空，属足少阴肾经。"《针灸甲乙经》中也记载道："横骨，一名下极，在大赫下1寸，冲脉、足少阴之会，刺入1寸，灸五壮。"由此可见，中国古代医家们都将此穴视为肾经主穴之一。经常按摩这个穴位，能够治疗阳痿等疾病。

横骨穴在下腹部，当脐中下5寸，前正中线旁开0.5寸。

1.主治病症

（1）此穴位具有清热除燥的作用。

（2）经常按摩这个穴位，可以治疗阴部疼痛、小腹疼痛、遗精、阳痿、遗尿、小便不通、疝气等疾病。

（3）配中极穴、三阴交穴治疗癃闭；配关元穴、肾俞穴、志室穴、大赫穴，治疗阳痿、遗精、崩漏、月经不调等疾病。

2.自我取穴按摩法

（1）站立，把一只手掌放在腹部，掌心朝内，拇指刚好位于肚脐眼上，再以

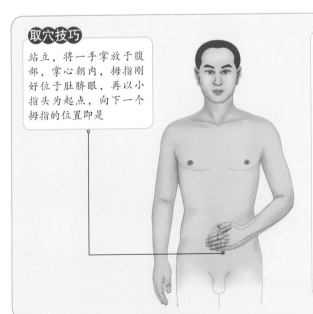

取穴技巧

站立，将一手掌放于腹部，掌心朝内，拇指刚好位于肚脐眼，再以小指头为起点，向下一个拇指的位置即是

横骨穴

指　　法：四指压法
程　　度：适度
时　　间：1~3分钟
功　　用：清热除燥。
配合治疗
癃　　闭：横骨配中极和三阴交。
阳　　痿：横骨配关元和大赫。
自我按摩法：用双手的四个指头轻压、揉摸该穴，每日早晚，各按1~3分钟。

小指为起点，向下一个拇指的位置就是这个穴位。

（2）用双手的四指头轻轻压揉和触摸这个穴位。

（3）每天早晚各按揉一次，每次1~3分钟。

◎大赫穴——男性健康有福星

主治：阳痿、早泄、膀胱炎。

大，大、盛的意思；赫，指红如火烧，显得十分耀眼；"大赫"的意思是指体内冲脉的高温、高湿之气从本穴而出肾经。本穴物质是体内冲脉外出的高温、高压水湿之气，因其高温而如火烧一般显耀，因其高压而气强劲盛大，所以名"大赫"，也称阴维穴、阴关穴。"阴维"的意思是指本穴物质为冲脉外传的高温、高压水汽，以及横骨穴传来的寒湿水汽，在冲脉强劲之气的带动下，横骨穴传来的寒湿水汽由此输布胸腹各部，有维护胸腹阴

面阴液的作用。"阴关"的意思是指冲脉外输的强劲热只能带动本穴天部的水湿之气上行，而对穴内流行的地部经水无此作用，所以，阴性水液只能循肾经下行。

此穴位名出自《针灸甲乙经》，《针灸大成》中说这个穴位在"脐下4寸，旁开1寸"处。在中医临床上治疗妇科疾病和一些男性疾病的时候，这是一处关键的穴位。它与膀胱俞穴、太冲穴等穴位配合，对男性前列腺炎具有极为神奇的疗效。这个穴位也能调理并改善各种妇科病症。平常没事儿的时候，可以多按揉一下这个穴位，对人体有良好的保健作用。

大赫穴位于人体下腹部，从肚脐到耻骨上方画一线，将此线五等分，从肚脐往下五分之四点的左右各一指宽处，就是这个穴位。

1.主治病症

（1）按摩这个穴位具有散热生气的作用。

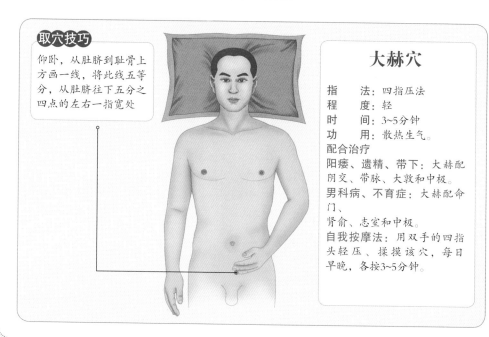

取穴技巧

仰卧，从肚脐到耻骨上方画一线，将此线五等分，从肚脐往下五分之四点的左右一指宽处

大赫穴

指　法：四指压法
程　度：轻
时　间：3~5分钟
功　用：散热生气。
配合治疗
阳痿、遗精、带下：大赫配阴交、带脉、大敦和中极。
男科病、不育症：大赫配命门、
肾俞、志室和中极。
自我按摩法：用双手的四指头轻压、揉摸该穴，每日早晚，各按3~5分钟。

（2）经常按摩这个穴位，能够治疗阳痿、早泄、膀胱疾病等。

（3）长期按摩这个穴位，对子宫脱垂、遗精、带下、月经不调、痛经、不孕、泄泻、痢疾等，都具有良好的治疗效果。

（4）配阴交穴、肾俞穴、带脉穴、大敦穴、中极穴，治疗阳痿、遗精、带下；配命门关、肾俞穴、志室穴、中极穴、关元穴，治疗男科疾病、不育症等。

2.自我取穴按摩法

（1）仰卧，将一只手掌放在腹部，掌心朝内，拇指刚好位于肚脐眼，小指所在位置就是这个穴位。

（2）用双手的四指头轻轻压揉这个穴位，每天早晚各一次，每次3～5分钟。

◎气穴——生殖泌尿疾病就找它

主治：月经不调、白带、小便不通。

"气穴"指穴内物质为气态物。因为本穴物质是从大赫穴传来的高温、高压水汽，到达本穴后，快速强劲的高温、高压水气开始势弱缓行，并扩散为温热之性的气态物，因此名"气穴"，也称胞门穴、子户穴。"胞门"的意思是指此处穴位出入的门户，即胞宫的外输气血由此外出冲脉。本穴物质为天部温热之气，它来源于胞宫，在本穴开始向冲脉以外传输，是冲脉气血外出的主要门户，所以称"胞宫"。因为本穴物质既有肾经气血，又有冲脉气血，所以为冲脉、足少阴之会。

此穴位名出自《针灸甲乙经》，因为它的穴位与人体的脏腑经络之气相通，所以称"气穴"。《素问·气穴论》中说："气穴之处，游针之居。"有关这个穴位的位置，在古典医书中的说法颇多，《针灸甲乙经》中说它"在脐下2.5寸，前正中线旁开0.5寸"；《针灸资生经》又说它在"脐下3寸，旁开1.5寸"。不过，这是一个很有用处的穴位，经常按摩这个穴位，

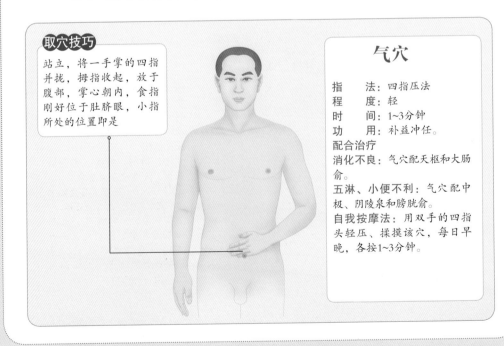

取穴技巧
站立，将一手掌的四指并拢，拇指收起，放于腹部，掌心朝内，食指刚好位于肚脐眼，小指所处的位置即是

气穴

指　　法：四指压法
程　　度：轻
时　　间：1~3分钟
功　　用：补益冲任。
配合治疗
消化不良：气穴配天枢和大肠俞。
五淋、小便不利：气穴配中极、阴陵泉和膀胱俞。
自我按摩法：用双手的四指头轻压、揉摸该穴，每日早晚，各按1~3分钟。

能够主治各种女性妇科疾病。

气穴在人体的下腹部，关元穴左右一指宽处。

1.主治病症

（1）按摩此穴位，具有补益冲任的作用。

（2）长期按摩此穴位，能够有效治疗月经不调、白带、小便不通、泄泻、痢疾、腰脊痛、阳痿、生理不顺、腰部疼痛、冷感症等疾患，它是人体足少阴肾经上的重要穴道。

（3）配天枢穴、大肠俞穴，治疗消化不良；配中极穴、阴陵泉穴、膀胱俞穴，治疗五淋、小便不利；配气海穴、三阴交穴、肾俞穴、血海穴，治疗月经不调、血带、宫冷不孕、先兆流产、阳痿、不育症。

2.自我取穴按摩法

（1）站立，一只手掌的四指并拢，拇指收起，放在腹部，掌心朝内，食指刚

好位于肚脐眼处，小指所在的位置就是这个穴位。

（2）用双手的四指头轻轻压揉这个穴位，每天早晚各一次，每次1～3分钟。

◎肓俞穴——告别便秘苦楚

主治：胃痉挛、习惯性便秘、肠炎。

肓，心下的膈膜，指穴位内膏脂之类的物质；俞，输的意思。"肓俞"的意思是胞宫中的膏脂之物由此穴外输体表。本穴位内物质是来自胞宫中的膏脂之物，膏脂之物由本穴地部孔隙外输体表，因此名"肓俞"，也称肓俞穴、子户。"肓俞"的意思是穴内外输的气血物质为膏脂，混浊不清，有别于肾经经水应有的清。本穴物质既有肾经气血又有冲脉气血，所以为冲脉、足少阴之会。注：此穴在肚脐旁，肚脐是人体胸腹部体表的重力场中心，从这外输的气血物质一定来自与之对应的体内重力场中心。体内

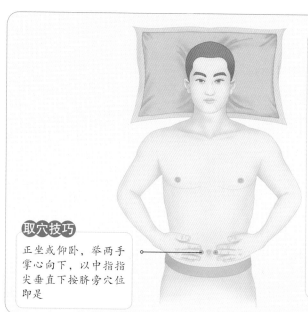

取穴技巧

正坐或仰卧，举两手掌心向下，以中指指尖垂直下按脐旁穴位即是

肓俞穴

指　　法：中指折压法
程　　度：重
时　　间：1～3分钟
功　　用：积脂散热
配合治疗
便秘、泄泻、痢疾：肓俞配天枢、足三里和大肠俞。
胃痛、腹痛、疝痛：肓俞配中脘、足 三里、内庭和天枢。
自我按摩法：深吸气，让腹部下陷，用中指指尖稍出力揉按，有热痛的感觉。每天早晚，左右各（或双侧同时）揉1～3分钟。

重力场中心是二肾，相邻脏器有胞宫和膀胱，本穴位于冲脉，气血物质一定来自胞宫。

中医古籍《针灸铜人》中记载，肓俞穴治疗"大腹寒疝、大便干燥、腹中切痛"等病症。当腹部受凉之后，腹痛如刀绞，此时也拉不出大便来，哪怕用尽了吃奶的力气，将大便勉强挤出来，也是像羊屎一样的干硬颗粒。如果你遇到了这种情况，那么，只需要深深地吸气，同时按摩肓俞穴位，就能够使情况得到改善。

肓俞穴属足少阴肾经经脉的穴道，在人体腹中部，当脐中旁开0.5寸处。

1.主治病症

（1）这个穴位有积脂散热的作用。

（2）经常按摩这个穴位，对黄疸、胃痉挛、习惯性便秘、肠炎、腹痛绕脐、腹胀、痢疾、泄泻、疝气、腰脊疼痛，都具有良好的疗效。

（3）长期按摩这个穴位，能够使月经疼痛、子宫痛、睾丸炎、眼球充血、角膜炎、呕吐等症状，得到调理与改善。

（4）配天枢穴、足三里穴、大肠俞穴，治疗便秘、泄泻、痢疾；配中脘穴、足三里穴、内庭穴、天枢穴，治疗胃痛、腹痛、疝痛、排尿疼痛、尿道涩痛等病症。

2.自我取穴按摩法

（1）正坐或仰卧，举起两手，掌心向下，用中指的指尖垂直下按肚脐旁的穴位。

（2）深深地吸气，让腹部下陷，用中指的指尖稍稍用力揉按穴位，有热痛感。

（3）左右两穴位，每天早晚各揉按一次，每次1~3分钟。

◎商曲穴——帮你解决腹痛的烦恼

主治：腹痛、泄泻、便秘、腹中积聚。

商，漏刻的意思；曲，隐秘的意思。"商曲"的意思是指肾经冲脉的气血在这个穴位处吸热后缓慢上行。本穴物质是从肓俞以下各穴上行的水湿之气，至本穴后散热冷缩，少部分水汽吸热后持续上行，就像从漏刻中传出而不易被人觉察一样，所以名"商曲"，也称高曲穴、商谷穴。"高曲"的意思是指肾经冲脉的水汽在这里吸热后缓慢上行。"商谷"的意思是指本穴位范围内的寒湿水汽吸热后都由本穴上行。因为穴位内的物质既有肾经气血，又有冲脉气血，所以为冲脉、足少阴之会。

不知你是否体验过便秘的痛苦？便秘是指大便次数减少，以及大便干结，不易排出体外，久而久之，有可能引起腹胀、腹痛、食欲不振、睡眠不安，严重的还有可能引起痔疮、便血、肛裂。便秘主要是因为现代人饮食结构改变，摄入体内的植物性纤维和粗纤维越来越少，再加上又缺乏必要的运动。患便秘的人越来越多，并成为诱发心肌梗死、脑溢血的重要因素。遇到这种情况，可以试着按揉商曲穴，就能够使身体的不适症状得到缓解。此穴位名出自《针灸甲乙经》，别名高曲，属足少阴肾经，冲脉、足少阴之会。

商曲穴在人体的上腹部，当脐中上2寸，前正中线旁开0.5寸。

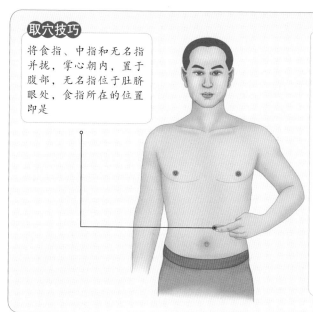

取穴技巧

将食指、中指和无名指并拢，掌心朝内，置于腹部，无名指位于肚脐眼处，食指所在的位置即是

商曲穴

指　　法：中指折压法
程　　度：轻
时　　间：1~3分钟
功　　用：运化水湿，清热降温。
配合治疗
腹痛、腹胀：商曲配中脘和大横。
泄泻、痢疾：商曲配大肠俞和天枢。
自我按摩法：将双手食指分别扣压在各自中指上，轻按于商曲穴上，顺时针轻轻揉按，每天早晚各一次，每次1~3分钟。

1.主治病症

（1）这个穴位具有清热降温的功效。

（2）按摩这个穴位，对腹痛、泄泻、便秘、肠炎、腹中积聚等不适症状，具有显著的疗效。

（3）配中脘穴、大横穴，治疗腹痛、腹胀；配支沟穴，治疗便秘；配大肠俞穴、天枢穴，治疗泄泻、痢疾。

2.自我取穴按摩法

（1）将食指、中指和无名指并拢，掌心朝内，置于腹疗，无名指位于肚脐眼处，食指所在的位置即是，用中指的指尖垂直下按肚脐旁边的穴位。

（2）深深地吸气，让腹部下陷，用中指的指尖稍微用力揉按穴位，有热痛感。

（3）每天早晚左右两侧穴位各按揉一次，每次1~3分钟，也可以两侧穴位同时按揉。

◎神封穴——咳嗽气喘点神封

主治：咳嗽、气喘、胸胁支满、呕吐、不嗜食。

神，与鬼相对，指穴内物质为天部之气；封，封堵的意思。"神封"的意思是指肾经吸热上行的经气在这里散热冷缩。本穴物质为步廊穴传来的水湿风气，到达本穴后，水湿风气势弱缓行，并散热冷缩，大部分冷缩之气不能循经上行，就像被封堵了一样，所以名"神封"。

很多人可能都认为咳嗽是小问题，不足为虑，所以对此并不在意，既使自己在经常不断咳嗽，也懒得理会。其实，恰恰正是像咳嗽这种不起眼的小疾，更有可能诱发隐藏在我们人体中的大病。大家都知道，我们多数时候都处于一个并不是那么清洁、健康的环境中，空气中有很多的灰尘、细菌、病毒。而我们在咳嗽的时候，非常容易将空气中的尘埃、细菌、病毒吸入肺部，从而引发

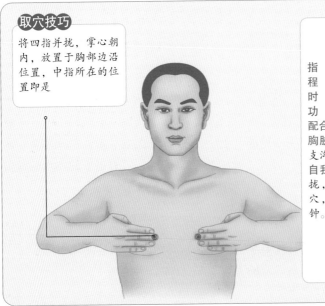

取穴技巧

将四指并拢，掌心朝内，放置于胸部边沿位置，中指所在的位置即是

神封穴

指　　　法：四指压法
程　　　度：轻
时　　　间：1~3分钟
功　　　用：降浊升清。
配合治疗
胸胁胀痛：神封配阳陵泉和支沟。
自我按摩法：双手的四指并拢，轻按胸部边沿的神封穴，一按一放，持续1~3分钟。

肺部炎症，或者导致其他疾患。由此可见，即使咳嗽，也不应该被我们忽视。咳嗽的时候，可以按压神封穴，这个穴位具有很好的止咳效果。除了止咳，神封穴也具有缓解和治疗气喘的作用。例如，跑步跑得气喘吁吁后，或者因为搬重物而气喘，或者因为身体疾病引发的气喘，只要多按按这个穴位，就能使情况好转。神封穴这个名称出自《针灸甲乙经》。

神封穴在人体的胸部，当第四肋间隙，前正中线旁开2寸处。

1.主治病症

（1）这个穴位具有降浊升清的作用。

（2）长期按摩这个穴位，对咳嗽、气喘、胸肋支满、呕吐、不嗜饮食、乳痈等疾患，具有良好的治疗效果。

（3）配阳陵泉穴、支沟穴，治疗胸肋胀痛；配肺俞穴、太渊穴，有宣肺理气、止咳平喘的作用，能够治疗咳嗽；配肝俞穴、阳陵泉，有疏肝利胆、镇静止痛

的作用，能够治疗胸肋疼痛。

2.自我取穴按摩法

（1）将两只手的四指并拢，手掌心朝内，分别放在胸部边沿的位置，此时，中指所在的部位就是神封穴。

（2）两只手的四指并拢，轻轻按揉两侧胸部边沿的神封穴，一按一放，持续1~3分钟。

◎俞府穴——胜过止咳良药

主治：久喘、肺充血、支气管炎。

俞，通"输"；府，体内的脏腑。"俞府"的意思是指肾经气血由此处穴位回归体内。这个穴位是肾经体内经脉和体表经脉在人体上部的交会点，或者是中穴传来的湿热水汽在本穴散热冷凝、归降地部后，由本穴的地部孔隙注入肾经的体内经脉，气血的流注方向是体内脏腑，所以名"俞府"，也称俞中穴。这里需要注意的是：肾经气血物质

的运行变化是体内气血由涌泉穴外出体表；自涌泉穴外出体表后，经水汽化上行；自大钟穴后，寒湿水汽吸热上行；自大赫穴开始，受冲脉外传之热而水湿之气散热上行；自幽门穴开始，受胸部外传之热而上行；在灵虚穴，肾经气血达到了温度的最高点；从灵虚到俞府的经脉气血是降温吸湿而下行。

"俞"是中国古代"输""俞"二字的简写，意思是聚合。"府"是相会的意思。俞府穴是人体足少阴肾经和手厥阴心包经的交会处，是肾气传输聚合之处。古人们很早就发现了俞府穴的妙处。据中国古代医书《针灸铜人》记载，此穴位"主治咳逆上喘、呕吐、胸满不得饮食，有特效"。如果有患者久咳不止，而且咳得非常厉害，就连吃东西也无法正常下咽，甚至吃了就想吐，感到胸满气喘时，按压此穴会获得很好的治疗效果。

俞府穴属足少阴肾经经脉的穴道，在人体的上胸部位，人体正面中线左右三指宽处，锁骨正下方。

1.主治病症

（1）长期按摩这个穴位，对于肺充血、支气管炎、肋间神经痛、胸膜炎、咳嗽、胸中痛、久喘、呕吐、不嗜食、呼吸困难等病症，具有很好的调理和保健作用。

（2）配天突穴、肺俞穴、鱼际穴，治疗咳嗽、咽喉疼痛；配足三里穴、合谷穴，治疗胃气上逆之呕吐、呃逆。

2.自我取穴按摩法

（1）正坐或仰卧。

（2）举起双手，用拇指的指尖垂直揉按胸前两侧、锁骨下穴位，有酸痛的感觉。

（3）每天早晚左右穴位各揉按3~5分钟，或者两侧穴位同时揉按。

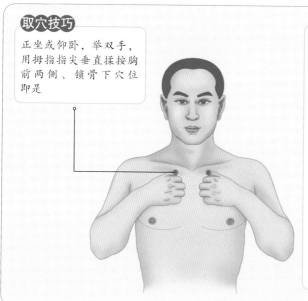

取穴技巧

正坐或仰卧，举双手，用拇指指尖垂直揉按胸前两侧、锁骨下穴位即是

俞府穴

指　　法：拇指压法
程　　度：重
时　　间：3~5分钟
功　　用：回收体表液体。
配合治疗
咳嗽、咽痛：俞府配天突、肺俞和鱼际。
胃气上逆之呕吐：俞府配足三里和合谷。
自我按摩法：举双手，用拇指尖垂直揉按胸前两侧、锁骨下穴位。每天早晚左右各（或双侧同时）揉按3~5分钟。

足少阳胆经经穴

足少阳胆经是现在很热门的一条经，它在我们身体上循行的路线是最长的，沿着经络循行刺激能够改善气血的运行，它起始于外眼角，走在我们身体的两个侧面，从小腿到上身，再到脖子和头。在《灵枢·经脉》有关于此经的病候记载："口苦，善太息，心胁痛，不能转侧，甚者面微有尘，体无膏泽，足外反热，是为阳厥。"主治胸胁、肝胆病症、热性病、神经系统病症和头侧部、眼、耳、咽喉病症，以及本经脉所经过部位之病症。

关于足少阳胆经的按摩方法很多书上都有记载，胆经的按摩率也成了这几条经络中最为红火的一条。但是不管敲打胆经的作用有多大，都需要我们持之以恒地坚持，因为足少阳胆经是人体中循行路线最长的一条经络，只要我们长期按着循行路线刺激胆经的话，我们的气血运行一定会畅通无阻。

◎瞳子髎穴——心灵窗户最明亮

主治：目赤、肿痛、角膜炎、屈光不正。

瞳子，指人体眼珠中的黑色部分，为肾水所主之处，这里指穴内物质为肾水特征的寒湿水汽；髎，孔隙的意思。"瞳子髎"指穴外天部的寒湿水汽在此穴位汇集后冷降归地。本穴为胆经头面部的第一穴，胆及其所属经脉主半表半里，在上焦主降，在下焦主升，本穴的气血物质是汇集头面部的寒湿水汽后，从天部冷降至地部，冷降的水滴细小如同从孔隙中散落一样，所以名"瞳子髎"，也称前关穴、后曲穴。

女人到了一定年龄，由于衰老、疲乏、忙碌等种种原因，眼角就会自然而然地出现鱼尾纹。相信眼角上的鱼尾纹会令很多女人心烦意乱，因为这意味着身体机能的衰老，意味着皮肤的松弛，意味着青春已经远去，意味着年岁留下的不可磨灭

的沧桑。其实，有了鱼尾纹也大可不必惊慌，只要每天坚持正确按摩瞳子髎穴位，就能消除或者减少鱼尾纹。瞳子髎，此经穴名出自《针灸甲乙经》："手太阳，手、足少阳之会"，别名后曲、鱼尾、太阳、前关，属足少阳胆经。《铜人俞穴针灸图经》中记载："治青盲目无所见，远视疏疏，目中肤翳，白膜，头痛，目外眦赤痛"；《类经图翼》中云："一云兼少泽，能治妇人乳肿"。从这些医书的记载中可以看出，古代医家对这个穴位的作用已经颇有研究心得了。

瞳子髎穴属足少阳胆经经脉的穴道，在人体面部，眼睛外侧约0.5寸处。

1.主治病症

（1）经常按摩这个穴位，几乎能治疗所有的眼部疾病，如目赤、肿痛、角膜炎、屈光不正、青光眼等。

（2）长期按摩这个穴位，对头痛、三叉神经痛、颜面神经痉挛，以及麻痹等病患，都具有很好的调理和保健作用。

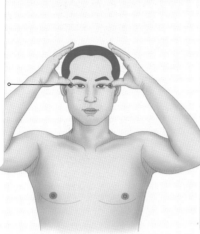

取穴技巧

正坐或仰卧，两手屈肘朝上，手肘弯曲，五指朝天，掌心向着自己。以两手拇指置于头部侧边，太阳穴斜下、前方，两拇指相对用力垂直按穴位即是

瞳子髎穴

指　　法：拇指压法
程　　度：重
时　　间：1~3分钟
功　　用：降浊去湿。
配合治疗
目生内障：瞳子髎配合谷、临泣和睛明。
妇人乳肿：瞳子髎配少泽。
自我按摩法：两拇指相对用力垂直揉按瞳子髎穴，有酸、胀、痛的感觉。每天早晚各揉按一次，每次左右各（或双侧同时）揉按1~3分钟。

2.自我取穴按摩法

（1）正坐，两只手屈肘朝上，肘弯曲并支撑在桌上，五指朝天，掌心向着自己。

（2）把两只手的拇指放在头部旁侧，两手的拇指相对用力，垂直揉按穴位，有酸、胀、痛感。

（3）左右两穴，每天早晚各揉按一次，每次1~3分钟，或者两侧穴位同时揉按。

◎悬颅穴——注意力集中效率高

主治：面肿、目外眦痛、齿痛。

悬，吊挂的意思；颅，在古代指人的头盖骨，这里指穴位内气血为寒湿水汽。"悬颅"的意思是指胆经的天部之气在这里散热后吸附水湿。本穴物质为颔厌穴传来的温热风气，至本穴后散热冷缩，并吸附天部中的寒湿水汽，穴内气血就如同天部中的水湿云层一样，所以名"悬颅"，也称髓孔穴、髓中穴、米啮穴。"髓孔"的意思是说指穴内气血为寒湿水汽。"米啮"的意思是指穴内

气血为天部中聚集的水滴。

俗话说："可怜天下父母心。"父母亲们都为自己的儿女操心，尤其操心孩子的学习。可是，很多家长都发现自己的孩子在学习的时候，非常容易分心，注意力极不集中。在这里，告诉家长们一个可以解决问题的好办法，那就是帮助孩子多多按摩悬颅穴，就能够帮助孩子们集中注意力。悬颅穴，此经穴名出自《灵枢·寒热病》，属足少阳胆经。《针灸甲乙经》中记载："热病头痛，身重，悬颅主之"；《铜人俞穴针灸图经》云："治热病，烦满汗不出，头偏痛，引目外眦赤，身热齿痛，面肤赤痛"；《类经图翼》中也说："主治头痛齿痛，偏头痛引目，热病汗不出"。可见，悬颅穴是一个很有用处的穴位。

悬颅穴在人体的头部鬓发上，当头维穴与曲鬓穴弧形连线的中点处。

1.主治病症

（1）按摩这个穴位能够集中注意力。

（2）长期按摩这个穴位，能够有效治

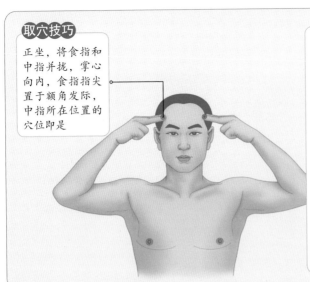

取穴技巧

正坐，将食指和中指并拢，掌心向内，食指指尖置于额角发际，中指所在位置的穴位即是

悬颅穴

指　　法：二指压法
程　　度：轻
时　　间：1~3分钟
功　　用：降浊除湿。
配合治疗
偏头痛：悬颅配颔厌。
热病头痛：悬颅配曲池和合谷。

自我按摩法：将食指和中指置于悬颅穴上轻轻地揉按，每天早晚各一次，每次1~3分钟。

疗偏头痛、面肿、目外眦痛、齿痛等疾患。

（3）配颔厌穴，治疗偏头痛；配曲池穴、合谷穴，治疗热病头痛；配风池穴、外关穴，具有祛风止痛的作用，能够治疗偏头痛；配丝竹空穴、太阳穴、风池穴，有疏风明目的作用，能够治疗目外眦痛；配人中，具有通经消肿的作用，能够治疗面肿。

2.自我取穴按摩法

（1）正坐，食指和中指并拢，掌心朝内，食指的指尖放在额角发际，中指所在的部位就是这个穴位。

（2）把食指和中指放在悬颅穴上轻轻按揉。

（3）左右穴位，每天早晚各按揉一次，每次1~3分钟。

◎悬厘穴——头痛烦恼不再来

主治：偏头痛、面肿、目外眦痛。

悬，吊挂的意思；厘，治理的意思；"悬厘"的意思是指胆经气血在此穴位降浊分清。本穴物质为悬颅穴冷降下传的水湿之气，到达本穴后，滞重的寒湿水汽进一步下行，小部分清气由本穴外输头的各部位。本穴对天部的水湿风气有治理的作用，所以名"悬厘"。因为在本穴汇集的气血当中，既有手少阳的上行之气，又有足阳明的下行之气，所以本穴为手足少阳阳明之会。

有时候，有的人一早起床发现自己落枕了。落枕的人经常是头一天晚上睡觉的时候，脖子还是好好的，可是第二天清晨一觉醒来，却发现脖子酸痛，不能转动，并且影响到工作和日常生活，让人十分痛苦。那么，是什么原因造成落枕的呢？原来，在睡觉的时候，头部位置不当，或者枕头过高，或者肩部受风，从而引起了落枕。其实，治疗落枕的方法非常简单。如果你稍微懂一些中医的穴位治疗原理，在这个时候，只要你按压自己的悬厘穴，就能够使症状迅速得到缓解。此外，按压悬厘穴，还能够有效治疗头痛，使你不受头痛的困扰，能够提高工作学习的效率。不信的话，你就试一试吧！悬厘穴，此穴位名出自《针灸甲乙经》。

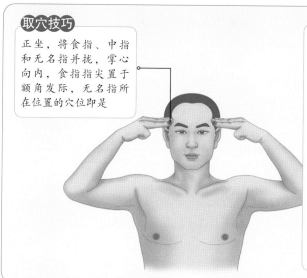

正坐，将食指、中指和无名指并拢，掌心向内，食指指尖置于额角发际，无名指所在位置的穴位即是

悬厘穴

指　　法：二指压法
程　　度：轻
时　　间：1~3分钟
功　　用：降浊除湿。
配合治疗
热病偏头痛：悬厘配鸠尾。
癫　　痫：悬厘配束骨。
自我按摩法：将食指和中指置于悬颅穴上轻轻地揉按，每天早晚各一次，每次1~3分钟。

悬厘穴位于人体的头部鬓发上，当头维穴与曲鬓穴弧形连线的上3/4与下1/4交点处。

1.主治病症

（1）每天坚持按摩这个穴位，能够有效治疗偏头痛、面肿、目外眦痛、耳鸣、上齿疼痛等疾患。

（2）配鸠尾穴，能够治疗由于热病偏头痛引起的目外眦；配束骨穴还能够治疗癫痫。

2.自我取穴按摩法

（1）正坐，把食指、中指和无名指并拢，手掌心朝内，食指的指尖放在额角发际处，此时，无名指所在的部位就是这个穴位。

（2）把食指和中指放在穴位上轻轻按揉。

（3）左右两侧穴位，每天早晚各按揉一次，每次1~3分钟。注意：用力要稍轻一些，不要太重。

◎天冲穴——牙龈肿痛找天冲

主治：头痛、牙龈肿痛、癫痫。

天，指天部气血；冲，指气血运行为冲射之状。"天冲"的意思是指胆经之经气吸热后胀散，并由本穴冲射于天之各部。本穴物质为率谷穴传来的水湿之气，到达本穴后，因受穴外传入之热，水湿之气胀散，并冲射于胆经之外的天部，所以名"天冲"，也称天衢。"天衢"指穴内气血向外的输出状态。因为胆经气血由此穴位向天之各部传输。

这个穴位的名称出自《针灸甲乙经》，在《千金要方》作"天衢"，属足少阳胆经。关于这个穴位的具体位置，在中国古代医书中有多种多样的说法，例如：《针灸甲乙经》中说这个穴位"在耳上如前三分"；《铜人俞穴针灸图经》中云："耳后入发际2寸"；《循经考穴编》中云："在耳平后三分，入发际2寸"；《医学入门》中云："承灵后1.5寸"，意思就是说它在承灵穴

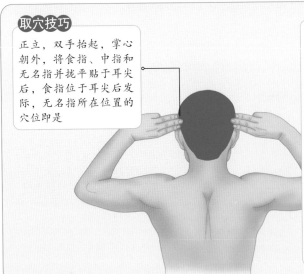

天冲穴

正立，双手抬起，掌心朝外，将食指、中指和无名指并拢平贴于耳尖后，食指位于耳尖后发际，无名指所在位置的穴位即是

指　　法：四指压法
程　　度：轻
时　　间：1~3分钟
功　　用：益气补阳。
配合治疗
头　　痛：天冲配目窗和风池。
自我按摩法：将四指并拢轻按于天冲穴，每天早晚各揉按一次，每次左右各（或双侧同时）揉按1~3分钟。

的旁边。另外，在《足少阳胆经穴位分寸歌》中说："天冲率后三分许，冲斜下寸浮白悬。"不管怎样，这个穴位都是一个交会穴，《素问·气府论》王冰注："足太阳、少阳之会"。作为足少阳胆经上的一个重要穴位，它具有止痛的作用。比如说，当你在头痛或者牙龈肿痛的时候，只需要轻轻按摩一下这个穴位，很快就能见效，效果非常的好。

天冲穴在头部，当耳根后缘直上入发际2寸，率谷后0.5寸处。

1.主治病症

（1）经常按摩这个穴位，具有益气补阳的作用。

（2）经常按摩这个穴位，能够有效治疗头痛、牙龈肿痛、癫痫、惊恐、瘿气等疾患。

（3）配目窗穴、风池穴，能够有效治疗头痛。

2.自我取穴按摩法

（1）正立，两只手抬起，手掌心朝外，把食指、中指和无名指并拢，平贴在耳尖后，食指位于耳尖后的发际，则无名指所在的位置就是这个穴位。

（2）将四指并拢，轻轻按揉这个穴位。

（3）左右两侧穴位，每天早晚各按揉一次，每次1～3分钟，或者两侧穴位同时按揉。

◎阳白穴——眼保健操现在开始

主治：目眩、目痛、外眦疼痛、雀目。

阳，天部的意思，这里指气；白，明亮清白的意思。"阳白"的意思是指胆经的湿冷水汽在这个穴位处吸热后胀散。本穴的物质是本神穴传来的天部湿冷水汽，由于在下行的过程中不断吸热，水湿之气还未进入这个穴位就已受热胀散，并化为阳热风气，传输于头之各部，穴内的天部层次变得明亮清白，所以名"阳白"。因为本穴吸热胀散的阳热风气不光上传足少阳胆经的头临泣穴，同时还外走阳维脉，所以这个穴位是足少

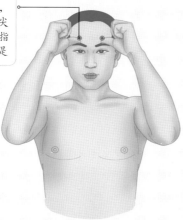

正坐，举两手、两肘尖顶放桌面上，轻握拳，掌心向下，将拇指指尖贴于眉梢正上方，拇指指尖正上方的穴位即是

阳白穴

指　　法：拇指压法
程　　度：轻
时　　间：1~3分钟
功　　用：生气壮阳。
配合治疗
目赤肿痛、视物昏花、上睑下垂：阳白配太阳、睛明和鱼腰。
自我按摩法：用弯曲拇指的指节处，由内而外轻刮穴位处，有特殊的酸痛感觉。每天早晚各一次，每次左右各（或双侧同时）刮按1~3分钟。

阳、阳维的交会点。

此穴位名出自《针灸甲乙经》："足少阳、阳维之会"；《素问·气府论》王冰注："足阳明、阴维之会"；《针灸大成》云："手足阳明、少阳、阳维五脉之会"。据古代医书记载，这个穴位能够治疗头痛、头风、目眩、目赤肿痛、眉目间痛、夜盲、近视、远视、眼睑眴动、项强急不可以顾、背寒不得温等病症。在近代中医临床中，有经验的医生还利用这个穴位治疗面瘫、三叉神经痛、眶上神经痛、眼睑下垂等多种疾病。尤其是经常按摩这个穴位，对眼部保健具有非常明显的疗效。

阳白穴属足少阳胆经经脉的穴道，在人体面部，瞳孔的直上方，距离眉毛上缘约1寸处。

主治病症：

（1）这个穴位几乎能治疗所有的眼部疾病，按摩这个穴位，具有明目祛风的作用。

（2）坚持每天按摩这个穴位，对头

痛、视物模糊、眶上神经痛、面神经麻痹、眼睑下垂、夜盲、眼睑瘙痒、呕吐、恶寒等病症，具有很好的调理、改善、治疗和保健作用。

（3）配太阳穴、睛明穴、鱼腰穴，能够治疗目赤肿痛、视物昏花、上睑下垂等症状。

2.自我取穴按摩法

（1）正坐，两只手举起，两手肘的肘尖支撑在桌面上。

（2）轻轻握拳，手掌心向下，用拇指弯曲的指节处，从内往外轻轻刮按穴位处，有一种特殊的酸痛感。

（3）左右两穴位，每天早晚各刮按一次，每次1~3分钟，或者两侧穴位同时刮按。

◎目窗穴——眼睛疲劳目窗帮忙

主治：远视、近视、小儿惊痫。

目，肝之所主，这里指穴内物质为肝木之性的风气；窗，气体交换的通道；"目窗"的意思是指胆经气血在穴位这里吸热后化为阳热风气。本穴物质为头临泣穴传来的弱小水湿之气，到达本穴后，因为受穴外所传之热的影响，弱小的水湿之气吸热胀散，并化为阳热风气传于穴外，所以名"目窗"，也称至荣穴、至宫穴。"至荣"的意思是指穴内的阳热风气充实饱满。"至宫"的意思是指穴内气血为饱满的卫外之气。因为本穴气血为饱满的阳热风气，它一方面循胆经上行正营穴，另一方面上行并交于阳维脉所在的天部层次，所以是足少阳、阳维之交会处。

此穴位名出自《针灸甲乙经》，别名至营，属足少阳胆经。《针灸甲乙经》中说它"在临泣后1寸"，《神应经》和《针灸大成》中说它"在临泣后1.5寸"。根据古代医书记载，这个穴位能够治疗头痛、头旋、目痛、目远视不明、青盲、白膜覆瞳子、头面浮肿、上齿龋肿等疾患。在现代中医临床中，常利用这个穴位治疗近视。眼睛近视的学生，平常只要多按按这个穴位，对视力的

保健就极有好处。此外，经常按压这个穴位，还能够缓解眼睛的疲劳、酸涩，使眼睛变得炯炯有神，恢复眼睛的光彩。

目窗穴在人体的头部，当前发际上1.5寸，头正中线旁开2.25寸处。

1.主治病症

（1）按摩这个穴位，具有补气壮阳的作用。

（2）经常按摩这个穴位，对头痛、目眩、目赤肿痛、远视、近视、面部浮肿、上齿龋肿、小儿惊痫，具有非常明显的疗效。

（3）配关冲穴、风池穴，治疗头疼；配陷谷穴，治疗面目浮肿。

2.自我取穴按摩法

（1）端坐在桌子旁边，略微低头，臂肘放在桌子上，手掌心朝内，小指平贴在发际处，中指所在的部位就是这个穴位。

（2）用食指和中指轻轻按揉穴位。

（3）左右两侧穴位，每天早晚各按揉一次，每次1～3分钟，或者两侧穴位同时按揉。

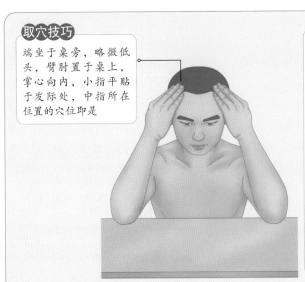

取穴技巧

端坐于桌旁，略微低头，臂肘置于桌上，掌心向内，小指平贴于发际处，中指所在位置的穴位即是

目窗穴

指　　法：二指压法
程　　度：轻
时　　间：1~3分钟
功　　用：补气壮阳。
配合治疗
头　　疼：目窗配关冲和风池。
面目浮肿：目窗配陷谷。
自我按摩法：用食指和中指轻按于目窗穴，每天早晚各一次，每次左右各（或双侧同时）按1~3分钟。

◎风池穴——清热醒脑治感冒

主治：感冒、头痛、头晕、脑卒中。

风，指穴内物质为天部的风气；池，屯居水液之器，这里指穴内物质富含水湿。"风池"的意思是指有经气血在此穴位化为阳热风气。本穴物质为脑空穴传来的水湿之气，至本穴后，受外部之热，水湿之气胀散并化为阳热风气，然后输散于头颈各部，所以名"风池"，也称热府穴。"热府"的意思是指本穴气血的变化为受热膨胀。因为本穴吸热胀散的阳热风气不仅传输胆经，也输向阳维脉所在的天部层次，所以是足少阳、阳维之交会处。

此穴位最早见于《灵枢·热病》篇，云："风为阳邪，其性轻扬，头顶之上，惟风可到，风池穴在颞颥后发际陷者中，手少阳、阳维之会，主脑卒中偏枯，少阳头痛，乃风邪蓄积之所，故名风池。"《针灸甲乙经》中说它"在颞颥（脑空）后发际陷者中"；《素问·气府论》王冰注："在耳后陷者中，按之引于耳中"；《医学入门》中云："耳后1.5寸，横侠风府"。据古代医典记述，这个穴位能够治疗头痛、眩晕、热病汗不出、疟、脑卒中不语、瘿气、颈项强痛、目不明、目泣出、目赤痛、眼目生花、耳病、鼻塞出血、筋挛不收等疾病。

风池穴属足少阳胆经经脉的穴道，位于人体的后颈部，后头骨下，两条大筋外缘陷窝中，相当于耳垂齐平。

1.主治病症

（1）按摩这个穴位，具有醒脑明目、快速止痛、保健和调理的功效。

（2）长期按摩这个穴位，对感冒、头痛、头晕、脑卒中、热病、颈项强痛、眼病、鼻炎、耳鸣、耳聋、咽喉疾患、腰痛等疾患，具有很好的调理和保健效能。

（3）每天坚持按摩这个穴位，对高血压、脑震荡、面肌痉挛和荨麻疹也具有治疗效果。

2.自我取穴按摩法

（1）正坐，举臂抬肘，肘大约与肩

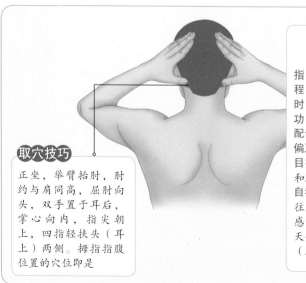

取穴技巧

正坐，举臂抬肘，肘约与肩同高，屈肘向头，双手置于耳后，掌心向内，指尖朝上，四指轻扶头（耳上）两侧。拇指指腹位置的穴位即是

风池穴

指　　法：拇指压法
程　　度：重
时　　间：1~3分钟
功　　用：壮阳益气。

配合治疗

偏正头痛：风池配合谷和丝竹空。

目痛不能视：风池配脑户、玉枕和风。

自我按摩法：用拇指指腹，由下往上揉按穴位，有酸、胀、痛的感觉，重按时鼻腔有酸胀感。每天早晚各揉按一次，每次左右各（或双侧同时）揉按1~3分钟。

同高。

（2）屈肘向头，双手放在耳后，手掌心朝内，手指尖向上，四指轻轻扶住头（耳上）的两侧。

（3）用拇指的指腹从下往上按揉穴位，有酸、胀、痛的感觉，重按时鼻腔还会有酸胀感。

（4）左右两穴位，每天早晚各按揉一次，每次1~3分钟。

◎肩井穴——防治乳腺炎有特效

主治：头颈强痛、颈项不得回顾、肩背疼痛。

肩，指穴位在肩部；井，指地部孔隙；"肩井"是指胆经的地部水液从这个穴位流入地之地部。本穴物质为胆经上部经脉下行而至的地部经水，到达本穴后，经水由本穴的地部孔隙流入地之地部，所以名"肩井"，也称肩解穴、膊井穴。

肩井穴是一个比较特殊的穴位。按摩这个穴位时，如果用力太重，可能会导致人体半身麻痹，手不能举，甚于令人昏晕。所以在很多防身术和武功招式之中，就有"重击肩井穴"这一个动作。假如女性在路上偶遇不良分子，就可以通过重击对方的肩井穴，达到防身自卫的目的。在另一方面，对这个穴位轻揉慢按，却能够缓解工作压力、放松肩颈僵硬，疏通经络血脉。据古代医书记述，肩井穴能治疗"肩背痹痛，臂不举，颈项不得回顾，脑卒中气塞，涎上，不语，气逆，翻胃，呕吐，咳逆上气，瘰疬，虚劳，产后乳汁不下，乳痛，妇人产晕，难产"等疾患。《针灸甲乙经》云："在肩陷者中，缺盆上，大骨前"；《太平圣惠方》云："在肩上陷鳟中，缺盆上，大骨前1.5寸，以三指按之，当其中指下陷者中是也。"《针灸玉龙经》云："在肩端上缺盆尽处"；《针方六集》云："如取左穴，用本人右手小指按于左肩柱骨尖上，平排三指，取中指下第一节中是穴。取右穴，亦如是。"

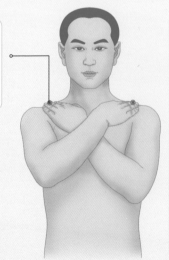

取穴技巧

正坐，交抱双手，掌心向下，放在肩上，以中间三指放在肩颈交会处，中指指腹所在位置的穴位即是

肩井穴

指　　法：中指压法
程　　度：重
时　　间：1~3分钟
功　　用：疏导水液。

配合治疗

脚气酸痛：肩井配足三里和阳陵泉。

自我按摩法：以中间三指放在肩颈交会处，用中指指腹，向下揉按，会有特殊酸麻、胀痛的感觉。每天早晚各按压一次，每次左右各（或双侧同时）按压约1~3分钟。

1.主治病症

（1）按摩此穴位对肩背痹痛、手臂不举、颈项强痛等病疾，具有特殊疗效。

（2）长期按摩这个穴位，对乳痈、脑卒中、瘰疬、难产、乳腺炎、功能性子宫出血、产后子宫出血、神经衰弱、半身不遂、脑贫血、脚气、狐臭等症状，都具有缓解、调理、治疗和保健作用。

（3）配足三里穴、阳陵泉穴，治疗脚气酸痛。

2.自我取穴按摩法

（1）正坐，双手抱在一起，掌心向下，放在肩上。

（2）把中间三指放在肩颈交会处，用中指的指腹向下按揉，有酸麻、胀痛的感觉。

（3）左右两穴，每天早晚各按揉一次，每次1~3分钟，也可以两侧穴位同时按揉。

◎环跳穴——有效缓解腰胯疼痛

主治：腰胯疼痛、下肢痿痹等腰腿病。

环，一种圆形而中间有孔的玉器，或者一串连环中的某一节，这里指穴内物质为天部肺金特性的凉湿之气；跳，跳动的意思，阳之健，这里指穴内阳气健盛。"环跳"的意思是指胆经水湿在这里大量汽化为天部阳气。本穴物质为居髎穴传来的地部水湿，到达本穴后，水湿渗入穴内丰满的肌肉中并汽化为天部的阳气，穴内阳气健盛，所以名"环跳"，也称膑骨、髋骨、分中、环各、髀枢、髀厌。

据古代医书记载，环跳穴可以治疗"偏风，半身不遂，髀枢痛不可举，腰胁相引急痛，腰胯痛不得转侧，冷风湿痹，痹不仁，股膝酸痛，胫痛不可屈伸，足麻痹，风疹"等疾病。在日常生活中，我们可能会偶尔碰到一不小心就闪了腰的情况，或者遇到身体不舒服，腰痛得让人难受，而且使得人体的整个身子像虾一样弯曲着，没有办法伸直，走路的时候也驼着背，在躺卧的时候一定要垫棉絮，并且在床上直挺挺地丝毫也不能够动弹，稍微转下身就会疼得要命。遇到这种

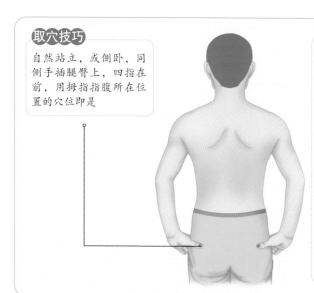

取穴技巧

自然站立，或侧卧，同侧手插腿臀上，四指在前，用拇指指腹所在位置的穴位即是

环跳穴

指　　法：拇指压法
程　　度：重
时　　间：3~5分钟
功　　用：运化水湿。
配合治疗
下肢痿痹：环跳配殷门、阳陵泉和委中。
风　疹：环跳配风池和曲池。
自我按摩法：同侧手插腿臀上，四指在前，用拇指指腹，稍出力按摩。每次左右各按压3~5分钟。先左后右或先按健侧，再按患侧。

情况时，只要轻轻按揉背部痛点和环跳穴，就能够迅速止痛，并使疼痛难受的身体得以舒缓。这个穴位，《针灸甲乙经》云："在髀枢中。侧卧，伸下足，屈上足取之。"《神应经》云："即硯子骨下宛宛中也"；《素问·气府论》王冰注："足少阳、太阳二脉之会"。

环跳穴属足少阳胆经经脉的穴道，在人体的股外侧部，侧卧屈股，当股骨大转子最凸点与骶管裂孔连线的外1/3与中1/3的交点处。

1.主治病症

（1）这个穴位对腰痛、背痛、腿痛、坐骨神经痛等疾病具有特效。

（2）长期按摩这个穴位，对下肢麻痹、腰部肌炎、大腿肌炎、膝部肌炎、风疹、脚气等症状，具有很好的调理、改善、医治和保健作用。

2.自我取穴按摩法

（1）自然站立或者侧卧，伸下足，屈上足。

（2）把同侧的手插腿臀上，四指在前，用拇指的指腹稍用力按摩穴位，有酸痛感，用力按压时下肢还有酸麻感。

（3）先左后右，两侧穴位每次各按压3~5分钟。也可以先按健侧，再按患侧。

◎风市穴——脑卒中瘫痪可能好

主治：脑卒中半身不遂、下肢痿痹、遍身瘙痒。

风，风气的意思；市，集市的意思；"风市"的意思是指胆经经气在这个穴位散热冷缩后，化为水湿风气。本穴物质为环跳穴传来的天部凉湿水汽，到达本穴后，凉湿水汽进一步散热缩合变为天部的水湿云气，水湿云气由本穴的天部层次横向向外传输，此穴位就如同风气的集散之地，所以名"风市"。

不知你或者你的家人是否受到风湿的困扰？或者总是感到腰腿酸疼，甚至时常有肢体麻木的感觉？遇到这种情况，你不防按揉一下风市穴。《肘后备急方》中记载，这个穴位"在两髀外，可平倚垂手，直掩髀上，当中指头大筋上，捻之自觉好也"。《针灸玉龙经》云："在膝外廉上7寸，垂手中指尽处是穴。"在古代医书中，还记载这个穴位对"风痹疼痛，半身不遂，脚气，腰腿酸痛，两膝挛痛，足胫顽麻，足膝无力，尿床、浑身瘙痒"等疾患具有良好的疗效。在近现代中医临床中，有经验的医生经常利用这个穴位治疗患者的坐骨神经痛、股外侧皮神经痛、下肢瘫痪、荨麻疹、脚冷、痹痛、风湿关节炎、膝腿酸软无力、腰重起坐难等疾患。按摩风市穴对这些症状具有很好的改善效果。

风市穴属足少阳胆经经脉的穴道，在人体大腿外侧的中线上，当腘横纹上7寸，或者直立垂手时，中指尖所在的部位。

1.主治病症

（1）长期按摩这个穴位，具有祛风湿、利腿足的作用。

（2）按摩这个穴位，对脚痛、腿膝酸痛、腰重起坐难等病症，具有特殊的疗效。

（3）长期坚持按压这个穴位，能够有效治疗下肢神经麻痹、脚气、股外神经炎、全身瘙痒、半身不遂等疾患。

（4）配风池穴、大杼穴、大椎穴、命门穴、关元穴、腰阳关穴、十七椎，治疗中心型类风湿。

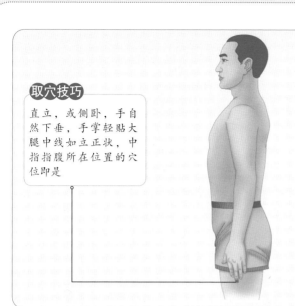

风市穴

指　　法：中指压法
程　　度：重
时　　间：1~3分钟
功　　用：运化水湿。

配合治疗

中心型类风湿：风市配风池、大杼和大椎。

自我按摩法：以中指指腹垂直下压穴位，有酸、胀、麻等感觉。每次左右各按压1~3分钟。先左后右，或两侧同时揉按。

取穴技巧

直立，或者侧卧，手自然下垂，手掌轻贴大腿中线如立正状，中指指腹所在位置的穴位即是

2.自我取穴按摩法

（1）直立或者侧卧，手自然下垂，手掌轻贴大腿中线如同立正一样。

（2）用中指的指腹垂直下压穴位，有酸、胀、麻等感觉。

（3）先左后右，每次两侧穴位各按压1~3分钟，也可以两侧穴位同时按揉。

◎阳陵泉穴——抽筋痛苦及时消

主治：抽筋、麻痹、腰腿疲劳、胃溃疡。

阳，阳气；陵，土堆；泉，源源不断。"阳陵泉"是指胆经的地部经水在此穴位大量汽化。膝阳关穴飞落下传的经水和胆经膝下部经脉上行而至的阳热之气交会后，随胆经上扬的脾土尘埃吸湿沉降于地，胆经上部经脉落下的经水也渗入脾土中，脾土固化于穴周，脾土中的水湿大量汽化，如同脾土尘埃的堆积之场和脾气的生发之地，所以名"阳陵泉"，也称筋会穴、阳陵穴。

这个穴位是传统中医针灸经络的八大会穴之一，有"筋会阳陵"之说。长期筋骨僵硬、酸痛，容易抽筋的人，只要平时多多按压这个穴位，就能得到改善。古代医书还记载这个穴位对"胆病、善太息、口苦、呕宿汁、心下澹澹、胁下痛胀、吐逆、喉鸣、诸风、头面肿、头痛、眩晕、遗尿、髀痹引膝股外廉痛、不仁、筋挛急、筋软、筋疼、膝伸不得屈、冷痹、半身不遂、脚冷无血色、膝肿麻木、草鞋风"等病都具有良好的医治效果。《灵枢·本输》云："在膝外陷者中也"；《针灸甲乙经》云："在膝下1寸，外廉陷者中"。《针灸问对》云："膝下2寸"；《备急千金要方》云："在膝下外，尖骨前陷者中"；《动功按摩秘诀》云："在膝外高骨下各一指"。

阳陵泉穴属足少阳胆经经脉的穴道，在人体膝盖斜下方，小腿外侧的腓骨小头稍前的凹陷中。

1.主治病症

（1）按摩这个穴位能疏泄肝胆、清利湿热、舒筋健膝。

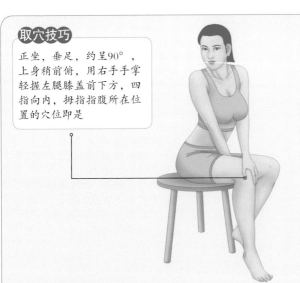

取穴技巧

正坐，垂足，约呈90°，上身稍前俯，用右手手掌轻握左腿膝盖前下方，四指向内，拇指指腹所在位置的穴位即是

阳陵泉穴

指　法：拇指压法
程　度：重
时　间：1~3分钟
功　用：降浊除湿。
配合治疗
半身不遂：阳陵泉配曲池。
胸胁痛：阳陵泉配足三里和上廉。
自我按摩法：弯曲拇指，指腹垂直揉按穴道，有酸、胀、痛的感觉。每次左右各揉按1~3分钟，先左后右。

（2）按摩这个穴位对抽筋、筋骨僵硬、酸痛有特效。

（3）长期按摩这个穴位，对胃溃疡、肝炎、胆石病、高血压、肋间神经痛、肩关节痛、膝关节痛、下肢麻木瘫痪、胆绞痛、胆囊炎、胆道蛔虫、足内翻、耳鸣、耳聋等疾病，具有很好的改善、医治和保健作用。

2.自我取穴按摩法

（1）正坐，垂足，大约呈90°。

（2）上身稍微前俯，用右手的手掌轻握左腿膝盖的前下方，四指向内，拇指向外。

（3）拇指弯曲，用指腹垂直揉按穴道，有酸、胀、痛的感觉。

（4）先左后右，两侧穴位每次各揉按1~3分钟。

◎阳辅穴——强腰肾，夫妻好

主治：关节疼痛、目外眦痛、缺盆穴中痛。

阳，指阳气；辅，辅佐的意思；"阳辅"的意思是指胆经的水湿之气在此穴位吸热上行。本穴物质为悬钟穴外散而来的湿冷水汽，到达本穴后，因受外界之热而升温上行。本穴具有辅佐胆经气血向上蒸升的作用，所以名"阳辅"。因为吸热后上行的阳气在本穴只是流行而过，动而不居，所以是胆经经穴。本穴物质为悬钟穴传来的凉湿水汽，在本穴为吸热蒸升的变化，表现出火的炎上特征，所以在五行中属火。

腰肾功能不好的人会经常感到腰部虚冷，就好像坐在水中一样，而且膝下肤肿、筋紧，每个关节都很疼痛，而且全身一会儿这儿疼痛，一会儿那儿疼痛。此时，按摩阳辅穴能够使疼痛迅速得到缓解。至于这个穴位的具体位置，在古代医书中已经有比较详细的介绍了。据《灵枢·本输》云："外踝之上，辅骨之前，及绝骨之端也。"《针灸甲乙经》云："在足外踝上4寸，辅骨前，绝骨端，如前三分。"《素问·刺腰痛论》王冰注作："如后五分"；《针灸集成》云："在光明、悬钟二穴之中，微向外。"

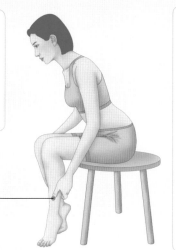

正坐，垂足，稍向前俯身，用左手，掌心向前，四指在内，拇指在外，由脚跟上向前，抓住小腿跟部，拇指指腹所在位置的穴位即是

阳辅穴

指　　法：拇指压法
程　　度：重
时　　间：1~3分钟
功　　用：化阳益气。
配合治疗
下肢痿痹瘫之足内翻畸形：阳辅配飞扬和金门。
自我按摩法：用拇指指腹揉按穴位，有酸、胀、痛的感觉。每次左右各揉按1~3分钟，先左后右。

古代医书还记载，此穴位具有医治"寒热酸痛、四肢不举、腋下肿、瘰疬、喉痹、酸痹不仁、腰痛、诸风、口苦、胁痛、头热如火、足冷如冰"等疾患。

阳辅穴属足少阳胆经经脉的穴道，在人体的小腿外侧，当外踝尖上4寸，腓骨前缘稍前方。

1.主治病症

（1）经常按摩这个穴位，具有祛风湿、利筋骨、泻胆火的作用。

（2）经常按摩这个穴位，还对腰肾功能不佳、膝下肤肿、筋挛、关节疼痛、痛无常处等症状，都有特殊疗效。

（3）长期按摩这个穴位，对偏头痛、高血压、全身神经痛、下肢瘫痪、脚气等疾患，都具有良好的治疗和保健作用。

2.自我取穴按摩法

（1）正坐，垂足，身子稍向前俯，左手掌心向前，四指在内，拇指在外，从脚跟上向前，抓住小腿的跟部。

（2）用拇指的指腹揉按穴位，有酸、胀、痛的感觉。

（3）先左后右，两侧穴位每次各揉按1~3分钟。

◎足临泣穴——头痛要医脚

主治：胆经头痛、腰痛、肌肉痉挛、眼疾。

足，指穴位在足部；临，居高临下的意思；泣，眼泪。"足临泣"指胆经的水湿风气在此化雨冷降。本穴物质为丘墟穴传来的水湿风气，到达本穴后，水湿风气化雨冷降，气血的运行变化就像泪滴从上面滴落一样，所以名"足临泣"。

这是人体的一个重要穴位，古代医书中有很多关于这个穴位的介绍。例如：《针灸甲乙经》云："胸痹心痛，不得息，痛无常处，临泣主之"；《针灸大成》云："乳肿痛，足临泣"；《类经图翼》云："主治胸满气喘，目眩心痛，缺盆中及腋下马刀疡，痹痛无常"；《医宗金鉴》说它能治"中风（脑卒中）手足举动难，麻痛发热，筋拘挛，头风肿痛连腮项，眼赤而疼合头眩"，等等。根据医书上的记载，这个穴位可以治疗头痛、头眩、目涩、身痹、寒热、胸胁支满、喘气、心痛不得、乳肿、腋下肿、手足脑卒中不举、痛麻发热拘挛、筋牵、腿疼、眼肿赤疼、齿痛、耳聋、咽肿、项肿连腮、浮风瘙痒、月经不调等疾患。

足临泣穴在足背的外侧，足第四指和足小指跖骨的夹缝中。

1.主治病症

（1）此穴位对头痛、目外眦痛、目眩、瘰疬、胁肋痛、疟疾、脑卒中偏瘫、痹痛不仁、足跗肿痛、胆经头痛、腰痛、肌肉痉挛、眼疾、结膜炎、胆囊炎、脑卒中、神经官能症等疾病，都具有良好的疗效。

（2）经常按摩这个穴位还能治疗女性的乳房疾病，如乳腺炎、乳腺增生、颈淋巴结结核、退乳等。

（3）配三阴交穴，治疗痹证；配三阴交穴、中极穴，治疗月事不利；配丘墟穴、解溪穴、昆仑穴，具有通经活络、消肿止痛的作用，能够治疗足跗肿痛；配风池穴、太

阳穴、外关穴，有祛风、活络、止痛的作用，能够治疗偏头痛。

2.自我取穴按摩法

（1）正坐，垂足，抬起左脚放在座椅上，伸出左手，轻轻握住左脚趾，四指在下，拇指弯曲，用指甲垂直轻轻掐按穴位。

（2）用拇指的指腹按揉穴位，有酸、胀、痛的感觉。

（3）先左后右，两侧穴位每次1～3分钟。

◎足窍阴穴——止痛、定咳、顺气必点穴

主治：头痛、心烦、胁痛、咳逆不得息。

足，指穴位在足部；窍，空窍的意思；阴，指穴内物质为阴性水液。"足窍阴"的意思是指胆经的经水由此穴回流体内的空窍之处。本穴为胆经体内与体表经脉的交会点，由于胆经体表经脉的气血物质为地部经水，位于高位，因此

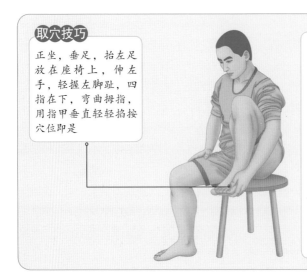

取穴技巧

正坐，垂足，抬左足放在座椅上，伸左手，轻握左脚趾，四指在下，弯曲拇指，用指甲垂直轻轻掐按穴位即是

足临泣穴

指　　法：拇指压法
程　　度：重
时　　间：1～3分钟
功　　用：运化风气，冷降水湿。
配合治疗
痹　　证：足临泣配三阴交。
月事不利：足临泣配三阴交和中极。
自我按摩法：用拇指指腹揉按穴位，有酸、胀、痛的感觉。每次左右各揉按1～3分钟，先左后右。

循本穴的地部孔隙回流体内，所以名"足窍阴"。因为本穴有地部孔隙连通体内，所以是胆经井穴。在五行中，这个穴位属金。

不知你是否有过这样的体验，生气或疲累后，乳房下肋部位会感到疼痛，而且不断咳嗽，严重时，甚至有气都接不上来的感觉。此时，你手足烦热，却又出不了汗，并且头痛心烦。在这种情况下，你可以按摩足窍阴穴，能帮助你止痛、定咳、顺气。在古代医书中，关于这个穴位的作用有不少记载，说此穴能够治疗"胁痛不得息、咳而汗出、手足厥冷、烦热、转筋、头痛、喉痹、舌卷干、耳聋、耳鸣、痈疽、胆寒不得卧、梦魇、肘臂不举"等病症。关于这个穴位的位置，据《灵枢·本输》云："足小指次指之端也"；《针灸甲乙经》云："去爪甲如韭叶"；《医学入门》云："足第四指端外侧"。

足窍阴穴属足少阳胆经经脉的穴道，位于人体的第四脚趾末节外侧，距指甲角0.1寸。

1.主治病症

（1）按摩这个穴位具有泄热、利胁、通窍的作用。

（2）按摩这个穴位对于偏头痛、目眩、目赤肿痛、耳聋、耳鸣、喉痹、胸胁痛、足跗肿痛、多梦、热病，具有很好的疗效。

（3）按摩这个穴位，还能够治疗脑贫血、胆道蛔虫症。

（4）配太冲穴、太溪穴、内关穴、太阳穴、风池穴、百会穴，治疗神经性头痛、高血压、肋间神经痛、胸膜炎、急性传染性结膜炎、神经性耳聋等。

2.自我取穴按摩法

（1）正坐，垂足，抬起左脚放在座椅上，伸出左手，轻轻握住左脚的脚趾，四指在下，拇指弯曲，用指甲垂直轻轻掐按穴位。

（2）用拇指的指腹按揉穴位，会有酸、胀、痛的感觉。

（3）先左后右，两侧穴位每次各按揉1~3分钟。

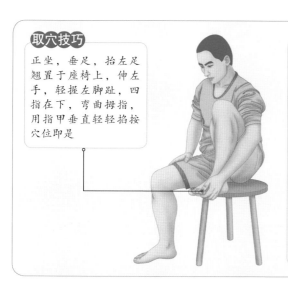

取穴技巧

正坐，垂足，抬左足翘置于座椅上，伸左手，轻握左脚趾，四指在下，弯曲拇指，用指甲垂直轻轻掐按穴位即是

足窍阴穴

指　　法：拇指压法
程　　度：重
时　　间：1~3分钟
功　　用：沟通内外经脉气血。
配合治疗
神经性头痛：足窍阴配太冲、太溪和内关。
胆道疾患：足窍阴配阳陵泉、期门、支沟和太冲。
自我按摩法：用拇指指腹揉按穴位，有酸、胀、痛的感觉。每次左右各揉按1~3分钟，先左后右。

足厥阴肝经经穴

足厥阴肝经循行路线不长，穴位不多，但是作用一点也不小，可以说是护身卫体的大将军，它起于脚拇指内侧指甲边缘上，向上到脚踝，然后沿着腿的里面向上走，在肾经和脾经的中间，最后到达肋骨边缘。在《灵枢·经脉》中有关于此经的病症记载："腰痛不可以俯仰，丈夫㿉疝，妇人少腹肿，甚则嗌干，面尘脱色。"主治胸胁、肝胆病症、热性病、神经系统病症和头侧部、眼、耳、咽喉病症，以及本经脉所经过部位之病症。

◎大敦穴——小腹疼痛有特效

主治：目眩、腹痛、肌肋痛、冷感症。

大敦，大树墩的意思，这里指穴内气血的生发特性。本穴物质为体内肝经外输的温热水液，本穴又是肝经之穴，水液由本穴的地部孔隙外出体表后蒸升扩散，表现出春天般的生发特性，就犹如大树墩在春天生发新枝一样，所以名"大敦"，也称水泉穴、大训穴、大顺穴。"水泉"的意思是指体内肝经水液源源不断由此穴外输体表。"大顺"指体内肝经外出体表的水液全部汽化后向天部而行。"大训"与"大顺"同义。

据中国医典古籍记载，大敦穴对治疗"昏厥，卒疝暴痛、脐腹痛、腹胀、小腹中热、石淋、尿血、小便难、遗尿、遗精、阴肿痛、囊缩、阴挺、崩漏、胁下胀满、眩冒、善寐、目不欲视、卒心痛、太息、哕噫、大便秘结、癫狂、痫、小儿惊风、痉、手足拘急、足肿"等疾患，具有良好的效果。《灵枢·本输》中说这个穴位在"足大指之端及三毛之中也"；《针

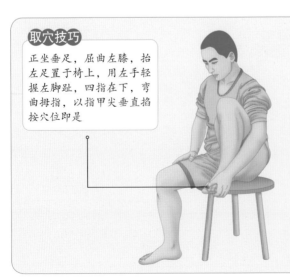

取穴技巧

正坐垂足，屈曲左膝，抬左足置于椅上，用左手轻握左脚趾，四指在下，弯曲拇指，以指甲尖垂直掐按穴位即是

大敦穴

指　　法：拇指压法
程　　度：重
时　　间：1~3分钟
功　　用：生发风气。
配合治疗
癫狂和脑卒中：大敦配内关和水沟。
梅核气：大敦配膻中、天突和间使。
自我按摩法：用拇指指腹揉按穴位，有酸、胀、痛的感觉。每次左右各揉按1~3分钟，先左后右。

灸甲乙经》云："去爪甲如韭叶及三毛中"；《针经摘英集》云："在足大指外侧端"；《针灸集成》云："足拇指爪甲根后四分，节前"。如果女性遇到由于疝气引起的阴挺肿痛，男子的阴囊小腹疼痛，此时，只要按压这个穴位，就有很好的止痛、调理和医治作用。

大敦穴属足厥阴肝经经脉的穴道，在人体足部，拇指（靠第二指一侧）甲根边缘约0.1寸处。

1.主治病症

（1）这个穴位具有疏肝治疝、理血、清神的作用。

（2）按摩这个穴位，对疝气、缩阴、阴中痛、月经不调、血崩、尿血、癃闭、遗尿、淋疾、癫狂、痫症、小腹疼痛等病症，具有良好的疗效。

2.自我取穴按摩法

（1）正坐垂足，屈曲左膝，把左脚抬起放在座椅上。

（2）用左手轻轻握住左脚的脚趾，四指在下，拇指在上，拇指弯曲，用指甲尖垂

直掐按穴位，有刺痛的感觉。

（3）先左后右，两侧穴位每天各掐按1~3分钟。

◎太冲穴——降压好法宝

主治：目眩、腹痛、肌肋痛、冷感症。

太，大的意思；冲，冲射之状；"太冲"的意思是指肝经的水湿风气在此穴位向上冲行。本穴物质为行间穴传来的水湿风气，到达本穴后，因受热胀散，化为急风冲散穴外，所以名"太冲"，也名大冲穴。本穴物质为热胀的风气，在本穴为输出之状，所以是肝经俞穴，在五行中属土。

在日常生活中，我们时常都有可能遇到一些脾气暴躁，动辄就大动肝火的人。有的时候，我们自己也会因为某些事情而生气、动怒。中医认为，肝为"将军之官"，主怒。人在生气发怒的时候，体内能量往往走的是肝经的路线。所以，人在生气发怒时，肝也会多多少少受到影响，作为肝经上的穴位，太冲穴就会出现异常现象，例如，有的有压痛感，有的温度或者色泽

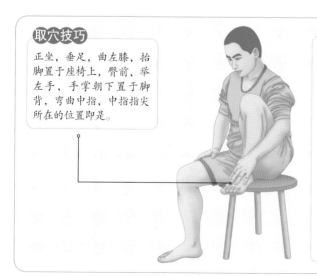

取穴技巧

正坐，垂足，曲左膝，抬脚置于座椅上，臀前，举左手，手掌朝下置于脚背，弯曲中指，中指指尖所在的位置即是。

太冲穴

指　　法：二指压法
程　　度：轻
时　　间：1~3分钟
功　　用：宣肺理气，利咽宽胸，通经活络。
配合治疗
头痛、眩晕：太冲配合谷。
自我按摩法：以食指和中指指尖垂直由下往上揉按，有特殊胀、酸、疼痛的感觉。每次左右各按揉1~3分钟，先左后右。

会发生变化，对外界更加敏感，还有的软组织张力会发生异常。所以，脾气不好，经常生气、动怒的人，不妨多多按摩一下太冲穴，这个穴位能够有效化解心中的怒气，疏解情绪，消除心胸的不适之感。关于这个穴位，据《灵枢·本输》记载，在："行间上2寸陷者之中也"；《针灸甲乙经》云："在足拇指本节后2寸，或曰1.5寸陷者中"。

太冲穴属足厥阴肝经经脉的穴道，在足背侧，第一、第二指跖骨连接部位中。用手指沿足大指和第二指的夹缝向上移压，到能够感觉到动脉的时候就是该穴位。

1.主治病症

（1）按摩该穴位，具有平肝、理血、通络之作用，能使头痛、眩晕、高血压、失眠、肝炎等症状都得到调理和缓解。

（2）长期按压这个穴位，对月经不调、子宫出血、乳腺炎、肾脏炎、肠炎、淋病、便秘等病症，具有很好的改善和保健作用。

2.自我取穴按摩法

（1）正坐，垂足，曲左膝，把脚抬起放在座椅上，臀前，举起左手，手掌朝下放在脚背上，中指弯曲，中指的指尖所在的部位就是该穴。

（2）用食指和中指的指尖从下往上垂直按揉，有胀、酸、痛感。

（3）两侧穴位，先左后右，每次各揉按1~3分钟。

◎曲泉穴——解决男女生殖系统问题

主治：子宫脱垂、阴道炎、前列腺炎、遗精、阳萎。

曲，隐秘的意思；泉，泉水的意思。"曲泉"的意思是指肝经的水湿云气在此穴位处聚集。本穴物质为膝关穴传来的水湿之气，到达本穴后为聚集之状，大量水湿就像隐藏在天部之中，因此名"曲泉"。本穴为肝经气血的会合之处，所以是肝经合。因为本穴物质为肝经的水湿之气会合而成，性寒湿润下，表现出肾经气血的润下特征，所以在五行中属水。

中国民间流传着这样一首歌谣："痛经阴挺少腹痛，阴痒遗精苦难言，针灸按摩曲泉穴，治病疗疾又延年。"这首歌谣对曲泉穴的作用作了真实的描述。传统中医理论认为，曲泉穴是治疗痛经、少腹疼痛、子宫脱垂、阴道瘙痒、外阴痒痛、前列腺炎、遗精、膝关节疼痛、疝气、大腿内侧疼痛的常用穴位，经常按摩这个穴位，对上述症状都具有明显的疗效。此外，长期按摩这个穴位，还能够养生保健，益寿延年。

曲泉穴这个穴位在人体的膝内侧，屈膝，当膝关节内侧端，股骨内侧髁的后缘，半腱肌，半膜肌止端的前缘凹陷处。

1.主治病症

（1）经常按摩这个穴位，对月经不调、痛经、白带、阴挺、阴痒、产后腹痛、遗精、阳痿、疝气、小便不利、头痛、目眩、癫狂、膝膑肿痛、下肢痿痹等症状，具有明显的疗效。

（2）配丘墟穴、阳陵泉穴，治疗胆道疾患；配肝俞穴、肾俞穴、章门穴、商丘穴、太冲穴，治疗肝炎；配复溜穴、肾俞穴、肝俞穴，治疗由于肝肾阴虚引起的眩晕、翳障眼病；配支沟穴、阳陵泉穴，治疗心腹疼痛、乳房胀痛、疝痛；配归来穴、三

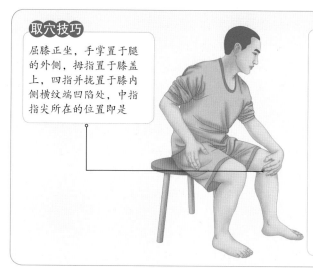

取穴技巧

屈膝正坐，手掌置于腿的外侧，拇指置于膝盖上，四指并拢置于膝内侧横纹端凹陷处，中指指尖所在的位置即是

曲泉穴

指　　法：四指压法
程　　度：轻
时　　间：3~5分钟
功　　用：清利湿热，通调下焦。
配合治疗
头痛、眩晕：太冲配合谷。
自我按摩法：四指并拢由下往上揉按，有特殊胀、酸、疼痛的感觉。每次左右各按揉3~5分钟，先左后右，或两侧同时揉按。

阴交穴，治疗由于肝郁气滞引起的痛经和月经不调。

2.自我取穴按摩法

（1）屈膝正坐，手掌放在腿的外侧，拇指放在膝盖上，四指并拢放在膝内侧横纹端凹陷处，中指的指尖所在的部位就是该穴位。

（2）四指并拢，从下往上按揉，有胀、酸、疼痛的感觉。

（3）两侧穴位先左后右，每次各按揉3~5分钟，也可以两侧穴位同时按揉。

◎足五里穴——让排尿不再困难

主治：小便不通、睾丸肿痛、嗜卧、四肢倦。

足，指穴位在足部；五里，指这个穴位气血的作用范围像五里一样广大。本穴物质为阴廉穴传来的冷降水湿及水湿风气中的脾土尘埃，到达本穴后，由天部归降地部，覆盖的范围如同五里之广，所以名"足五里"，也称五里、股五里。因为这个穴位在股内侧，大约当箕门上5寸处，为了与上肢

手阳明大肠经同名穴（手五里）区分，《针灸甲乙经》就称之为"股五里"。

此穴位名出自《针灸甲乙经》，原名"五里"；在《圣济总录》中名"足五里"，属足厥阴肝经。《针灸甲乙经》云："在阴廉下，去气冲3寸，阴股中动脉"；《针方六集》云："在阴廉下1寸"；《千金翼方》云："在阴廉下2寸"；《针灸集成》云："横直髀关"。这个穴位也是人体的重要穴位，它既能够治疗像阴囊湿疹、睾丸肿痛这样的生殖系统疾病，也能够治疗像尿潴留、遗尿这样的泌尿系统疾病；还能治疗股内侧疼痛、少腹胀满疼痛、倦怠、胸闷气短等症状。所以，假如遇到了小便不通畅、阴部湿痒、浑身倦怠无力等症状，只要按摩一下这个穴位，就能够使情况得到缓解。

足五里穴在大腿内侧，当气冲直下3寸，大腿根部，耻骨结节的下方，长收肌的外缘。

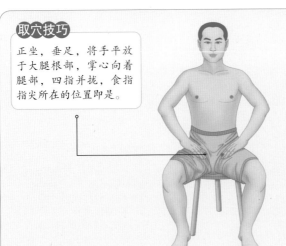

正坐，垂足，将手平放于大腿根部，掌心向着腿部，四指并拢，食指指尖所在的位置即是。

足五里穴

指　　法：四指压法
程　　度：重
时　　间：3~5分钟
功　　用：固化脾土，除湿降浊。

配合治疗
嗜卧欲动摇：足五里配三阳络、天井和历兑。
自我按摩法：四指并拢由下往上揉按，有特殊胀、酸、疼痛的感觉。每次左右各按揉3~5分钟，先左后右，或两侧同时揉按。

1.主治病症

（1）按摩这个穴位，具有行气提神、通利水道的作用。

（2）按摩这个穴位，对少腹胀痛、小便不通、阴挺、睾丸肿痛、嗜卧、四肢倦怠、颈疬具有良好的疗效。

（3）长期按摩此穴位，还能够有效治疗阴囊湿疹、尿潴留、遗尿、阴部瘙湿、股内侧痛、胸闷气短等疾患。

（4）配三阳络穴、天井穴、历兑穴、三间穴，治疗嗜卧欲动摇。

2.自我取穴按摩法

（1）正坐，垂足，把手平放在大腿的根部，手掌心朝着腿部，四指并拢，食指的指尖所在的部位就是该穴位。

（2）四指并拢从下往上揉按，有胀、酸、疼痛的感觉。

（3）两侧穴位，先左后右，每次3~5分钟，也可以两侧穴位同时按揉。

◎阴廉穴——呵护女人不烦恼

主治：月经不调、少腹疼痛、股内侧痛、下肢挛急。

阴，阴性水湿的意思；廉，收廉的意思；"阴廉"的意思是指肝经的水湿风气在此处穴位散热、吸湿、冷缩。本穴物质为急脉穴扩而至的水湿风气，到达本穴后，这股水湿风气散热、吸湿、冷缩，并聚集在穴内。于是，本穴就如同肝经水湿的收廉之处，所以名"阴廉"。

此穴位名出自《针灸甲乙经》。明代汪机撰录的《针灸问对》云："阴廉穴在羊矢下，气冲相去2寸，羊矢气冲旁1寸，股内横纹有核见"；清代刘清臣在《医学集成》中云："阴廉，羊矢下斜里三分直上去气冲2寸动脉陷中，羊矢在阴旁股内，约文缝中皮肉间，有核如羊矢相似"。《圣济总录》云："阴廉二穴，在羊矢下，去气冲2寸动脉中，治妇人绝产，若未经生产者，可灸三壮即有子，针入八分，留七呼。"可见，这个穴位对女性月经不调、赤白带下都有很好的疗效。

阴廉穴在人体大腿内侧，当气冲穴直下2寸，大腿根部，耻骨结节的下方，长收肌外缘。

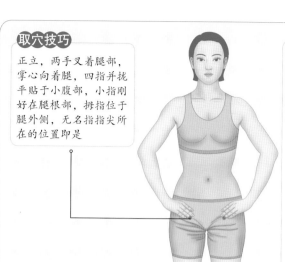

阴廉穴

指　　法：四指压法
程　　度：重
时　　间：3~5分钟
功　　用：收引水湿。
配合治疗
湿热下注之月经不调：阴廉配曲骨、次髎和三阴交。
膀胱炎、膀胱结石：阴廉配委中、次髎和膀胱俞。
自我按摩法：四指并拢由下往上揉按，有特殊胀、酸、疼痛的感觉。每次左右各按揉3~5分钟，先左后右，或两侧同时揉按。

1.主治病症

（1）经常按摩此穴位，有调经止带、通利下焦的作用。

（2）按摩这个穴位可以治疗生殖系统的疾病，对月经不调、赤白带下、阴部瘙痒、阴肿、疝痛等症态，有改善、调理、医治、保健作用。

（3）长期按摩此穴位对少腹疼痛、腰腿疼痛、下肢痉挛等疾患，具有明显疗效。

（4）配曲骨穴、次髎穴、三阴交穴，治疗由于湿热下注引起的月经不调、白带多、阴门瘙痒、股癣等疾病；配肾俞穴、大赫穴、命门穴、太溪穴，治疗女性不孕症、男子不育症；配委中穴、次髎穴、膀胱俞穴，治疗膀胱炎、膀胱结石等疾患。

2.自我取穴按摩法

（1）正立，两只手叉着腿部，手掌心向着腿，四指并拢平贴在小腹部，小指刚好在腿根部，拇指位于腿外侧，无名指的指尖所在的部位就是这个穴位。

（2）四指并拢，从下往上按揉，有胀、酸、疼痛的感觉。

（3）两侧穴位，先左后右，每次3~5分钟，也可以两侧穴位同时按揉。

◎中封穴——让排尿不再困难

主治：阴茎痛、遗精、小便不利、黄疸。

中，正中的意思；封，封堵的意思；"中封"的意思是指肝经风气在此穴位势弱缓行，并化为凉性水汽。本穴物质为太冲穴传来的急劲风气，由于本穴位处足背的转折处，急劲风气行至本穴后，因经脉通道弯曲而受挫，急行风气变得缓行势弱，就像被封堵住了一样，所以名"中封"，也称悬泉穴。

据《针灸甲乙经》记载："身黄时有微热，不嗜食，膝内踝前痛，少气，身体重，中封主之"；《千金翼方》云："治失精筋挛，阴缩入腹，相引痛，灸中封五十壮"；《医宗金鉴》云："主治梦泄遗精、阴缩、五淋、不得尿、鼓胀、瘿气"。《圣济总录》中说："中封二穴，金也，在足内踝前1寸，仰足取之陷中，伸足乃得之，足厥

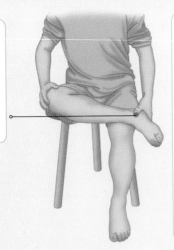

取穴技巧

正坐，将右脚置于左腿上，左手掌从脚后跟处握住，四指在脚后跟，拇指位于足内踝外侧，拇指的位置即是

中封穴

指　　法：拇指压法
程　　度：重
时　　间：3~5分钟
功　　用：息风化气。
配合治疗
黄疸、疟疾：中封配胆俞、阳陵泉和太冲。
阴茎痛、遗精：中封配足三里和阴廉。
自我按摩法：用拇指指腹揉按穴位，有酸、胀、痛的感觉。每次左右各揉按3~5分钟，先左后右。

阴脉之所行也，为经，治疟，色苍苍振寒，少腹肿，食快快绕脐痛，足逆冷不嗜食，身体不仁，寒疝引腰中痛，或身微热，针入四分，留七呼，可灸三壮。"可见，这个穴位能够有效医治各种男科疾病。

中封穴在人体的足背侧，当足内踝前，商丘穴与解溪穴连线之间，胫骨前肌腱的内侧凹陷处。

1.主治病症

（1）长期按摩这个穴位，对疝气、阴茎痛、遗精、小便不利、黄疸、胸腹胀满、腰痛、足冷、内踝肿痛等疾患，具有良好的疗效。

（2）配胆俞穴、阳陵泉穴、太冲穴、内庭穴，具有泄热舒肝的作用，能够治疗黄疸、疟疾；配足三里穴、阴廉穴，能够治疗阴缩入腹、阴茎痛、遗精、淋症、小便不利；配解溪穴、昆仑穴，具有活血消肿的作用，能治疗内踝肿痛；配气海穴、中极穴，有利水通淋的作用，能治疗小便不利；配大赫穴、志室穴，有固摄精关的作用，能治疗遗精。

2.自我取穴按摩法

（1）正坐，把右脚放在左腿上，左手掌从腿后跟处握住，四指放在腿后跟，拇指位于脚内踝外侧，拇指所在的位置就是这个穴位。

（2）用拇指的指腹按揉这个穴位，有酸、胀、痛的感觉。

（3）两侧穴位，先左后右，每次3~5分钟。

◎章门穴——排尿畅通好舒爽

主治：胸瘀闷、胃痉挛、肝气瘀结。

章，大木材的意思；门，出入的门户。"章门"的意思是指肝经的强劲风气在此穴位风停气息。本穴物质为急脉穴传来的强劲风气，到达本穴后，此强劲风气风停气息，就如同由此进入了门户一样，所以名"章门"。

《针灸甲乙经》记载："腰痛不得转侧，章门主之"；《千金方》云："主饮食不化，入腹不出，热中不嗜食，若吞而闻食臭，伤饱，身黄，痛羸瘦"；《类经

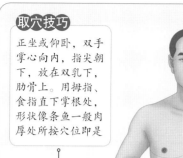

取穴技巧

正坐或仰卧，双手掌心向内，指尖朝下，放在双乳下，肋骨上。用拇指、食指直下掌根处，形状像条鱼一般肉厚处所按穴位即是

章门穴

指　　法：拇指压法
程　　度：轻
时　　间：1~3分钟
功　　用：降浊固土。
配合治疗
荨　麻　疹：章门配足三里穴治。
肝脾不和之腹胀：章门配天枢、脾俞、中脘和足三里。
自我按摩法：用拇指、食指直下掌根处，形状像鱼一般肉厚处揉按穴位，有胀痛的感觉。每次左右各（或双侧同时）揉按1~3分钟。

图翼》云："主治两胁积气如卵石，膨胀肠鸣，食不化，胸胁痛"；《圣齐总录》中还说："章门二穴，脾之募……治肠鸣盈盈然食不化，胁痛不得卧，烦热口干不嗜食，胸胁支满喘息，心痛，腰痛不得转侧，伤饱身黄羸瘦，贲豚腹肿脊强，四肢懈堕，善恐少气，厥逆肩臂不举……"上面这些记载都详细说明了章门穴的作用。如果你遇到心胸郁闷、胀满、烦热、口干、不想吃东西、面黄肌瘦、身体虚弱、全身无力的情况，只要按压这个穴位，就能够使情况得到改善。

章门穴属足厥阴肝经经脉的穴道，在人体的侧腹部，当第十一肋游离端的下方。

1.主治病症

（1）按摩这个穴位，对腹痛、腹胀、肠鸣、泄泻、呕吐、神疲肢倦、胸胁疼痛、黄疸、痞块、小儿疳积、腰脊疼痛等症状，具有明显的疗效。

（2）长期按摩这个穴位，对肝气郁结、胃痉挛、肝脾肿大、肝炎、肠炎、泄泻等疾患，具有治疗、调理和改善作用。

（3）配足三里穴，治疗荨麻疹、组织胺过敏症；配天枢穴、脾俞穴、中脘穴、足三里穴，治疗由于肝脾不和引起的腹胀、痞块、胁痛、泄泻、消瘦等症状；配肾俞穴、肝俞穴、水道穴、京门穴、阴陵泉穴、三阴交穴、阳谷穴、气海穴，治疗肝硬化腹水、肾炎。

2.自我取穴按摩法

（1）正坐或仰卧，两只手的手掌心向内，指尖朝下放在双乳下，肋骨上。

（2）用拇指、食指直下掌根处像鱼一样的肉厚处部位，即鱼际，揉按穴位，并有胀痛的感觉。

（3）左右两侧穴位，每次1~3分钟，也可以两侧穴位同时按揉。

◎期门穴——疏肝利气、化积通瘀

主治：胸胁胀满疼痛、呕吐、呃逆、吞酸、腹胀。

期，期望、约会；门，出入的门户。"期门"是指天之中部的水湿之气从此穴位输入肝经。本穴为肝经最上穴，下部章门

第二章　各司其职的经穴

穴无物外传，使得本穴处于气血物质的空虚状态。但是，本穴因其位于人体前正中线及侧正中线的中间位置，既不阴又不阳、既不高也不低，既无热气在此冷降，也无经水在此停住，所以，作为肝经募穴，尽管穴内气血空虚，却募集不到气血物质，只有期望等待，因此名"期门"，也称肝募穴。

《针灸甲乙经》云："足太阳、厥阴、阴维之会"；《千金方》云："主喘逆卧不安，咳胁下积聚"；《铜人俞穴针灸图经》云："治胸中烦热，贲豚上下，目青而呕，霍乱泄痢，腰坚硬，大喘不得安卧，胁下积气"；《针灸大成》云："胸连胁痛，期门、章门、丘墟、行间、涌泉"；《圣济总录》云："期门二穴……治胸中烦热，贲豚上下，目青而呕，霍乱泄利，腹坚硬，大喘不得安卧，胁下积气，女子产后余疾，食饮不下，胸胁支满，心中切痛善噫……"上述说明了期门穴的作用。如果为琐事不顺而动气，或者因为气候变化，气郁不舒，按压这个穴位可以有很好的缓解和治疗效果。

期门穴属足厥阴肝经经脉的穴道，在人体的胸部，乳头直下，与巨阙穴齐平。

1.主治病症

（1）按摩此穴位有疏肝、利气、化积通瘀的作用，能治疗肋间神经痛、肝炎、肝肿大、胆囊炎、胸胁胀满等疾患。

（2）长期按摩此穴位，对腹胀、呕吐、乳痛等症状，具有很好的缓解、改善作用。

（3）配肝俞穴、膈俞穴，有疏肝活血化瘀的作用，能治疗胸胁胀痛；配内关穴、足三里穴，有和胃降逆的作用，能治疗呃逆；配阳陵泉穴、中封穴，有舒肝利胆的作用，能治疗黄疸。

2.自我取穴按摩法

（1）正坐或仰卧，举起双手，手掌心向下，指尖相对，放在双乳下，肋骨上。

（2）用拇指和食指直下掌根处像一条鱼的部位，按揉穴位，有胀痛的感觉。

（3）左右两穴位，每次1~3分钟，或者两侧穴位同时按揉。

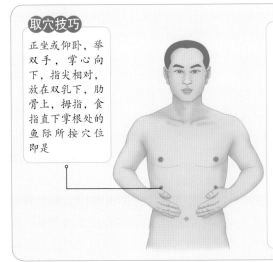

取穴技巧

正坐或仰卧，举双手，掌心向下，指尖相对，放在双乳下，肋骨上，拇指，食指直下掌根处的鱼际所按穴位即是

期门穴

指　　法：拇指压法
程　　度：轻
时　　间：1~3分钟
功　　用：募集天之中部的水湿风气。
配合治疗
疝　　气：期门配大敦。
胆囊炎、胆结石：期门配肝俞、公孙、中脘和太冲。
自我按摩法：用拇指、食指直下掌根处，形状像大鸡腿一般肉厚处圆形揉按穴位，有胀痛的感觉。每次左右各（或双侧同时）揉按1~3分钟。

第三章

经络穴位和疾病

经络表征变化是疾病的写照

命要经络养，气靠经络生——人体经络的每一个穴位都是灵丹妙药。经络养生法可使寿命至少延长10年——它是人类走向百岁健康的通行证。

经络是人体的活地图，十二正经如江河、奇经八脉是水库。国家发达，必兴交通；身体健康，须通经络。

人因居住环境、劳累程度、心理状态等因素的不同，其经脉中的血气也会随着发生变化吗？

其实，在多数情况下，人在惊恐、恼怒、劳累或安逸过度等情况下，其经脉中的血气是会发生变化的。因此夜晚行走时，喘息发自肾脏，淫乱之气侵及肺脏而引起肺病；坠堕恐惧时，喘息发自肝脏，淫乱之气会伤及脾脏；大惊猝恐时，喘息发自肺脏，淫乱之气会伤害心脏。这些情况下，神气壮盛的人，一般气血通顺，病邪就能除去并不会产生疾病；神气怯弱的人，病邪就会停留在人体而产生疾病。所以说，原则上诊察疾病，应观察病人的勇怯、骨骼、肌肉，以及皮肤的有关情况，以掌握病情。这些手段都是诊断疾病的方法。

饮食过饱时，汗液自胃中发出；大惊会伤损心精，使汗液从心脏发出；负着重物，长途跋涉时，汗液会从肾脏发出；快速行走又感恐惧时，汗液会从肝脏发出；过度劳作时，身体不断摇动，汗液会从脾脏发出。因此，春夏秋冬四时阴阳变化适度，由于身体劳损过度会形成疾病，这是常理。

◎怎样看脉象中反映的健康情况？

正常人的脉象应该是这样子的：人呼气时脉搏跳动两次，吸气时脉搏跳动两次，呼气与吸气之间脉搏跳动一次，这样呼吸时脉搏一共跳动五次，这就叫正常人。正常人是指没有疾病的人。医生常以正常人的呼吸来衡量病人，并且依此来测定病人的脉搏。

人呼气时，脉搏跳动一次，吸气时，脉搏也跳动一次，是因为气不足。人呼气时，脉搏跳动三次，吸气时脉搏也跳动三次，并且躁动、上肢的内侧发热，这是种温热性疾病。如果上肢的内侧不发热，脉象滑是风病，脉象涩是痹病。人呼气时，如果脉搏跳动四次以上就会死亡，如果脉象断绝并没有了迹象也会死亡，如果脉搏突然快、突然慢也会死亡。

◎脉象与胃气的关系

健康人的脉气来自于胃。如果胃气的功能表现正常，这是人体健康的根本。如果人没有了胃气就叫作不顺，严重的时候还会导致死亡。春季时，脉搏应当从容、柔和，滑利中又有弦象，这是胃气正常的脉象；如果弦象比较突出，从容、柔和、滑利之象不充足，是因为肝脏发生了病变；如果弦象强劲、急促，并且没有从容、滑利、柔和的现象，就是没有胃气的脉象，这样就会死亡。春季的脉搏从容、柔和、滑利，并且微弦中又有轻浮之象，到了秋季就容易生病；如果轻浮之象特别突出，不到秋季就会生病。春季时，脏腑的真元之气会散布到肝脏，以滋养肝脏所主管的筋膜。

夏季时，脉搏应当从容、柔和，滑利中又有洪象，这是有胃气的正常脉象；如果洪象比较突出，而从容、柔和、滑利之象不明显，是心脏有病变；如果洪而急促，却失去从容、柔和、滑利之象，就是没有胃气的脉象，这样就会死亡。夏季时，脉搏从容、柔和、滑利，同时洪中又有沉象，到了冬季时就很容易生病，如果沉象特别突出，不到冬季时就会生病。夏季

时，脏腑的真元之气通达到心脏，以滋养心脏所主管的血脉。

长夏季节时，脉搏应当从容、柔和，滑利而又平缓，这是有胃气的正常脉象；如果软弱之象比较突出，而从容、柔和、滑利之象不明显，是脾脏有病变；如果特别软弱甚至失去了从容、柔和、滑利之象，就是没有胃气的脉象，这样就会死亡。长夏季节时，脉搏从容、柔和、滑利，并且软弱中又有沉象，到了冬季时就容易生病，如果沉象特别突出，不到冬季时就会生病。长夏季节时，脏腑的真元之气润养脾脏，同时也滋养了脾脏所主管的肌肉。

秋季时，脉搏应当从容、柔和，滑利中又有轻浮之象，这是有胃气的正常脉象；如果轻浮之象比较突出，而从容、柔和、滑利不足，是肺脏有病变；如果只是轻浮而失去从容、柔和、滑利之象，就叫作没有胃气的脉象，这样就会死亡。秋季时，脉搏从容、柔和、滑利，且轻浮中又有弦象，到了春季时就容易生病；如果弦象特别突出，不到春季时就会发病。脏腑的真元之气在肺脏时位置最高，因为肺脏能运行营卫阴阳之气。

冬季时，脉搏应当从容、柔和，滑利中又有沉象，这是有胃气的正常脉象；如果沉象比较突出，而从容、柔和、滑利不足，是肾脏有病变；如果只见沉，但失去从容、柔和、滑利之象，就叫作没有胃气的脉象，这样就会死亡。冬季时，脉搏从容、柔和、滑利，且沉中又有洪象，到了夏季时就容易生病；如果洪象非常突出，不到夏季就会生病。脏腑的真元之气在肾时位置最下，以滋养肾脏所主管的骨髓。

胃的大络脉，贯穿膈，络于肺脏，外出于左乳之下，叫作"虚里"。搏动时，用手微可感觉到，是用来诊断宗气盛衰的。如果搏动地好像喘一样，急促而又断绝的，是膻中有病。如果脉来时无常数，又时而停止，并横格于指下，是因为胃中有积聚；如果脉断绝并没有了迹象，宗气又败绝，就会死亡；如果脉搏鼓动了衣服，就叫作宗气外泄。

◎ 循行路线对疾病的影响

足太阴脾经与足阳明胃经互为表里，但所引起的疾病各不相同，这是因为脾经属阴，胃经属阳，循行的线路不同，或虚或实，或顺或逆。其病或从内生，或从外来。因为有这些不同，所以产生的疾病也就各不相同。

阳气相当于天气，主护卫于外，阴气相当于地气，主营养于内。阳气性刚强多实，主外；阴气性柔弱多虚，主内。所以外界邪气伤人，首先侵袭阳分；饮食不节制，起居作息无常，首先伤及阴分。阳分受伤内传六腑，阴分受伤累及五脏。邪气侵袭六腑则全身发热、不能安卧、气喘；邪气侵入五脏则腹部胀满、泄泻，病久形成肠澼。喉主管呼吸自然界的清气，咽主管吞、咽、饮食物。所以阳经易受风邪之气，阴经易受湿邪之气。足三阴经从脚上行到头部，手三阴经从胸沿上肢下行到手指指端；手三阳经从手指指端上行到头部，足三阳经从头部下行到脚。因此，阳经的病先向上行，行到极点转向下行，阴经的病先向下行，行到极点转向上行。因此，感受风邪之气，首先伤及人体上部；感受湿邪之气，首先伤及人体下部。

◎ 阳明经脉的几种病变

足阳明经脉发生病变，病人怕见到人和火，听到木器的声音时心里就感到紧张害怕，但对钟鼓之类的声音却不感到惊恐，这是因为足阳明经是胃的经脉，在五行中，胃属土，因木克土，所以病人听到木器的声音，心里就会感到紧张惊恐。阳明经主肌肉，是多血多气的经脉，邪气侵袭阳明经则会出现发热，如热势过盛，病人就会害怕火。阳明经的经气上逆，就会出现呼吸急促，心中烦闷，因病人心中烦闷，所以不喜欢见人。

如果厥逆伤及内脏，则因病情严重而死亡；如果厥逆只累及经脉，病情不重则不会死亡。

有的病人阳明经脉发生了病变，他通常就会有这样的表现：脱掉衣服四处奔跑，上到高处唱歌，甚至几天不吃饭，还能翻墙上屋，所到之处都是平时不能到达的，病了以后反而能够到达。四肢是阳气之根本，阳气亢盛，四肢就充实，四肢充实，就能够做到这些。因为阳气亢盛而扰乱心神，致使病人神志失常，所以胡言乱语，斥骂别人，不避亲疏，不想进食，四处乱走。

◎ 伤寒在六经的传变

人体被寒邪伤害，第一天是太阳经受邪气侵袭而发病，症状为头颈部疼痛，腰背僵硬不舒服。

第二天，病邪从太阳经传入阳明经，阳明经主管全身肌肉，它的经脉挟鼻，络于目。阳明经气不利，病人出现身体发热、眼睛疼痛、鼻孔干燥、不能安睡等症状。

第三天病邪由阳明经传入少阳经，少阳主骨，它的经脉沿着两肋行走，向上络于耳。邪气沿着经脉向上侵袭就会出现胸胁疼痛、耳聋等症状。三阳经脉均受到病邪的侵袭，但邪气还没有内传至脏腑时，可以用发汗的方法治疗。

第四天病邪由少阳经传入太阴经，太阴经脉分布在胃中，向上与咽喉部位相连。太阴经病变会出现腹中胀满、咽喉干燥等症状。

第五天，病邪由太阴经传入少阴经，少阴经贯通肾脏，络于肺，向上联系舌根部。少阴经病变，病人会有口舌干燥，口渴等症状。

第六天病邪由少阴经传入厥阴经，厥阴经脉环绕阴器，络于肝。厥阴经病变，病人会出现烦闷不安、阴囊收缩等症状。如果三阴经、三阳经以及五脏六腑均受到邪气的侵袭，致使全身营卫气血不能正常运行，五脏精气闭阻不通，便会死亡。如果不是表里两条经脉同时感受寒邪而发病，那么到第七天，太阳经脉的病邪开始衰退，头痛症状就会稍微减轻。

到第八天阳明经的病邪减退，身体热度逐渐退下来。

到第九天，少阳经脉的病邪开始衰退，听力渐渐恢复。

到第十天，太阴经脉的病邪开始衰退，腹部胀满症状逐渐减轻，食欲好转。

到第十一天，少阴经的病邪开始衰退，口不渴了，舌不干了，打着喷嚏。

到第十二天，厥阴经脉的病邪开始衰退，阴囊舒缓，小腹也微微弛松。邪气消退，疾病便一天天好转。

◎ 表里经脉受寒邪的症状

如果互为表里的两条经脉同时受寒邪侵袭而发病，又会出现什么症状呢？第一天是太阳和少阴两经同时发病，所以不仅有太阳经发病的头痛症状，还有少阴经发病的口干、烦闷症状。

第二天是阳明经和太阴经同时发病，所以不仅有太阴病的腹部胀满，不想吃东西等症状，还有阳明病的身体发热，神志昏迷，说胡话等症状。

第三天是少阳和厥阴两经同时发病，所以不仅有少阳病的耳聋症状，还有厥阴病的阴囊收缩和手足冰冷等症状。此时，病情已经很严重了。如果继续发展到水浆不能下咽、神志不清的程度，这样到第六天就会死亡。

疾病发展到五脏均受到损伤，六腑气机不通，营卫血气到了运行不流畅的地步，这个时候病人通常会三天之后死亡，这是什么原因呢？岐伯说：阳明经为十二经脉之长，气血最盛，虽然病邪已经传遍三阳三阴六经，又出现水浆不下、神志昏迷的症状，但阳明经尚存的气血还能维持一段时间，三天以后阳明经经气尽竭，所以病人便死亡。

大凡受寒邪侵袭而得的温热病，在夏至日以前发病的，称为"温病"；在夏至日以后发病的，称为"暑病"。在治疗暑病的初期，应当运用发汗的方法，使暑热邪气随同汗液一同外泄，而不应当运用收敛止汗的方法进行治疗。

◎六经病变的针刺方法

足太阳膀胱经脉发生病变后所产生的腰痛牵拉后项、脊背、尾椎等处，如同背负重物。治疗时应针刺足太阳膀胱经的委中穴，使之出血。如果在春季，就不要刺出血。足少阳胆经发生病变后所产生的腰痛，就像用针扎皮肤一样疼痛，并逐渐加重，身体不能俯仰，也不能转头看东西。治疗时应针刺足少阳胆经的阳陵泉穴，使之出血。如果在夏季，就不要刺出血。

足阳明胃经发生病变后所产生的腰痛，疼痛时不能转头看东西，一转头就像看见怪异之物一样，时常悲伤不止。治疗时应针刺阳明经的足三里穴三次，要刺出血，使上下气血协调平和。如果是在秋季，就不要刺出血。足少阴肾经的病变所引起的腰痛、疼痛牵连着脊柱。治疗时可针刺足少阴肾经的复溜穴两次，如果是在春季，就不要针刺出血，如果出血太多，血气就不容易恢复。足厥阴肝经的病变所引起的腰痛，疼痛时病人身体痉挛拘急，像弓弦张开一样。治疗时可以针刺厥阴经脉，在小腿肚与足跟之间鱼腹外侧，以手触摸有如串珠的地方针刺。这种病常使人沉默少语，精神不振，要针刺三次。

◎各脉病变的针刺方法

解脉发生病变所产生的腰痛，疼痛时牵拉肩部，眼睛视物不清，经常遗尿。治疗时应针刺解脉，在膝后筋肉分间处，委中穴外侧的横脉，使之出血，待血色由紫黑变成红色时即停止。解脉发生病变所产生的腰痛，疼痛时腰部像要裂开一样，平常腰痛就像腰部要折断一样，时常有恐惧的感觉。治疗时应针刺解脉在膝弯处的委中穴，病人的委中穴处常有络脉结成像小米一样的块状物，针刺时会出紫黑色的血液，针刺直到血变成红色时停止。

同阴脉发生病变所产生的腰痛，疼痛时像有一把小锤子在腰里一样闷疼痛，病位肿胀。治疗时应针刺同阴脉在足踝上端绝骨尽处的阳辅穴，要针刺三次才行。

阳维脉发生病变所产生的腰痛，疼痛的部位突然出现肿胀。阳维脉与足太阳脾经交合在足和小腿肚之间，大约离地面一尺的地方。

衡络脉发生病变所产生的腰痛，疼痛时身体不能俯仰，后仰时担心跌倒。这种病主要是举重物损伤了腰部，使衡络脉被瘀血阻滞不通。治疗时可针刺离臀下横纹数寸的委阳、殷门二穴，针刺二次出血。

会阴脉病变所引起的腰痛，疼痛时不断出汗，汗止后病人就想喝水，喝了水病人又坐卧不安。治疗时可以针刺直阳脉三次，位置在委中穴下的承筋穴处，注意当在有络脉横居、血络盛满处针刺出血。

飞阳脉病变所引起的腰痛，疼痛处经脉发生肿胀，疼痛剧烈时病人感到悲伤和恐惧。治疗时可以针刺飞阳脉，部位在内踝上5寸，足少阴肾经之前与阴维脉相会处。

昌阳脉病变所引起的腰痛，疼痛时牵连到胸部，两眼视物模糊不清，病情严重的腰背向后反折，不能向前弯，舌头卷缩，不能说话。治疗时可以针刺筋内侧的复溜穴二次，穴位在内踝大筋的前面，太阴经的后面，内踝上2寸的地方。

散脉病变所引起的腰痛，疼痛时伴有发热的症状，严重时病人会烦躁不安，感觉腰的下面像有一根横木在里面，甚至出现遗尿的症状。治疗时可以针刺散脉三次，部位在膝关节前骨肉的间隙，络外侧的小脉上。

肉里脉病变所引起的腰痛，疼痛时不敢咳嗽，如果咳嗽会使筋脉痉挛拘急，治疗时可以针刺肉里脉两次，部位在太阳经的外侧，少阳绝骨的后方。

有的腰痛牵连到脊背，一直疼到头顶，颈部僵硬，两眼视物不清，走路不稳，好像要跌倒。治疗时可针刺太阳经的委中穴出血。有的腰痛病，痛处发冷，治疗时应针刺足太阳膀胱经和足阳明胃经；如果痛处发热，应当针刺足厥阴肝经；如果伴有身体不能俯仰，应当针刺足少阳胆经；如果腰痛伴有体内有热而气喘，治疗时应针刺足少阴心经，并针刺足太阳膀胱经的委中穴出血。

腰痛，上部寒冷，不能回头看东西，治疗时当针刺足阳明胃经；腰痛伴有燥热证状的，治疗时应针刺足太阴脾经；如果腰痛兼有里热而且气喘的，当针刺足少阴肾经；腰痛兼见便秘的，治疗时应针刺足少阴肝经；如果腰痛兼有小腹胀满，当针刺足厥阴经；如果腰痛剧烈，腰部就像要折断一样，身体不能俯仰屈伸，四肢举动不便，治疗时应针刺足太阳膀胱经；如果疼痛牵引脊柱内侧，当针刺足少阴肾经；有的腰痛牵引到小腹和胁下，病人不能伸腰，治疗时应针刺骶骨部位的下髎。穴位在腰下两旁胯骨上坚肉处，以月亮的圆缺决定针刺的次数，针刺后即可见效，并采用左边腰痛则针刺右边，右边腰痛则针刺左边的方法。

◎六经有余和不足的病症

如果厥阴经脉的经气过盛，就会诱发气血凝滞不通的寒痹病；如果厥阴经脉的经气虚少，就会诱发热痹病。厥阴脉滑，则说明邪气亢盛，可能会患狐疝风；厥阴脉涩，则会出现小腹中有积气的症状。

如果少阴经脉的经气过盛，就会诱发皮痹和隐疹的病变；如果少阴经脉的经气过虚，就会诱发肺痹病。少阴脉滑，则说明邪气亢盛，可能会患肺风疝病；少阴脉涩，则说明气血不足，可能会有积聚和尿血的症状。

如果太阴经脉的经气过盛，就会诱发肉痹病和寒中病；如果太阴经脉的经气过虚，就会诱发脾痹病。太阴脉滑，则说明湿气侵入脾脏严重，可能患脾风疝病，脉涩则表明经气不足，可能有积聚和胸腹胀满等症状。

如果阳明经脉的经气过盛，就会诱发脉痹病，病人身上时常有发热感；如果阳明经脉的经气过虚，就会诱发心痹病。阳明脉滑，则说明从体外侵入的邪气亢盛，可能患心风疝病；阳明脉涩，则表明阳明经的气血不足，可能有积聚和时常惊惧不宁等症状。

如果太阳经脉的经气过盛，就会诱发骨痹病和身体沉重的病变；如果太阳经脉的经气过虚，就会诱发肾痹病。太阳脉滑则说明侵入的外邪严重，可能患肾风疝病，脉涩则表明太阳经的经气不足，可能患积聚病，或使人经常发生头部疾患。

如果少阳经脉经气过盛，就会诱发筋痹病和胁下胀满的病变；如果少阳经脉经气过虚，就会诱发骨痹病。少阳脉滑，则说明侵入的外邪严重，可能患肝风疝病。少阳脉涩，则表明少阳经的经气不足，可能患积聚病，病人时常出现筋脉拘急、眼睛疼痛等症状。

◎经气不足的死亡日期

经气不足的死亡日期，如下表：

脉象切按时如水波一样	变化迅速，人一呼一吸，脉搏要跳动10次以上，这是人体之十二经气皆不足的脉象。从开始出现这种脉象起，大约再过90天，病人就会死亡
脉象切按时如燃烧的烈火一样旺盛	是心脏精气已经虚损的征象，大约到深秋草干枯的时候，病人就会死亡
脉象切按如散落的树叶一样轻浮不定	是肝脏精气虚弱衰竭的征象，大约到秋天树叶飘落的时候，病人就会死亡
脉象切按如来访之客一样忽来忽去	脉搏阻塞欲绝而忽又弹指，是肾脏精气衰败的征象，大约在枣树开花或落花的时候，病人就会死亡
脉象切按如泥丸一般	虽圆但不滑利，是胃腑精气不足的征象，大约在榆钱枯落的春末夏初，病人就会死亡
脉象切按如木横硌指下	长而坚硬，是胆腑的精气已经不足的征象，大约在谷类成熟的秋季，病人就会死亡
脉象切按紧急如弦	缓细如缕，是胞络的精气已经不足的征象，病人若言语过多，大约到下霜的时候就会死亡，若安静言语不多，则可以治疗
脉象切按如交棘一样左右旁至	缠绵不清，从出现这种脉象开始算起，大约30天，病人就会死亡
脉象切按如泉涌	浮而鼓动于肌肉中，是太阳经的经气不足的征象，气喘，大约到韭菜开花的时候，病人就会死亡。脉象切按如颓败的土一样，虚大不坚，是脾脏的精气已经不足的征象，如果面色发黑，大约到冬天白蘦生发的时候，病人就会死亡
脉象切按如悬瓶	轻按脉小，重按觉得脉象又大，是十二经的俞穴精气不足的征象，大约到冬季水结冰的时候，病人就会死亡
脉象切按如半月形	轻按脉小而急，重按脉大而坚，是五脏中有郁热、寒热相合并存于肾脏之中，致使病人不能坐起，大约到立春的时候，病人就会死亡
脉象切按如弹丸	滑利细小而不着手，不容易切按到，是大肠的精气不足的征象，大约到枣树生叶的时候，病人就会死亡
脉象切按如草木之花	轻浮软弱，易生恐惧，坐卧不安，行走和站立时常有幻觉出现，好像听见异常的声音，是小肠精气已经虚损的征象，大约到深秋季节的时候，病人就会死亡

◎六经厥病的症状表现

六经厥病的症状表现，如下表：

足太阳膀胱经发生厥病	表现为头脚沉重、双脚不能前行、伴有眩晕仆倒的症状
足阳明胃经发生厥病	出现癫狂症状、奔跑呼叫、腹部发胀、睡卧困难、面部红赤发热、精神失常、胡言乱语
足少阳胆经发生厥病	表现为突然耳聋、面颊发肿、发热、胁肋疼痛、下肢不能运动
足太阴脾经发生厥病	表现为腹部胀满、便秘、厌食，一吃东西就会呕吐、不能安卧
足少阴肾经发生厥病	表现为口干舌燥、小便红赤、腹部胀满、心痛
足厥阴肝经发生厥病	表现为小腹肿痛、腹部胀满、小便不畅，喜欢屈膝而睡，并有阴囊收缩，下肢内侧发热的症状。对这些厥病的治疗，邪气盛的就用泻法，正气虚的就用补法。对于不实不虚的，就在病变的经脉上取穴治疗
足太阴脾经的厥逆	伴有小腿蜷曲不能伸开、心痛牵连腹部的症状，应当在患病经脉上取穴治疗
足少阴肾经的厥逆	有腹部虚胀、呕吐、下泻清水的症状，应当在患病的经脉上取穴治疗
足厥阴肝经的厥逆	则筋脉拘急、腰痛、腹部虚胀、小便不通、胡言乱语，应当在患病的经脉上取穴治疗
足太阴脾、足少阴肾、足厥阴肝三阴经脉都发生厥逆	则病人大小便不通、手脚寒冷，病情持续三天就会死亡
足太阳膀胱经的厥逆	则病人身体僵硬扑倒，呕吐带血，鼻孔出血的现象，应当在患病的经脉上取穴治疗
足少阳胆经的厥逆	关节屈伸不自如，腰部不能活动，颈项发僵不能后顾。如果在这种情况下，又发生肠痈就不能治疗，病人出现惊惧就可能死亡
足阳明胃经的厥逆	表现为喘气、咳嗽、身体发热、容易受惊、常流鼻血或呕吐出血等
手太阴肺经的厥逆	出现胸部虚胀、咳嗽、呕吐白沫的症状，应当在患病的经脉上取穴治疗
手厥阴心包和手少阴心经的厥逆	出现胸部疼痛牵连喉部、身体发热的症状，很难治愈，可能会死亡
手太阳小肠经的厥逆	出现耳聋、流眼泪、颈部发僵不能回顾、腰部活动不便，应当在患病的经脉上取穴治疗
手阳明大肠经和手少阳三焦经的厥逆	出现喉痹、咽部发肿、颈项强直的症状，应当在患病的经脉上取穴治疗

◎六经疟疾的症状表现

六经疟疾的症状表现，如下表：

足太阳膀胱经的疟疾	病人出现腰痛、头重、背部寒冷、先寒后热、发热时热势亢盛、热退时出汗等症状。治疗时可以针刺委中穴出血
足少阳胆经的疟疾	病人身体困倦异常，恶寒发热都不太重，害怕见人，见到人心里就感到恐惧，发热的时间较长，出汗很厉害。可以针刺足少阳胆经的侠溪穴
足阳明胃经的疟疾	病人先寒冷，冷得很厉害，长时间地怕冷过后发热，发热停止后就出汗，喜欢看见日月火光，看到了光就感到心中很舒服。治疗时可以针刺脚背上的足阳明胃经的冲阳穴
足太阴脾经的疟疾	病人闷闷不乐，经常叹气，没有食欲，寒冷与发热的症状都比较多，出汗也多，疾病发作时病人频繁呕吐，呕吐后症状减轻。治疗时可以针刺足太阴脾经的公孙穴
足少阴肾经的疟疾	病人呕吐得很厉害，多寒热，热多寒少，总想关着门窗，这种病较难治愈，可以针刺足少阴肾经的太溪穴
足厥阴肝经的疟疾	病人腰部疼痛，小腹部胀满，小便不通利，很像尿闭的样子，但又不是尿闭，经常嗳气、害怕、气少、腹中不舒畅。可以针刺足厥阴肝经的太冲穴

疾病的经络诊断方法

人体络脉浮现于体表的颜色各不相同，有青色，有赤色，有黄色，有白色，有黑色。人体经脉的颜色是固定不变的，而络脉的颜色却不固定，经常发生变化。人体经脉的固定颜色是：心为赤色，肺为白色，肝为青色，脾为黄色，肾为黑色，这些颜色都分别与其所属人体经脉的颜色相对应。

阴络的颜色与经脉的颜色相对应，而阳络的颜色却变化无常，是随着四时阴阳的推移而发生变化的。寒气充盛的时候，人体络脉中的血气运行滞涩，络脉就表现为青黑色，热气充盛的时候，人体络脉中的血气运行滑利，络脉就表现为黄赤色，这都是正常的颜色变化规律。若五色均显露于体表，就是患有寒热病的症状。

◎如何利用经络进行诊脉？

诊脉有一诀窍，那就是作为医生首先应心平气和。春季的脉象应浮一些，犹如鱼游在水面；而在夏季，脉象充盈在皮下，浮泛而大，犹如万事万物有余；在秋天，脉象沉于皮肤之下，犹如蛰虫即将潜伏；在冬季，脉象沉于骨下，犹如蛰虫潜藏得很深，或像人们居于密室之中。因此说，想要了解内脏精气是旺是衰，必须通过切脉得其要领；要想了解外界气象的演变，就必须掌握四时阴阳之始终。这正是春、夏、秋、冬、内、外六点的诊脉大法。

心脉搏击有力而长，会出现舌上卷、不能说话等症状；如果心脉软弱散漫，会出现正气消散，当经气再循环一周，病就会自己好了。肺脉搏击有力而长，会出现咯血等症状；如果肺脉软弱散漫，会出现出汗较多，身体不容易恢复等症状。肝脉搏击有力而长，面部颜色当青而不青，属于坠伤或击伤，瘀血积在胁下，会使人出现咳喘气逆等症状；如果肝脉软弱散漫，颜色鲜明亮泽，这是溢饮病，此病是由于突然饮水过多，水液泛溢于肠胃之外和肌肤之中所引起的。胃脉搏击有力而长，颜色鲜红，大腿就像被折断了一样；胃脉软弱散漫，会出现食后腹部胀满不通的症状。脾脉搏击有力而长，颜色是黄的，会出现少气的症状；脾脉软弱散漫，颜色就不润泽，并出现双足胫水肿的症状。肾脉搏击有力而长，颜色黄中透着红色，腰部就会像被折断一样；肾脉软弱散漫，会出现血少的症状，而不容易恢复原状。

◎ 诊脉的要点

在早晨进行诊脉最好。因为在早晨，人还没有活动，阴气还没有被扰动，阳气也没有耗散，也还没有进食，经脉中气血还不盛，脉络的气血调和均匀，全身的气血没有被扰乱，因此才容易诊断出病脉。诊脉时，不但要观察脉搏的动静变化，还要观察病人眼中神气的盛衰，面部五色的变化，五脏之气是有余还是不足，六腑功能是强还是弱，形体是强壮还是衰败。综合考察这几个方面，以此来判断病情是轻是重，以及预后的好坏。

经脉是血液会聚的地方。脉长表明气血调和，气的活动正常；脉短表明有病，气不足。脉快为体内有热邪。脉大表明邪气盛，病情正在发展。身体上部脉盛，表明邪气壅滞于上部，可见喘息的症状；身体下部脉盛，表明邪气壅滞于下部，可见腹胀等症状。代脉表明正气衰弱；细脉表明气血虚少；涩脉表明气滞血瘀，出现心痛。脉来时汹涌而急速如涌泉，表明病情在加重，并且很危险，气色不好；脉似有似无，或去如断弦一般摸不到，必死。

◎ 尺肤诊脉法

前臂从腕至肘这段内侧的皮肤叫尺肤。尺肤分为三段，且有左、右手的不同，还分为外侧和内侧。在接近肘部的下段，主要是掌管两侧胁肋部，外侧是诊断肾脏疾病，内侧是诊断腹部疾病的。尺肤的中段，左手外侧是诊断肝脏疾病，内侧是诊断膈肌疾病的；右手外侧是诊断胃部疾病，内侧是诊断脾脏疾病的。接近腕部的上段，右手外侧是诊断肺脏疾病，内侧是诊断胸部疾病的；左手寸脉的外侧是诊断心脏疾病，内侧是诊断膻中疾病的。总体上，尺肤部的前面，是诊断身体前面疾病的；尺肤部的后面，是诊断身体后面疾病的；上部超过腕横纹接近鱼际的部位，是诊断胸部和咽喉疾病的；下部接近肘横纹的部位，是诊断小腹、腰股及膝胫部疾病的。

◎ 色脉诊察法

色诊和脉诊的方法，是远古帝王非常重视的。

在古代有位名医叫作僦贷季，帝王委托他研究望色和切脉的原理。僦贷季便将其与五行、四时、八风、六合联系起来，从它们的变化中观察其中的奥妙，进而掌握其要领。所以，要想预测疾病的发生，辨别病情的疑似，就必须研究色、脉的理论。气色的明暗与日的阴晴相应，脉象的虚实与月的盈亏相应。经常探求色、脉的变化，掌握其要领，正是诊断疾病的关键。气色的变化与四季的脉象是相应的，这些内容是远古时候的帝王十分重视的，是顺从自然规律的，所以可以远离死亡，用来指导养生，使人们健康长寿。因而，远古帝王被推崇为"圣王"。

中古时候的医生治病，当疾病发生以后才进行治疗，先服五谷制成的清酒一类的汤液，服用十天，用来治疗"八风""五痹"等病邪。如果十天病还没好，再用草药来治疗。因医生能掌握病情，处理得当，所以，病也会痊愈。

后来的医生治病就不是这样了，他们诊断和治疗疾病，不根据四时的阴阳消长，不掌握自然的寒温、月亮的盈亏对疾病的影响，又不懂得早期治疗的重要性，等到疾病已经发展到严重的程度，才想到用针刺的方法从外治疗，用口服汤液的方法从内治疗。医术浅薄、粗心的医生常莽撞行事，盲目使用攻邪的方法治疗，结果旧病没好，又添新病。

◎ 人迎脉、寸口脉与经脉病变

人迎脉大于寸口脉一倍，为病在少阳经；人迎脉大于寸口脉二倍，为病在太阳经；人迎脉大于寸口脉三倍，为病在阳明经；人迎脉大于寸口脉四倍以上，为阳盛

到达极点，不能与阴气相交通，称为"格阳"。手腕处寸口脉的搏动变化，反映人体三阴经的盛衰。寸口脉大于人迎脉一倍，为病在厥阴经；寸口脉大于人迎脉二倍，为病在少阴经；寸口脉大于人迎脉三倍，说明病在太阴经；寸口脉大于人迎脉四倍以上，为阴气盛到达极点，不能与阳气相交通，称为"关阴"。人迎脉与寸口脉都大于常人四倍以上的，称"关格"。到极点就必然衰败，脉象上反映出阴与阳各自盛极而不能相交通，与天地阴阳规律相背离，所以见到这种脉象，生命已经进入最后的倒计时了。

◎ 切寸口脉诊全身的原理

为什么切寸口的脉象能诊断全身五脏六腑的疾病呢？这是因为胃是受纳饮食的器官，为水谷之海，是五脏六腑营养物质供给的源泉。饮食五味入口，贮藏于胃，转化为营养物质，通过脾的运化以充养五脏。寸口为手太阴肺经所过之处，因手太阴肺经起于中焦，故寸口也与足太阴脾经关联，五脏六腑的精气都来源于胃，所以其变化能从寸口上体现出来。另外，五气由鼻吸入后，贮藏于心肺，如果心或肺有病，鼻的功能便会减弱，出现呼吸不畅或嗅觉失灵。

在治疗疾病的时候，必须问清病人二便的情况；切按寸口脉，了解其脉象；观察病人的精神状态以及与病情有关的一些情况。相信鬼神的病人，无法向他讲述高深的医学理论；厌恶针灸治疗的人，也很难使他相信针灸技术的巧妙；有病却不愿接受治疗的人，他的病是治不好的。即使勉强进行治疗，也收不到好的治疗效果。

◎望色与诊脉结合判断疾病

在开始诊病时，应当以五决作为纲纪。要知道疾病是如何发生的，首先要明确致病原因。所说的五决，是指判断五脏的脉象。头痛等头顶部位的疾患，属于下虚上实，病在足少阴肾经、足太阳膀胱经两经，如果病情进一步发展，就会侵入到肾脏；头晕眼花、视物不清、耳聋、身体晃动，属于下实上虚，病在足少阳胆经、足厥阴肝经两经，如果疾病进一步发展，就会侵入肝脏；腹部胀满、使胸膈和胁肋处有支撑感，属于阴浊之气逆而上犯清阳之气，病在足太阴脾经、足阳明胃经两经；咳嗽气喘、胸中胀满，病在手阳明大肠经、手太阴肺经两经；心烦头痛、胸膈不适，病在手太阳小肠经、手少阴心经两经。

脉的大、小、滑、涩、浮、沉，可以凭手指感觉辨别清楚；五脏的生理功能和病理变化，可以类推出来；五脏与五音相关，从病人声音的变化，可以了解到很多；五色的微妙变化，可以通过眼睛进行观察。如果能够将望色与脉诊结合起来，那么对疾病的诊断就不会出现失误了。

面部出现赤色，脉象急疾而坚实，为气积滞于胸中，时常妨碍饮食，病名为"心痹"，病因是思虑过度，伤了心气，导致邪气乘虚侵袭人体。

面部出现白色，脉象疾躁而浮，且出现上部脉虚、下部脉实的现象，病名为"肺痹"，表现为易惊恐，胸中邪气压迫肺而致喘息，病因是外伤寒热，醉后行房。

面部出现青色，脉象长而有力，左右弹击手指，病名为肝痹，病因是伤于寒

湿，与疝气的病理相同，表现出的症状还有腰痛、脚冷、头痛等。

面部出现黄色，脉象大而虚，为气积滞于腹中，病人自觉腹中有气上逆，病名为厥疝，女子也会发生这种情况，病因是四肢过度劳累，出汗后受风侵袭。

面部出现黑色，脉象坚实而大，为邪气积聚在小腹与前阴的部位，病名为肾痹，病因是用冷水沐浴后就入睡，受寒湿之气侵袭。

一般来说，面色都微带黄色，这是脾土之气的表现。如果面黄目青，或面黄目红，或面黄目白，或面黄目黑，均为不死的征象。如果面青目赤、面赤目白、面青目黑、面黑目白、面赤目青的，为脾胃之气已绝，是死亡的征象。

◎三部九候法诊察疾病

在进行诊察的时候，要按三部九候的脉象，根据虚实情况进行调理。认真地审察三部九候中左、右、上、下各部脉象，考察有没有不协调或减弱的情况，来判断病变的脏腑。不了解三部九候的诊脉方法，就不能辨别阴阳，不能分辨天地。以地候下部病变、天候上部病变、人候中部病变，并根据胃气盛衰，来判断病变的具体部位。所以说，针刺时不知道三部九候病脉的部位，虽有大病邪将至，医生也不能阻止。治疗时不明病情，会伤了没病的部位，这叫"大惑"，反而使脏腑经脉之气逆乱，正气不能恢复。如将实证误为虚证，把邪气当正气，那么针刺就没准则，反会助长邪气，伤人体正气。如果把顺证当做逆证，会使营卫之气散乱，正气耗伤，邪气独留于体内，这样会断送人的

性命，给病人带来祸害。不知道三部九候的庸医，是不能长期做医生的，因为他不知道人体疾病与四时五行相应的关系，也不懂"因加相胜"的道理，于是不理会邪气，反去攻伐人体正气而导致病人寿命的损折。

病邪刚刚侵袭人体时，没有固定的停留部位，推时向前，引时则停止，迎经气而泻，疾病就会立即痊愈。

◎诊断疾病的关键

诊断疾病的关键在于掌握天、地、人三者的相互关系。正月、二月的天气开始生发，地气开始萌发，这时与之相应的是肝脏之气。三月、四月的天气正盛，地气上升，这时与之相应的是脾脏之气。五月、六月阳气旺盛，地气上升到极点，这时与之相应的是头脑之气。七月、八月阴气开始上升，呈现肃杀的现象，这时与之相应的是肺脏之气。九月、十月阴气慢慢转盛，地气闭藏，这时与之相应的是心脏之气。十一月、十二月的阴气盛极，阳气伏藏，地气闭合，这时与之相应的是肾脏之气。

因为人体之气与天地之气的升降相应，所以在进行针刺治疗的时候，春季应针刺各经的俞穴，需深达肌肉腠理，出血后停针。病情较重的话，留针的时间应当久些，等到经气传布后，再将针拔出。病情较轻的话，针刺之后留针时间相对较短，经气在体内循环一周就可拔针。夏季应针刺各络脉的俞穴，看到有血渗出就拔针，等到邪气散尽后用手按压住俞穴的针孔处，等到经气循环一周后，病痛也就消失了。秋季应当用浅刺，针刺皮肤，顺着

肌肉的纹理针刺，手、足经都采用这样的方法，等到病人的神色有变化就应停止。冬季刺俞穴应深达肌肉腠理。病重的，可以深刺直入，病较轻的，可向上下左右散刺，且进针要稍缓慢些。

◎寸口脉与疾病

想要知道寸口脉太过或不及会引起什么疾病？寸口脉应指而短的，是头痛的症状；寸口脉应指而长的，是足痛、腿胫痛的症状；寸口脉应指短促而上击的，是肩背痛的症状；寸口脉沉而紧的，是体内有病；寸口脉浮而盛大的，是体表有病；寸口脉沉而软弱，是寒热、疝气、积聚、小腹疼痛等病症；寸口脉沉而横格于指下，是胁下及腹中有积聚；寸口脉沉且搏动如喘的，是寒热病；脉象盛滑而紧的，是体外有病；脉小实而紧的，是体内有病；脉小弱而涩的，是得病时间较长了；脉浮滑而快的，是刚刚得病；脉沉而紧急，是疝气、积聚、小腹疼痛等病；脉滑是风病；脉涩是脾脏有病；脉弛缓而滑，是体内有热；脉盛而紧，是腹胀。如果脉搏变化与阴阳变化相一致，疾病容易治愈；如果脉搏变化与阴阳变化相反，疾病就难以治愈；如果脉搏变化与四季之气相一致，病就不会太重；如果脉搏变化与四季之气相违逆及相克之脏传变，疾病就很难治愈。

如果上肢内侧腕关节到肘关节的部位多青脉，是失血的征象；如果尺肤肌肉弛缓且脉涩，是肢体疲倦、少气懒言的疾病；如果喜卧，脉盛且大，是火热炽盛的征象，火热逼迫血液，导致出血；如果尺肤部皮肤粗糙滞涩且脉滑，是出汗过多津液流失；如果尺肤寒凉且脉细，是腹泻；

如果尺肤粗且脉显热象，是体内有热。

◎经脉发病的症状

阳明经发病，容易影响心脾，病人有大小便不通畅的症状，如果是妇女，还会出现闭经。进一步发展会出现形体发热消瘦，或者气逆喘息急促，这时病情就严重，不容易治疗。

太阳经发生疾病，会出现恶寒发热，或下部发生痛肿，甚至造成肢体痿弱、逆冷、酸痛等。若时间久了，病情进一步发展变化，还会导致皮肤干枯如同鱼鳞，或者引发阴囊肿痛。

少阳经发生疾病，会出现呼吸微弱短促、言语无力、经常咳嗽、腹泻等症状。如果时间久了，病情进一步发展，能引发心中牵掣疼痛，或者导致大小便阻塞不通。

阳明经与厥阴经同时发生疾病，便会出现易惊恐，肩背疼痛，时常嗳气、呵欠等症状，病名为"风厥"。少阴经和少阳经同时发病，便会出现腹部以及两胁肋处胀满、心闷、时时叹息等症状。太阳经与太阴经同时发生疾病，便会出现半身不遂，肢体痿废不用，四肢失去正常活动功能等症状。

利用经脉理论来防治常见疾病

脉有力搏击指下，是邪气过盛而正气不足的表现，或是痹病，或是痿躄病，是由寒热邪气交合侵犯人体所引起的；脉象有阳无阴，洪大至极，为孤阳脉，是阳气太盛而阴气受到损耗的表现；脉象有阴无阳，极为微弱，为孤阴脉，是阴寒太盛而阳气受到削弱的表现。孤阳脉与孤阴脉的出现，说明阴精与阳气受到了严重的消耗，为逆，是死亡的征兆。如果说仅仅是脉象虚弱，正气不足，还可以用补法来治疗，称为"从"。

诊断脉搏时用《奇恒》的方法，应当从切手太阴肺经的寸口脉开始。如脉搏相对四时、五行来说，受到制约，属于"所不胜"的，为逆，预后不佳；脉搏不受制约，属于"所胜"的，为从，预后良好。自然界八方之风，四时之气相胜，像圆环一样没有端末，周而复始。如果八方之风失宜，四时之气失常，就不能按常理推论。

◎根据经络诊断病情

各条经脉的循行有一定的部位，根据经络的循行规律，采用正确的诊断方法，可到达自我诊断病情的目的。根据病变的部位可以分析其所属经络脏腑，根据经络来切脉、诊察体表和辨别证候，这种方法叫作"分经论证"（"经络诊法"）；而根据各条经络的生理、病理特点来分析临床证候的，则称作"分经辨证"。

《灵枢·经水》说："审、切、循、扪、按，视其寒温盛衰而调之"，这些都是就经络部位进行诊察的方法，如审查、指切、推循、扪摸、按压，以及观察该部寒温和气血盛衰现象。《素问·三部九候论》说的"视其经络浮沉，以上下逆从循之"，也是同一意思。"切循而得之"，本身就是检查经络的基本方法。经络外诊多用直接的检查，近代又采用一些客观的检测方法，如从皮肤电现象等做观察等，使检查探测方法趋于多样化。

分经切脉，原属经络诊法的主要内容。《灵枢》以寸口脉诊候阴经病症的虚实，人迎脉诊候阳经病症的虚实。又以阳明脉所最盛，其下部可诊候冲阳（跌阳）脉，肾所盛衰则可诊候太溪脉。

分部诊络，则是指分皮部诊察血络的色泽，以辨痛、痹、寒、热等，这在皮部中已有说明。近人又有从皮疹辨证，也属于诊络法。

压痛的检查，对临床取穴尤为重要。"按其处，应在中而痛解（懈）"（见《灵枢·背俞》），这既是取穴法，也是经络诊法之一。

◎根据经络的特点治疗疾病

根据经络联系全身以及经气的传导作用，根据经络的生理病理特点在相应经脉循经取穴施术，运用不同的治法及药物治疗，称为"循经治疗"（循经取穴和分经用药）。根据经络协调平衡全身阴阳的作用，便可通过各种刺灸方法补虚泻实，调整阴阳，从而达到治疗疾病的目的。

全身外至皮肉筋骨，内至五脏六腑，都以经络为纲，按经络来分析病证即称分

经辨证。《素问·皮部论》说："皮有分部，脉有经纪，筋有结络，骨有度量，其所生病各异"，指出皮肤的分部，筋肉的有起有结，骨骼连属和长短，都是以经脉为纲纪，从而分析其所发生的不同病症。

十二经脉各有"是动则病……"和"是主某所生病"的记载，意指此经脉变动就出现有关的病症，此经脉俞穴能主治其所发生的病症，这就是经络的主病。各经脉既有其循行所过部位的所称外经病（症），又有其有关的脏腑病（症）。此外，络脉、经筋也各有主病；皮部之病实即经络之病的综合反映，总分为六经病。奇经八脉与各经相交会，其所主病症又有其特殊性质。

分经辨证，主要也就是分十二经（合为六经）和奇经八脉，一般以十二经为正经，主疾病之常；奇经为十二经的错综组合，主疾病之变。

◎热病疼痛时用脉象定病位

有的病人发热且身上有疼痛的感觉，这是为什么呢？

因为，发热多数是阳经的病变。根据三阳经脉搏动情况，如果人迎脉盛过寸口脉一倍，病在少阳；人迎脉盛过寸口脉二倍，是病在太阳；人迎脉盛过寸口脉三倍，病在阳明，如果病邪由阳经蔓延到阴经，则阳经和阴经同时有病，所以同时见到头痛和腹胀的症状。

◎十二经脉经气败竭时身体的反应

十二经脉经气败竭时身体的反应。太阳经脉经气败竭时会出现两眼上翻，

身体向后反折，四肢抽搐，面色苍白，汗珠暴出而不流，如果看到这样出汗便是要死亡。少阳经脉经气败竭时会出现耳聋，全身许多关节纵弛不收，双眼直视睁大，如受惊的样子，眼珠不转，一天半就会死亡，死前脸上出现青色，后脸色变白而死亡。阳明经脉经气败竭时会出现口、眼颤动的症状，多惊愕状，胡言乱语，面色发黄。上部的人迎脉和下部的趺阳脉都表现出躁动盛大，由盛躁发展到肌肉不知疼痛的时候，就要死亡了。少阴经脉经气败竭时，病人面色发黑，牙齿仿佛变长且满是牙垢，腹部肿胀闭塞，上下不畅通，就死亡了。太阴经脉经气败竭时，病人腹部肿胀闭塞，呼吸不顺畅，嗳气，想呕吐，呕吐后气上逆而面色发红。如果气不上逆，那么就是上下不通，上下不通，则面色发黑，皮肤和毛发焦枯，就死了。厥阴经脉经气败竭时，病人胸中发热，咽喉干燥，小便多，心烦躁，如出现舌头卷曲，睾丸上缩的现象，那就要死了。以上就是手足十二经脉败竭时的症状。

◎十二经脉气血虚实的治疗方法

《黄帝内经》中有云：十二经脉具有"盛则泻之，虚则补之，热则疾之，寒则留之，陷下则灸之，不盛不虚，以经取之"的治则治法。

《灵枢·海论》曰："夫十二经脉者，内属于腑藏，外络于肢节。"说明经脉在人体内部各属于五脏六腑，并有表里配偶关系；在人体外部，又联络皮、肉、筋、骨，从而使脏腑器官与四肢百骸联系成为一个有机的整体，借以行气

血、营阴阳，使人体各部的功能得以保持协调和相对的平衡。十二经脉的这些作用决定了十二经脉为经络系统的主干、主体，也是经络学说的主要内容，故有人称为"十二正经"。辩证法认为：世界是一个相互对立的统一体。而阴阳是对自然和社会普遍存在的对立统一现象的概括和抽象，是事物的两种属性。荀子说："天地合则万物生，阴阳接而变化起。"《素问·阴阳应象大论》亦曰："阴阳者，天地之道也，万物之纲纪。变化之父母。生杀之本始，神明之府也。"神明，即物质世界无穷变化之意，而世界是物质的，物质是运动变化的，正是唯物辩证法的基本观点。循着十二经脉的理论观察，唯物辩证法的思想贯穿其始终。

这里提到的"盛则泻之，虚则补之"，就是以人迎脉、寸口脉的强弱对比，确定盛虚而制定的补泻原则与方法。即脉盛者采取泻法，虚者采取补法。一般来说，对实经或虚经为主的病症，是采取泻法或补法，同时，还要考虑表里经关系，对相对之经采取补法或泻法治疗，使表里经气血平调。

这里所说的"热则疾之，寒则留之"，就是针对经脉气血的寒热反应，来确定治疗时间长短的一种治疗原则和治疗方法。寒、热是经脉之气变化而出现的或寒或热的病机或临床证候的属性。因而，"疾"与"留"是治疗时间的长短的治疗原则和治疗方法。为此，《灵枢·九针十二原》曾提出："刺诸热者，如以手探汤；刺寒清者，如人不欲行"的理念。"

所谓"不盛不虚，以经取之"，就是

人迎脉、寸口脉对比诊断，上下之脉无明显差异，则根据是动则病，是主所生病的临床疾病现象，来选择主病之经脉，正如《灵枢·终始》指出"阴阳不相移，虚实不相倾，取之其经"。

◎六经气逆产生的疾病与治疗方法

《黄帝内经》中言：太阳经脉偏盛，于是出现厥逆、气喘、气上逆的症状，这是肾脏不足、膀胱腑有余所引起的，应用泻法治疗表里两经，取两经下部的俞穴。阳明经脉偏盛时，由于阳经的气合并于阳明所致，治疗时应泻阳明经，补太阴经，取两经下部的俞穴。少阳经脉偏盛时，会出现厥气上逆，治疗时应取少阳经下部的俞穴。少阳经脉单独偏盛时，说明少阳经太过。太阴经脉偏盛时，应留心审察确切，五脏脉气都少时，是胃气不和，太阴经的病变，治疗时应补阳明经，泻太阴经，取两经下部的穴位。少阳经脉偏盛时，是少阳经气厥逆，肾气不足而致心脏、肝脏、脾脏、肺脏之气争张于外，且阳气并于上，治疗时，用经络俞穴，泻太阳经，补少阴经。厥阴经脉偏盛时，是厥阴经所主持，出现真气虚，心中酸痛，厥气停留和正气相搏击，常常出汗。应采用饮食调养和药物治疗，在针刺的时候，取厥阴经下部的俞穴。

◎经络与颈椎病

颈椎病是由于颈椎间盘退行性病变、颈椎外伤、颈椎骨质增生所引起的一系列临床症状的综合征。颈椎病可分为颈型、神经根型、脊髓型、椎动脉型、交感神经型和其他型，临床常表现为颈、肩臂、肩胛、后背疼痛，头晕、头痛、失眠、呕吐、臂手麻木、肌肉萎缩、甚至肢体瘫痪。

该病可发生于任何年龄，40岁以上的中老年人居多，近年来有年轻化趋势。年纪轻治愈快，年纪高治愈慢的特点比较显著。正常脊柱各段因人体生理需要，均有一定的弯曲弧度，称为生理曲度。颈椎生理曲度的存在，能增加颈椎的弹性、减轻和缓冲重力的震荡，防止对脊髓和大脑的损伤。经常低头伏案，会使得颈椎正常的生理曲度变直，引起颈椎很多其他变化（如松动、增生、肌肉紧张等），从而刺激周围神经或血管，导致颈椎病。

笔记本电脑在人体工程学方面存在严重缺陷，屏幕与键盘之间距离太近，僵着脖子低头看屏幕，可能造成颈肌肉损伤；将机器抬到眼睛适合的位置，又可能造成肩膀和手臂肌肉劳损。目前，各种相关病变已在笔记本早期用户中逐渐显现出来了。

夏季，爱美的女士穿上了清凉漂亮的吊带装。细细的肩带吊在脖子上，能显示出美丽的锁骨。殊不知，吊带装正是引发女性颈椎病的杀手之一。

颈椎病不仅仅和坐姿有关系，而且和受凉也有很大联系。夏天在办公室里，空调温度一般开得很低，而女性又穿吊带装，把颈、肩、背部露在外面，很容易使颈背肌肉受寒，引起肌肉组织痉挛、疼痛，造成颈部动力平衡失调。

按照传统中医的观点，夏天出汗有利于身体废物的排泄，促进新陈代谢。年轻女性爱美之心可以理解，但是在有空调的办公室里，最好在外面穿件外套，以免颈部受凉，引发或加重颈椎病。

◎颈椎病的自我判断

可以明确为颈椎病的症状有以下这些，凡是有以下其中一条者，即表明患有颈椎病。

后颈部疼痛，用手向上牵引头颈可减轻，而向下加压则加重者大多为颈型颈椎病。

颈部疼痛的同时，伴有上肢（包括手部）放射性疼痛或麻木者大多为神经根型颈椎病。

闭眼时，向左右旋转头颈，引发偏头痛或眩晕者大多为椎动脉型颈椎病。

颈部疼痛的同时，伴有上肢或（与）下肢肌力减弱及肌体疼痛者大多为脊髓型颈椎病或是合并颈椎椎管狭窄症。

低头时，突然引发全身麻木或有"过电"样感觉者大多为脊髓型颈椎病，尤其是合并有严重颈椎椎管狭窄症者。

◎自然气候对经脉和气血的影响

圣人所制定的法则，一定是与自然相应的。所以天有二十八宿、三百六十五度，地有十二经水，人有十二经脉。天地温和时，十二经水就安静；天寒地冻时，十二经水就冻结；天暑地热时，十二经水就满溢；狂风暴起时，十二经水如波涛汹涌。

当邪气进入经脉时，如果是寒邪，血气就会凝滞不畅；是暑热邪气，血气就润泽流畅；风邪入于经脉，就像经水受到暴风的袭击，经脉搏动明显，血气隆起。血气在经脉中流动，也有一定次序，到达

寸口时，鼓指的感觉有时大有时小，大表示邪气充盛，小表示邪气平静。邪气在体内流行，无固定的停留之处，有时在阳，有时在阴，不易猜测，必须依据三部九候诊法进行考察，一旦抓住了病邪，就应当阻止其发展。当病人吸气时进针，不要让气机逆乱，稍微留针长久一点，静静地观察，不要让邪气扩散。吸气的时候捻针，以得气为准则。等到病人呼气时出针，呼气终了针应当完全取出来，这样邪气就被完全排出，所以叫泻法。

◎通过穴位治疗慢性前列腺炎

很多疾病可以通过自我按摩疗法的辅助疗法，有助于患者病体早日康复。

慢性前列腺炎作为泌尿外科常见疾病，它的治疗需要一定的时日，才能取得稍微的效果，患者甚感其苦。通过自我按摩疗法，有助于缓解疼痛，使病体早日康复。

按摩手法是：患者取下蹲位或侧向屈曲卧位，便后清洁肛门及直肠下段后，用自己的中指或食指按压前列腺体，每次按摩3~5分钟，以每次均有前列腺液从尿道排出为佳。按摩时用力一定要轻柔。每次按摩治疗至少间隔3天以上。如果在自我按摩过程中，发现前列腺触痛明显，囊性感增强，要及时到专科门诊就诊，以避免慢性前列腺炎出现急性发作。

值得注意的是，自我按摩治疗仅是一种配合治疗手段，不能完全代替其他疗法。

◎按摩穴位治疗失眠的三种方法

坐位式、仰卧式及俯卧位三种按摩，可有效缓解失眠的症状。

坐位式：按摩者站于患者右侧，用右

手五指置于患者头部，自前发际推向后发际5～7次，然后按摩者站在患者之后，沿两侧的胸锁乳突肌拿捏，拿肩井穴3～5次。

仰卧位式：按摩者坐于患者头部上方，以右手食指、中指二指点睛明穴4～9次后，以一拇指或双拇指推法，自印堂穴向两侧沿眉弓、前额推至两太阳穴处，按摩6～10分钟。然后双手拇指分别抵于两侧太阳穴，换用余下四指推擦脑后部风池穴至颈部两侧，重复两遍，再以双拇指尖点按百会穴。

俯卧位式：按摩者在其背部用滚按法，操作4～7分钟。心脾亏损者可多按揉肾俞（腰部两侧）、关元俞，最后再点按足三里、神门、三阴交。

◎消除黄褐斑的穴位疗法

专家指出，平时坚持按摩一些穴位，对美白皮肤很有好处，还能帮助治疗面部色斑。

可消除黄褐斑的按摩疗法如下：①按摩足太阳膀胱经，由足跟外上行，由上而下刺激5遍。在肝俞、肾俞、脾俞、三焦俞等穴位稍停片刻按揉之。②食指指压足小指外束骨穴。每秒按一次，共按5～10次。③在背腰中线督脉部位、由上而下推擦5遍，再以背椎为中线，用手掌分别向左右两旁推擦10遍以上。

按摩时应注意的事项：第一，积极治疗慢性消耗性疾病，根治发病因素。第二，保持心情舒畅和良好的休息，生活要规律，注重身体锻炼、增强体质。平时少晒太阳，外出时要遮挡阳光和涂擦防晒制品。第三，怀孕后出现黄褐斑者，一般只做面部按摩，并应多吃新鲜蔬菜和水果，

或产前产后服维生素C，每日1克，有抑制色素合成的作用。少食刺激性食物。

◎怎样通过按摩手法来治疗阳痿?

按摩涌泉、按摩腹股沟、捻动精索、搓揉睾丸、牵拉阴茎及睾丸是其常见按摩手法。

按摩涌泉。以左手按摩右足心涌泉穴80次，以右手按摩左足心涌泉穴80次，若每晚热水足浴后按摩更为理想。

按摩腹股沟。用双手拇指、食指、中指指腹向阴茎根部方向自外而内对称按摩两侧腹股沟，按摩之力宜轻柔，以舒适不痛为度，左右各60次。

捻动精索。以双手拇指、食指、中指对称捻动阴茎根部、阴囊上方之精索，其用力以出现轻度酸胀或舒适感为度，左右各60次。

搓揉睾丸。以双手的食指、中指托住同侧睾丸的下面，再用拇指按压其上，如数念珠一样轻轻揉搓两侧睾丸，其压力以睾丸不痛或微酸胀为宜，左右各120～180次。

牵拉阴茎及睾丸。用右手或左手把阴茎及阴囊一同握于掌心，轻轻向下牵拉120～180次，其拉力以阴茎及睾丸有微酸胀或小腹两侧有轻度牵拉感为准。

◎穴位防治类风湿性关节炎的手法

类风湿性关节炎的保健按摩要根据不同关节和不同症状加减。

进行类风湿性关节炎保健按摩的操作如下：

用手中间三指按揉风池穴、大椎穴各1分钟，双手伸于颈后十指交叉，掌根压颈部两侧数次。

一手拇指、食指对压内关、外关穴，拇指、食指拿合谷各1分钟，摩揉中脘、水分、关元各1分钟。

双拇指同时按血海、风市穴各1分钟，再点阴陵泉、阳陵泉各1分钟。

双手掌自上而下搓腰骶部，双手握拳用拇指关节突起部点按脾俞、肾俞、小肠俞各1分钟。

◎防治心血管系统疾病的穴位

心主血脉和神志，心血的旺盛与否，直接关系到面色的荣枯及神志活动。

按摩部位：心区，重点着力于左前胸第五肋间隙上下的心前区部位。

按摩方法：两手掌相叠，按放在心区的位置，以掌根着力，稍用力下压，连做36次。一手掌或两手掌重叠，放于心区，手掌着力做缓慢的环形摩动，可先按顺时针方向，再按逆时针方向，各按摩30次。

作用与原理：全身的血液都在脉中运行，依赖于心脏的搏动而输送全身，发挥濡养作用。按摩手法作用于心区，通过对心区的按摩，能增强心脏功能，进而使血脉充盈，血流畅通，对心血管系统疾病起到较好的防治作用。还能间接地对肺及腹腔脏器起到良性刺激作用。

注意事项：配合点按背部心俞穴，效果更佳。按摩时动作要连续、有节律性。

◎穴位防治肠胃病的手法

持续自我按摩是防止胃病复发、强身健体的长久之计，有百利而无一弊。

（1）睡觉时将两手搓热，相叠于上腹部，以胸骨柄剑突下为中心，沿顺时针方向按摩100次。

（2）然后用同法在神厥穴（肚脐）、丹田附近部位按摩90～120次。

（3）搓摩两腿足三里（膝盖骨外侧下3寸，胫骨外侧上凹陷处）40～90次。

（4）随着按摩次数的增加，胃肠部会有一些反应，如打嗝、肠鸣、肛门排气等，这些都是良好的生理反应，是胃肠刺激的结果。此法可疏通经络、活血化瘀，防止胃肠潴留及便秘。

◎穴位防治女性常见病

（1）乳胀：月经来潮前容易乳胀。可按摩乳房两侧，从外向乳头方向上下、左右来回用手掌轻轻按摩。

（2）痛经：通常在脐下至耻骨间小腹部，用手掌上下、左右来回按摩，轻重快慢以自己能忍受为度。

（3）偏头痛：用双手同时用力掐、按摩双脚脚拇指的下部，约5分钟即可缓解头痛症状。

（4）月经不调：用手掌旋转按摩两膝关节外侧及踝关节内侧，稍用力，以有酸胀感为宜。

（5）胸闷：用手掌顺着前胸肋骨方向，从里向外，两手交替进行按摩。同时应配合呼吸动作，用鼻慢慢深吸气，用嘴慢慢吐气。

（6）便秘：围绕肚脐周围，用手掌沿逆时针及顺时针方向各按摩80次。然后从右侧腹部自下向上推压，再在中上腹自右向左推压，最后在左侧腹部自上向下推压。

经络手诊的知识及其运用

　　手诊是运用视觉、触觉等，通过手上不同部位的征象进行疾病的预测、诊查、治疗，以了解人体健康或疾病状况的一种特殊诊断方法。它通过对手形、指形、指纹、掌纹、手色、指甲等各部分的观察，全面搜集诊断依据，以中医理论为指导、以全息医学为基础，中西医结合运用，动态而直观地揭示人体状况的发展趋向，从而为保健治疗提供客观而丰富的诊断资料。

　　人类认识自然，80%以上信息都经由视觉而获得，无论西医的"视、触、叩、听"，还是中医的"望、闻、问、切"，观察人体表征的诊病方法均列首位。而我们现在所说的手诊，是指对手部的望诊，它主要分为气色形态、手纹和手形三大类。

　　手与人体内脏、经络和神经都有着密切联系，而各种疾病或多或少跟内脏器官也有联系。所以，如果体内潜在有病理变化时，不论是早期的、发展中的，还是晚期的，都会或隐或现地在手上反映出来，留下不同的印记，从而给我们观察时提供诊断依据。具体到掌纹来说，它的形状由遗传决定，一般比较稳定，但当其受到环境因素的影响时，就会发生改变，从而提醒我们身体正在悄悄地发生变化。

　　《灵枢·本脏》指出："视其外应，以知内脏，则知其病矣。"《灵枢·五色》中进一步指出"以五色命脏，青为肝，赤为心，白为肺，黄为脾，黑为肾。"《难经》中提出的"望见其五色，以知其病"。

　　手诊给我们提示了身体的健康状况和可能发病的信号。学习和研究手诊，在特定情况下可以从一个侧面观察体质现状和预测病情，了解先天禀赋、"七情"活动、发病状况、病势趋向以及各种隐藏的疾病等，不但给医务人员的诊病提供线索，同时还有助于个人对自身健康的观察，以便及早进行自我调控，防患于未然。

　　需要说明的是，手纹并不能完全决定人的健康。健康的身体必须靠个人去保护、去锻炼，促使身体的健康向有利的方向转化。用这种辩证的态度来研究手诊医学才是正确的。

◎经络养生的手诊理论

　　经络学是阐明经络在人体生命活动过程中的生理作用和病理变化规律的一门学说。《灵枢·经别》指出："十二经脉者，人之所以生，病之所以成，人之所以治，病之所以起，学之所始，工之所止也。"经络是气血运行的通道，经络系统功能正常，则气血通畅，身体健康。

　　手上共有六条经络通过。手指位于人体末端，远离心脏，是阴阳经脉气血起始交接的部位。肺经止于拇指少商穴，大肠经起始于食指商阳穴，心包经止于中指中冲穴，三焦经起始于无名指关冲穴，心经止于小指少冲穴，小肠经起始于小指少泽穴。

　　在双手中有十二条正经经脉的86

个经穴和224个奇穴，手部的穴位与体内所有器官均有关系。手掌联结着人体的前部器官，手背联结着人体的后部器官。

由于手上经络的循行、穴位的集中，五个手指可分别代表不同的身体系

统，拇指为肺经循行部位，与呼吸系统有着密切的联系；食指为大肠经循行部位，联系着消化系统；中指为厥阴经循行部位，反映循环系统和内分泌系统的健康状况；无名指为少阳经循行部位，反映神经系统和内分泌系统的健康状

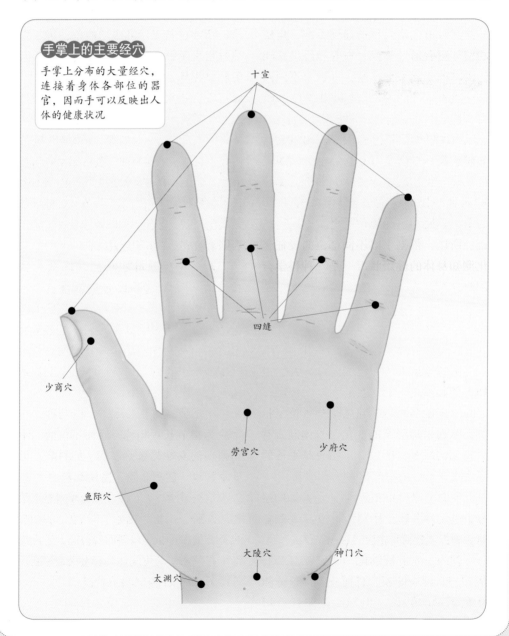

手掌上的主要经穴

手掌上分布的大量经穴，连接着身体各部位的器官，因而手可以反映出人体的健康状况

十宣

四缝

少商穴

劳宫穴

少府穴

鱼际穴

大陵穴

神门穴

太渊穴

况；小指为太阳经和少阴经循行部位，可以反映心和小肠，肾和膀胱的病变，主要联系着循环系统和泌尿生殖系统。另外，大鱼际为太阴经循行部位，反映消化系统的病变；小鱼际为少阴经循行部位，反映肾功能的强弱。

因此，身体内部任何一个部位有无异常都可由经络穴位传递到手部，疾病的信号更会通过神经、血管和经络反映到手掌的不同部位上来。手掌上不同部位的变化，其中特异性和规律性的改变，就是望手诊病的根本依据。

中国科学院祝总骧教授应用隐性循环感传线、低阻抗线和高振动、声线三种现代生物物理学的方法，测出人体的14条经络线，完成了针灸经脉的科学验证，从而为手诊提供了坚实的理论基础。所以，依据手部不同部位的表征变化测知身体的健康状况，是一种科学合理的诊病方法。

◎手指经络与人体系统的对应关系

手指处于人体上肢的末端，是血液回流的起点之一，而且心、肺、大肠、三焦、膀胱等经络的起始交接处位于指尖，从而手指形态的变化与身体健康有着密切的联系，所以，手指也是手诊的参考之一。

中医认为，手指能反映人体脏腑的盛衰，是因为每个手指可代表不同的脏腑器官，手指与脏腑有相应的对应规律。

拇指反映肺脾功能。正常应指节长短均匀，圆长健硕，直而不偏。过分粗壮显示易动肝火，出现眼涩眼痒、口苦、心情烦躁、头晕的病症；扁平薄弱显示少年时期体质差，易患神经衰弱；上粗下细则表示吸收功能差，身体瘦弱不易肥胖；上细下粗表示吸收功能好。

食指反映肠胃功能。正常应为指节柔软富于弹性、圆长健壮。苍白瘦弱表示肝胆功能差，消化功能差，易疲倦；第一指节过长表示健康功能差；第二指节过粗表示钙质吸收不平衡，骨骼牙齿多较早损坏；第三指节过短易患神经方面疾病；指头偏曲，指节缝隙大显示易患消化系统疾病，特别易患大肠疾病。

中指反映心血管功能。正常应为圆长健壮，指形直而不偏曲。苍白细小表示心血管功能差，需注意家族遗传；中指偏短显示易患肾疾病；第二指节过长意味着钙质代谢差，选择钙剂时要选易吸收的，否则易造成钙质沉积形成结石。

无名指反映肝胆功能。以圆秀健壮、指形直而不偏曲、指节圆润有力、指节纹清爽为正常。无名指太长见于因生活不规律而影响健康的人；无名指太短表示身体元气不足，体力不佳，免疫力低；无名指的强弱与人体泌尿生殖系统有关，要注意补肾。

小指反映子宫、睾丸、肾功能。正常应为指节长短相称，直而不偏曲。小指瘦弱的女性易患月经病、妇科病；男性易肾亏、性功能差、生育困难。

依据手指诊病，除了正面观察整个手指的外形、长度、力度、丰满度、各指节相对长度以及指端倾斜面等情况，还应查看手指各部位的皮纹。只有全面地诊断，才能了解到更详实的健康状况。

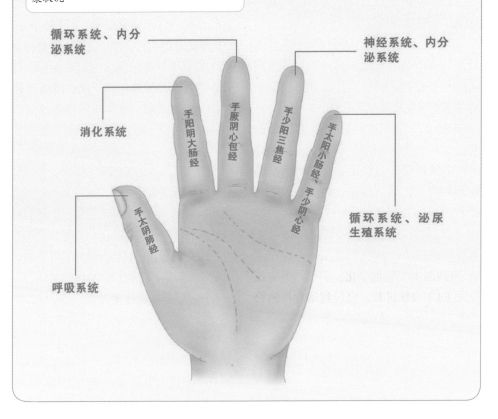

手指与经络及人体系统的对应关系

根据经络与人体系统的关系，可推断出手指与人体系统之间的对应关系，从而通过手指的变化，就可了解身体不同系统的健康状况

循环系统、内分泌系统

消化系统

手阳明大肠经

手厥阴心包经

神经系统、内分泌系统

手少阳三焦经

手太阳小肠经、手少阴心经

循环系统、泌尿生殖系统

手太阴肺经

呼吸系统

◎掌纹经络揭开手掌中的秘密

人手掌上的掌屈纹在一定的情况下会随着人体的健康状况、生活环境、心理情况和年龄的变化而变化，掌屈纹即我们通常所说的手线。在手诊的运用中，经常观察的手线大概有14条，它们简单地被称为1线、2线、3线……这14条线分别反映身体不同系统的健康状况，如1线主要代表呼吸系统的强弱。因

此根据这些手线的异常变化，就可以判断不同系统所存在的健康问题。

通过手线诊病是手诊医学中非常重要的诊断方法之一，是知悉全身健康状况的简便易学、准确可靠的途径。

◎经络手诊揭秘呼吸系统——1线

1线起于手掌尺侧，从小指掌指褶纹下1.5~2.0厘米处，以弧形、抛物状延伸到食指与中指指缝之间下方。1线主

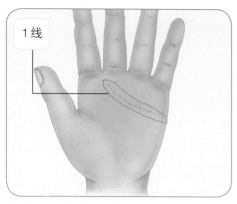

1线

要代表呼吸系统功能的强弱。

1线又称感情线、远端横曲线、小指根下横曲线、天线，主要代表呼吸系统功能的强弱。观察1线的长度和走向，可以分析出植物神经对消化系统功能的影响；观察1线上从中指到无名指这一段，可以分析出呼吸系统功能的强弱。

1线的主要病理变化：

（1）1线过长，已经到达食指的第三关节腔下缘，表明可能患有胃肠神经官能症，即胃肠植物神经功能紊乱。

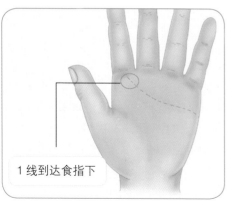

1线到达食指下

（2）1线长，且流入食指与中指缝内，且2线下垂向乾位，提示自幼患有胃病，吸收消化功能很弱。

（3）1线分成两支，一支延伸到食指

的第三指关节腔下缘，另一支进入食指与中指指缝内，提示胃的功能薄弱，消化吸收不良。

（4）1线在手掌的小鱼际处，1线始端有较大的岛形纹，多提示听神经异常。

（5）1线尾端出现较小的岛形纹或大量零乱的羽毛状纹线，提示患有咽炎或鼻炎。

（6）1线在无名指下发生畸断，提示肝的能力较差，或早年曾经患过严重的疾病，引起肝脏的免疫功能下降。

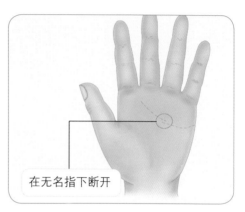

在无名指下断开

（7）1线在无名指下方被两条竖线切断，提示血压不稳定，其血压偏高或偏低，还要结合交感神经区和副交感神经区查看。若在竖线的两旁有脂肪隆起，多患高脂血症。

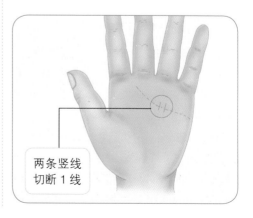

两条竖线
切断1线

（8）1线在无名指下部有延伸向2线的叶状岛形纹，提示患有乳腺增生。

（9）1线在无名指下有较小的岛形纹，提示视神经方面发生异常变化。

（10）1线在无名指到中指这段有多而杂乱的分支或有多条路线切过，可能患有慢性支气管炎或支气管扩张。

（11）1线在无名指到中指这段出现"□"形纹，提示肺部已经产生钙化点。

（12）1线呈链锁状，提示自幼呼吸功能薄弱。

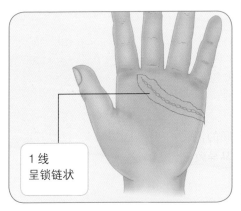

1线
呈锁链状

（13）1线延伸向无名指和中指下，并下垂成弧形，提示可能患有低血压和胃下垂。

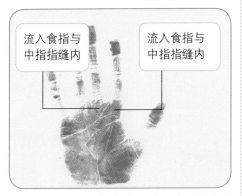

流入食指与中指指缝内　　流入食指与中指指缝内

（14）1线在中指下方发生断裂现象，而且断裂口较大者，揭示易患循环系统或呼吸系统疾病。

◎经络手诊揭秘心脑、神经系统——2线

2线，起于手掌桡侧，从食指掌指褶纹与拇指掌指褶纹内侧连线的1/2处，以抛物状延伸到无名指中线，这条线以微粗、明晰不断裂、微微下垂、颜色红润为正常。

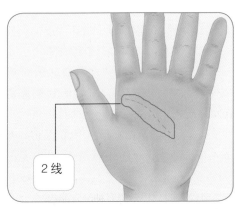

2线

2线又称为"脑线"、近端横曲线、小鱼际抛物线、智慧线、人线。此线所提示的疾病，偏重于神经、精神方面及心血管系统功能的变化。智力高低，甚至外伤都可从这条线上反映出来。凡具备标准型2线的人，大多身体比较健康，充满活力，心情愉快。2线末端过于下垂的人，多见于思想家；若过于平直，则提示此人头脑固执、性格急躁。有关2线所提示的健康状况，大部分来自遗传，此线主要提示心脑的健康状况。

2线的主要病理变化：

（1）2线与3线始端并连过长，而且呈链状，提示自幼消化吸收功能较差。后天要特别注重对脾胃的调理和保养。

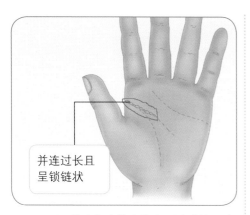

并连过长且
呈锁链状

（2）2线中部有较大的岛形纹连接，多提示患有眩晕症，或美尼尔氏综合征。

（3）2线中断，或在手心处分开两三支，多提示有心脏病，或常见于先天性风湿性心脏病。

（4）2线过于平直，则提示此人头脑固执、急躁，易患头痛。

（5）2线过长，下垂到乾位，而且线上有零乱纹理时，提示患有神经官能症。

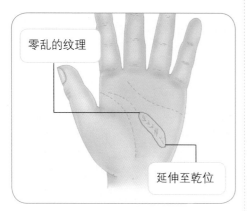

零乱的纹理

延伸至乾位

（6）2线位于劳宫穴附近出现"□"形纹，提示多有脑震荡史，或有过全麻手术史，脊髓疾病，腰椎骨折等病。

（7）2线在无名指下出现"□"形纹，多为腹部手术遗留的肠粘连和腹部外伤的标记。

（8）2线上有明显"十"字纹，提

示此人心律不齐，预防隐形冠心病。

（9）2线上有明显"米"字纹，则多提示患有血管性头痛或心绞痛。

（10）2线断裂，提示易头痛，或脑细胞曾有过严重的损害，要注意心脑血管疾病的检查。

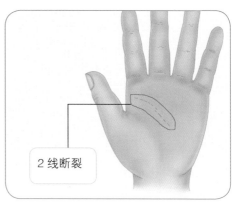

2线断裂

（11）2线呈锁链状，提示自幼胃肠的消化和吸收功能就差，营养不良，易导致记忆力减退。

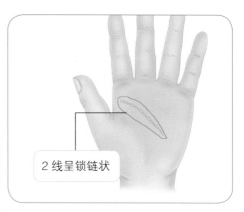

2线呈锁链状

（12）2线尾端出现"☆"形纹，提示易患脑卒中。

（13）2线过分下垂与3线尾端相连，提示容易精神抑郁。

（14）2线进入坎位，易幻听、幻觉、幻视，容易患有神经官能症，严重者会精神分裂。

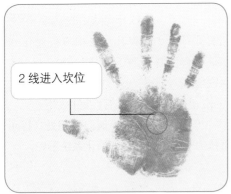

2线进入坎位

◎经络手诊揭秘生命力——3线

3线，起于手掌桡侧，从食指掌指褶纹与拇指掌指褶纹内侧连线的1／2处，以弧形、抛物状延伸至腕横纹，弧度不超过中指中线下垂直线。此线以微粗、明晰不断、颜色红润为正常。多数人手掌上3线与2线相交。

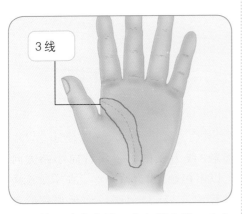

3线

3线又称生命线、大鱼际曲线、大鱼际抛物线、地线、本身线。这条线主要反映人的体质、精力、能力、健康状况及身体疾病的状况。

3线的主要病理变化：

（1）3线起点偏高的人，胆气比较

刚硬，肝木旺盛，身体基本健康，其病为肝木克土或胆囊炎症。

（2）3线起点偏低的人，精力不足，脾土虚弱，胃肠消化和吸收功能较差。

（3）3线在起点处有断裂，提示幼年曾有过较严重的疾病，甚至危及到生命，比如肺炎、猩红热、伤寒等。

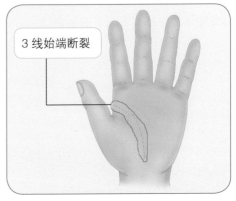

3线始端断裂

（4）3线在肝区部位出现较大且细长的岛形纹时，提示有肝大的症状。

（5）3线内侧有一条护线产生，此类患者多为肠道功能失调，有便秘或腹泻的表象，多数为便秘。

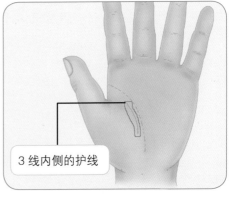

3线内侧的护线

（6）3线尾端出现"伞"形纹，提示患有腰腿痛的情况。

（7）3线的包围面积过大，超过中

指中线，提示有血压偏高的病状。

（8）3线包围的面积较小，没有达到中指中线，提示血压偏低，身体较差，不论男女，都易患消化不良。

（9）3线尾端出现岛形纹，女性提示子宫肌瘤，男性提示前列腺炎或前列腺肥大，且岛形纹越小越有病理意义。

（10）3线过短，提示免疫力差，易患慢性消耗性疾病而影响生命。

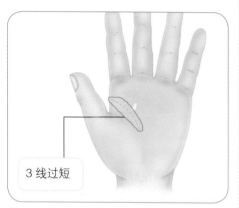

3线过短

（11）3线尾端出现"米"字纹，提示易患心绞痛。

（12）3线在肾区断裂或出现"米"字纹，提示患有肾结石。

（13）3线呈锁链状，提示机体抵抗力差，易生病。

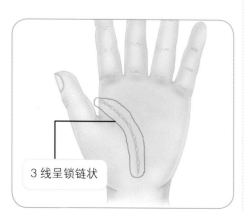

3线呈锁链状

（14）3线末端出现分叉纹，提示患有关节炎。

（15）3线尾端，即靠手腕处，有如流苏状，要预防老人病。

（16）3线起端，即靠手掌虎口处，偏向食指端，酸性体质，易疲劳，虽先天生命力强，但要注意心脑血管疾病的发生。

（17）3线起端，偏向手腕处，提示抵抗力差，脾胃不好，消化系统不好。

（18）双手3线中央处有像草书样明续暗断变细的条纹，提示患有乏力症和易突发性心肌梗死。

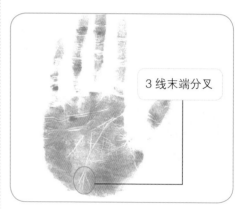

3线末端分叉

◎经络手诊揭秘人体抵抗力——4线

4线，起于大小鱼际交接处（以不接触3线为原则），斜行向小指方向（以不接触1线为原则）。在掌纹诊病过程中，4线是预测、诊断重病的发生、发展的一条非常重要的线。这条线长短不一，一般手上没有这条线比较好。如果有这条线，则以劲而有力，成一直线为最佳，表示身体健康活力强；如果这条线没有气力，又呈现断断续续的状态，表示身体衰弱。

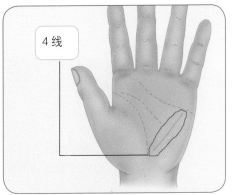

4线

4线又称健康线。此线上反映的身体情况主要包括：肝脏免疫功能、机体抵抗力的强弱、身体状况的好坏。关于这条线的出现，手诊专家王晨霞女士认为，身体健康的人一般很少有这条线，这条线大多见于脑力劳动者或身体弱的人。而且在身体情况变差的时候，4线会随着身体变差而一直加深，直到健康恢复，线才又变浅。这表明，有健康线反而不健康，特别表现在肝肾功能较差，或患有慢性呼吸系统疾病的人，通常这些患者手掌上会出现深而明显的4线。如果4线没有接触或与3线相交时，表示和大病无关。

4线的主要病理变化：

（1）出现深长的4线，且线上出现岛形纹，多提示肝的健康状况较差。

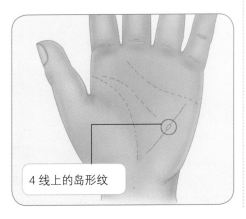

4线上的岛形纹

（2）4线深长配合潜血线形成倒"八"字纹，提示有内出血倾向。

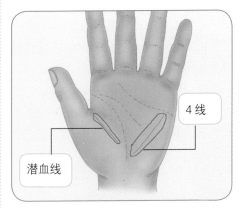

4线

潜血线

（3）4线深长切过1线，提示疾病偏重于呼吸系统。

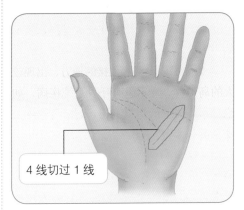

4线切过1线

（4）4线过长切过3线，提示疾病偏重于免疫系统，且有危及生命的可能。

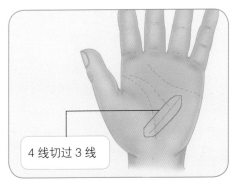

4线切过3线

（5）4线断断续续，表示消化机能衰退，若此线成片断形或梯形时，其病理意义更大。

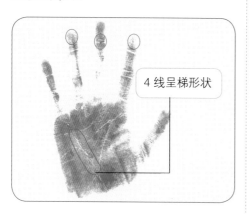

4线呈梯形状

（6）4线为波形，表示肝脏或胆囊机能较衰弱，有时也表示风湿症。

（7）如果4线粗大并形成弓形，表示体力衰弱。

（8）4线与3线相连接的地方，出现较大的岛形纹，表示患有呼吸系统疾病，如果岛形纹内部有细小杂线，同时岛形纹松弛，提示呼吸器官或喉咙有发炎的症状。

（9）4线与2线交叉点出现星号纹，表示会有产厄或不育，如果星形纹呈现薄黑色，女性在生产时可能发生强烈神经症；男性有这种手纹，表示可能患不育症而难于得到孩子。

◎经络手诊揭秘中老年心血管、呼吸系统疾病——5线

5线，起于坎位，向上通过掌心，直达中指下方。此线不能太粗，最好为细而浅，笔直而上，明晰不断，以颜色红润为最佳。这条线主要反映心血管系统和呼吸系统的健康状况。

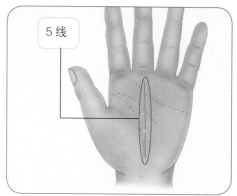

5线

5线又称玉柱线。在古代手相中认为，手掌有5线的人，多可以做大官，因此叫作"玉柱"。但现在王晨霞女士经过研究发现，手掌出现这条线并非健康之兆，而且此线越长（连到中指下）健康状况越不好，主要表现为青少年时期身体较弱。若这条线比较短，提示在出现线所代表的年龄体质会下降，但现在已经痊愈。5线代表的慢性病主要是心肺功能减退，有些人目前感觉身体健康状况良好，如果出现5线，表示中老年易患有心脑血管方面的疾病。

5线的主要病理变化：

（1）无名指下有2条平行的5线延伸向1线，提示可能患有高血压。

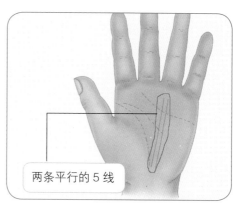

两条平行的5线

（2）5线始端出现岛形纹，提示胃肠的消化和吸收功能差，常会有腹部胀气的症状。

（3）5线始端出现圆滑小岛形纹时，易患痔疮。

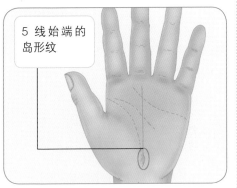

5 线始端的岛形纹

（4）5线的尾端若有大量的干扰线，提示常会出现胸闷气短的情况。

（5）5线与1线相交处有零乱的分支，提示易患肺炎。

（6）5线末顶端出现如羽毛球拍形状的长竖岛纹，提示患有胃下垂。

（7）5线起始端位于地丘处有竖形的小岛纹，提示久坐的人，容易患便秘、痔疮。

（8）5线低矮，或起始端出现鱼尾纹，提示体质较差，易便秘。

（9）5线在明堂处终止，且顶端有长竖岛纹，提示患有胃下垂。

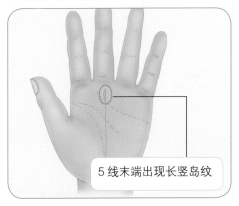

5线末端出现长竖岛纹

（10）5线走到离位处分成3个支叉，提示容易患有肺心病。

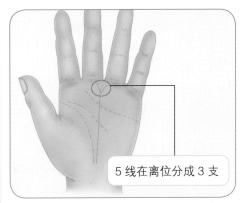

5 线在离位分成 3 支

（11）5线起端坎位处有小坑或有明显的"米"字纹，提示此人已经患有肾结石。

（12）5线深长到中指下代表慢性病，主要是心肺功能减退，中晚年有心脑血管方面的疾病。

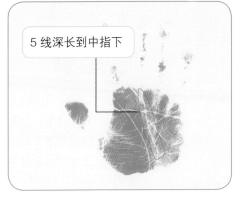

5 线深长到中指下

（13）5线与3线相交，提示有患高血压的可能。

（14）5线上方和1线上出现岛形纹、色晦、斑点、"米"字纹、"十"字纹和星形纹，提示易患脑卒中和心肌梗死。

（15）肾病患者的5线会呈畸形，并且伴有2线的畸变。

◎经络手诊反映近期身体健康状况——6线

6线是横切各主线或辅线的不正常纹

线，位置不固定。

6线又称障碍线。这条线可以反映出近期身体的好坏，若在短时间内出现大量横切过各主线和散布于各脏腑区域的6线，提示人的精神和思想都达到了极其疲劳的状态，若不及时调整身心，还会影响到内脏的功能。6线不同于其他线的是，它在短时间内就会发生很大改变，而其他纹线是不经常变化的。有这条线存在的人，最常发生的心理问题是：抑郁、固执、情绪低落、消极。

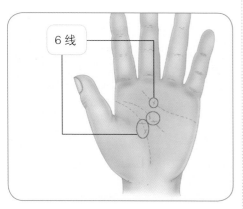

6线

这条线在皮纹学上称为"白线"，它是最不稳定的线，观察它的种种变化，就可以判断疾病的发展状况，也可以观察治疗的情况。

6线的主要病理变化：

（1）深长的6线切过3线，提示体内潜

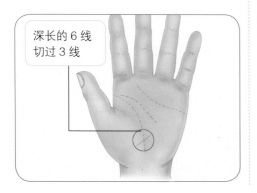

深长的6线切过3线

伏着严重的疾病，例如癌症或心脑血管疾病等，因此在相应年龄时期，要预防疾病的发生。

（2）出现2～3厘米长的6线切过1线、2线、3线三条主线，提示患有慢性消耗性疾病。

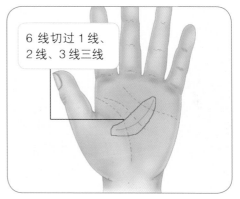

6线切过1线、2线、3线三线

（3）手上突然出现大量细小、浅短的6线，提示近期常有饮食不规律、熬夜或工作压力较大的情况。

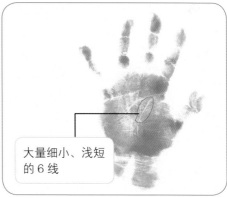

大量细小、浅短的6线

（4）有较多6线横切3线的人，体质大多较差。

（5）6线横切3线，且月丘上有格子纹，提示肾虚或有呼吸系统方面的疾病。

（6）无名指与中指下的1线上有方形纹与多条6线穿过，可伴有"井"字纹、三角纹，提示患有慢性支气管炎。

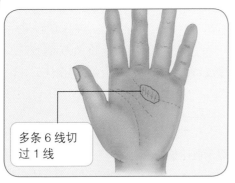

多条6线切过1线

（7）女性若掌部各主线有浅细的6线穿过，且掌色红，尤其是乾位颜色鲜红，提示患有更年期综合征。

（8）肿瘤早期或手术后放化疗期间的患者，6线会增多，而重症或未手术、放化疗者，6线会消失。

（9）1线在中指下方被6线切过，提示有血压不稳的症状。若1线小指下方有K纹，表示为低血压；若1线小指下方有K纹且切过6线，表示为高血压。

（10）有一条平直的6线从1线下出发，穿过2线，侵入3线，向拇指关节腔延伸，这条6线呈断续状或上面有岛形纹，提示可能患有肿瘤，并且6线会随着病情而改变。

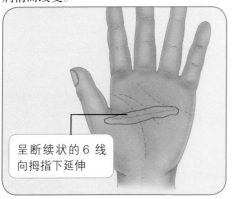

呈断续状的6线向拇指下延伸

◎从经络手诊中看血压——7线

7线，是一条位于无名指下的竖线，一般不超过1线。

7线又称太阳线、成功线，是5线的副线，比5线短，这种线很少见。据观察研究，此线多与血压的高低有关。7线之所以被称为“太阳线”，命相学认为“太阳”者，贵人也，出现7线，是命中有贵人庇佑，贵人虽然和血压没有任何关系，可是“太阳”者，诸阳之首也，从中医的阴阳学说论：阳之太盛——血压高；阳之不足——血压低，这反而很符合7线的实际功用。

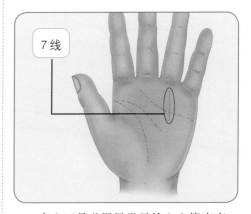

7线

高血压是世界最常见的心血管疾病，也是最大的流行病之一，它经常会引起心、脑、肾等脏器的并发症，严重危害着人类的健康，由于部分患者并无明显的症状，因此通过手诊诊断方法，提前发现高血压，对早期预防、及时治疗有极其重要的意义。

低血压，是由于血压偏低而引起的一系列症状，虽然这不算是一种疾病，但可能是由其他疾病所引发的，而且它会使人头晕眼花、精神疲惫、注意力不集中或昏倒、休克，导致其他伤害产生。所以患有低血压也必须积极治疗，从而保证身体健康，提高生活质量。

7线的主要病理变化：

（1）7线旁出现"米"字纹，提示患有高血压，并伴有心肌供血不足。

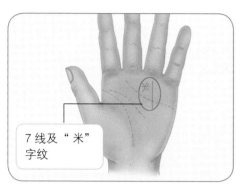

7线及"米"字纹

（2）7线穿过1线，交感神经区扩大，血脂高的人，多会出现高血压。

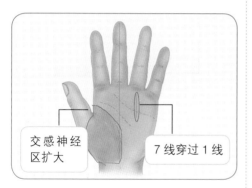

交感神经区扩大

7线穿过1线

（3）7线形成，但没有切过1线，交感神经区缩小，各脂肪丘平坦的人，提示

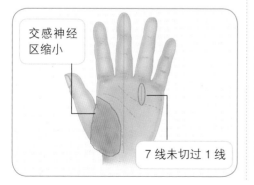

交感神经区缩小

7线未切过1线

多患有低血压。

（4）有明显的7线，且线旁有血脂丘隆起，提示患有高血压且伴有高脂血症。

（5）在无名指下，有两条平行的7线穿过1线，提示可能患有高血压。

（6）有多条7线，且线较短，提示可能血压偏低。

（7）7线处出现"井"字纹，也同样提示血压偏低。

（8）出现几条细而弱的7线，或中间有岛形纹，代表眼睛近视。

（9）有一条或多条7线，且线较长，提示容易患有颈椎增生病。

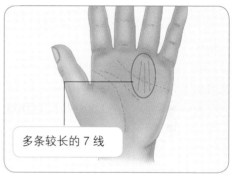

多条较长的7线

（10）7线有干扰线切过，形成如"丰"字纹，提示易患慢性支气管炎。

（11）7线呈"米"字纹，且2线与3线的夹角掌面处鼓起，提示易患有脂肪肝。

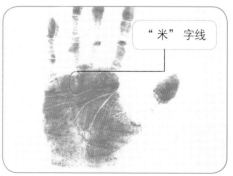

"米"字线

◎经络手诊揭示生活不规律的危害——8线

8线，位于小鱼际的腕横纹上1~2厘米处，是一条向内延伸的短横线，一般人很少见。这种线多见于生活不规律、长期熬夜、身心极度疲劳、体力过度消耗或性生活过度、不节制、嗜酒、长期服用安眠药、麻醉品的人。生活不规律，不注意饮食控制、适当运动及控制体重，将会产生一些可怕的后果，比如，会患上糖尿病、高血压、高脂血症等疾病。而这些病症，易引起视力减退、肾脏功能损害、动脉硬化等一系列问题。

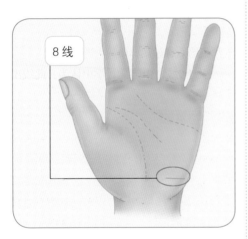

8线又称放纵线、糖尿病线，除此之外它还被称为"远游线"。据说有这条线的人，喜欢远游，不好守祖业。经过研究发现，无论是喜欢出门旅游的人，还是待在家里，足不出户的人，只要生活规律被打乱，特别是经常熬夜，手上就会出现8线。还有另一种人也会出现这条线，那就是糖尿病遗传者。而且8线在糖尿病的遗传规律上，还有隔代的特点。

如果已经患有糖尿病，那一定要注意饮食。中医学认为糖尿病的病因是身体长期阴虚燥热，导致内分泌失调，影响血糖。所以应避免食用会引起身体燥热的食物，而且还要戒食高脂肪和高糖食物。

8线的主要病理性变化：

（1）出现三条8线的人，提示容易患糖尿病。

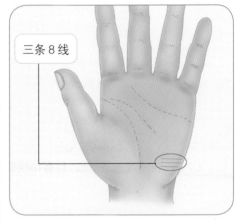

（2）一条深长的8线横穿过3线肾区时，提示糖尿病已经直接影响到了肾脏的代谢功能。

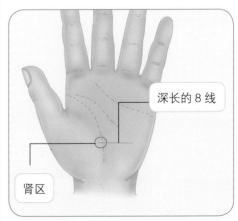

（3）如果出现弯曲的8线，提示生活不规律，需要调整作息。

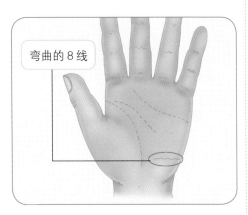

弯曲的8线

（4）8线过直，表示爱吃肉，易肥胖。

（5）8线上有多条细、小、断断续续的纹络，提示容易神经衰弱、失眠多梦。

（6）刚出生的婴儿手上出现8线，提示应考虑家族中有糖尿病史，要加强对饮食、环境的防护，以避免糖尿病的发生。

（7）乾位出现一条8线，且有13线形成，提示患有糖尿病。

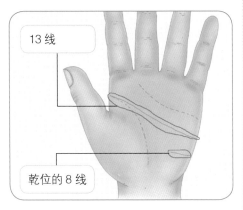

13线

乾位的8线

（8）稍肥胖人手掌有一条笔直的8线，是营养过剩的信号，要预防脂肪肝。

（9）儿童手掌上出现8线，提示多梦。

（10）有杂乱的8线，提示易失眠、多梦，是神经衰弱的信号。

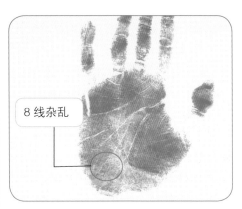

8线杂乱

◎经络手诊显示过敏体质——9线

9线，起始于食指与中指指缝间，以弧形延伸到无名指与小指指缝间。

9线又称为金星线、过敏线。有这条线的人多为过敏体质，肝脏不好，它代表着人体对有害物质的代谢、排除能力下降。近几年，有这条线的人增多，说明由于药品或空气污染严重，过敏体质的人增多了。

关于9线，中国命相学中认为：此线出现在离位，离为火，其人性格焦虑急躁，反应聪明敏锐，喜爱运动。经络之气的运行属于上实下虚，上热下凉。这种说法比较符合对不孕不育病因的研究。在不孕症的夫妻双方手上均有这条线时，要检查精液或卵子是否有抗体产生而引起不孕症。而根据五行

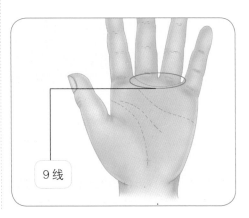

9线

星丘的理论来说，9线出现于太阳丘和土星丘，如果太阳丘的9线多，其人好动、爆发型，有领导的欲望，如果土星丘上9线多，其人好静，有耐性，做事能坚持到底。

9线的主要病理变化：

（1）有多条深而长的9线出现，提示肝脏免疫功能低下，导致反复过敏。手上有9线的人，应找到导致身体过敏的物质，然后远离它。

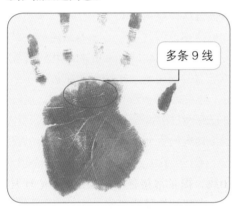

多条9线

（2）9线间断而分成多层，提示易患有神经衰弱。

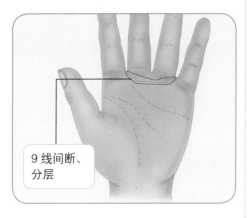

9线间断、分层

（3）9线中央有一个小岛形纹，代表患有甲亢或肿瘤。

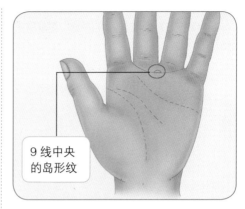

9线中央的岛形纹

（4）坤位小指下有9线与1线直线相交，而且坎位3线有三角形纹，提示可能有心肾不交的病症。

（5）肝病患者，手上如果出现9线，应考虑有病变的可能。

（6）女性出现寸断的9线，提示泌尿生殖系统功能较弱，因黄本激素水平较低影响排卵，可致不孕。

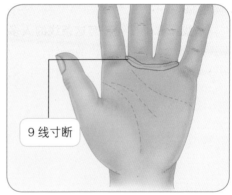

9线寸断

（7）不孕的女性掌部出现9线，应考虑可能因夫妻精液和卵子间有抗体引起不孕。

（8）有9线出现，表示肝脏对酒精的解毒能力差。

（9）有9线的人夏季易患多形性日光疹皮炎，青年女性多见。

（10）如果男性9线上有干扰线切过，又有8线，坤区又出现岛纹，提示易患阳萎。

（11）9线向下弩张交于1线，提示易患肺结核病。

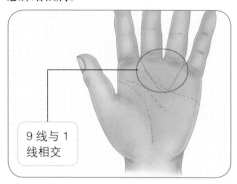

9线与1线相交

（12）出现9线，且1线呈锁链状，尾端流入中指与食指缝内，咽区暗红色，有时出现"井"字纹，提示有咳嗽的症状。

◎经络手诊反映精神状况——10线

10线，在中指掌指褶纹下，为一弧形半月圆。

10线又称土星线。有这条线的人多性格孤僻，常有肝气不疏的症状。有的手诊研究者认为这条线还与近视眼的家族史有关。

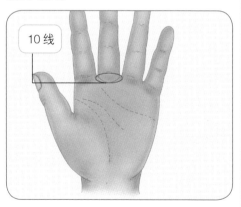

10线

另外，关于10线还有一个有趣的现象，就是很多成功者手上都会出现这条线。西洋的手相学中认为，此线出现在土星丘，且包住了中指，这意味着沉稳、持久、有耐力，因此有10线的人，更易成为领导者。从中国传统的八卦学说来看，10线位于离位，"离为火"，含有向上、成功、位高的意思。王晨霞女士认为，有10线的人确实都具备一定的实力和才能，而且有凝聚力和号召力。但是如果这些人怀才不遇，那么就很可能会出现心理疾病。最常见的心理疾病包括：嫉妒、固执、自闭、孤独、乃至精神分裂。由于心理的原因，这种人就会出现消化功能紊乱的症状。所以针对这种原因所引起的消化系统疾病患者，不能一味地选用助消化的药，而要从疏肝理气方面入手加以调理。

10线的主要病理变化：

（1）手掌上出现深刻而且明显的10线，提示常年有精神压力导致心理紧张，有精神抑郁的现象。

（2）10线伴有无名指下1线上的岛形纹时，提示视力差，而且是由于遗传的原因。

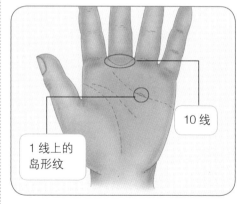

1线上的岛形纹

10线

（3）手掌上有明显的10线和大量的6线，这种掌纹特征多见于过大的精神压力所致的精神紧张型失眠患者。

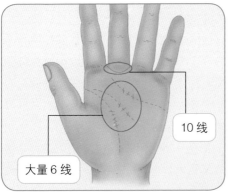

大量6线

10线

（4）10线出现，且1线、2线变浅，肝区扩大，肺区、支气管区、肾区隐现暗斑，自咽区起至1线尾端纹线深重杂乱、色暗，提示患有支气管哮喘病。

（5）手掌上出现10线，提示肝气郁结、情结、情志不舒，若为女性容易导致月经不调，治疗时应以疏肝理气为主。

（6）手掌上10线出现，并且1线与2线之间有"丰"字纹，提示精神严重抑郁，甚至有自杀倾向。

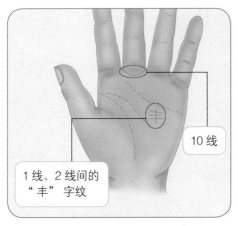

1线、2线间的"丰"字纹

10线

（7）男性手掌上10线与9线同时存在，提示易患早泄。

（8）10线有"米"字纹，且3线上有岛形纹，提示患有眼病，而且非常严重。

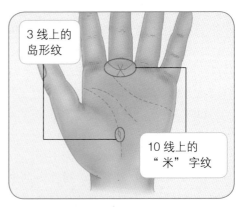

3线上的岛形纹

10线上的"米"字纹

（9）小孩子手掌上有10线，有近视或家族有近视史。

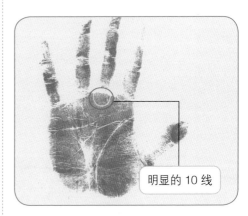

明显的10线

◎经络手诊揭秘生殖、泌尿系统——11线

11线，位于小指掌指褶纹与1线中间（出现通贯掌时，11线就在小指掌指

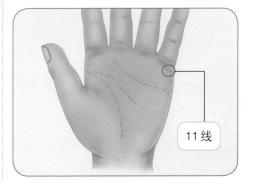

11线

褶纹与14线中间），其长度大约到小指中线的1／2处。此线以深且平直，明晰不断，颜色浅红为佳，这表明泌尿生殖系统功能良好。

11线又称性线。在我国，健康的人大多拥有两至三条11线。如果此线短，且仅有一条或无者，女性多为不孕症、月经不调、子宫发育不良；男性多见少精症、无精症、阳痿症等，甚至会因此引发心理障碍。

11线的主要病理变化：

（1）双手无11线的人，表明生殖功能低下。

（2）11线尾端呈岛形纹，若为女性多易患尿路感染，男性易患前列腺增生病。

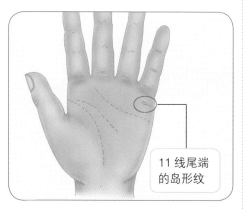

11线尾端的岛形纹

（3）11线尾端有多条分支，提示

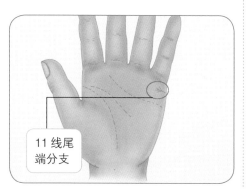

11线尾端分支

易患尿路感染。

（4）11线低垂，向1线方向弯曲，提示肾虚、易疲劳，会出现耳鸣、头晕、记忆力减退、腰腿酸软等症状。

（5）11线过长，一直延伸向无名指，表示患有肾炎或前列腺炎症，若线上出现"米"字纹或有6线出现，诊断意义更大。

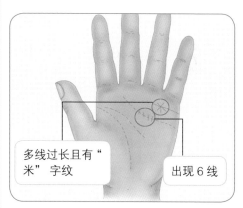

多线过长且有"米"字纹

出现6线

（6）11线较短且颜色浅淡，只有1条或者隐隐约约，不明显，多提示易患不孕症、月经不调、子宫发育不良等疾病。

（7）11线短浅细弱色淡，或隐而不显，线上有岛形样纹或大量6线切过，坤位位置低陷，筋浮骨露，肤色枯白无华，多提示生殖机能低下，易宫寒不孕。

（8）11线粗大深刻，提示有性早熟倾向。

（9）女性11线浅淡或短少，向1线低垂弯曲，坤位平坦甚至凹陷，苍白无华，有许多杂乱的纹理，且掌根部平坦苍白，腕横纹浅淡不明、断续或呈锁链状，提示患有性功能障碍。

（10）若11线下垂与1线相连，且3线起点有岛形纹，提示患有肾阳虚。

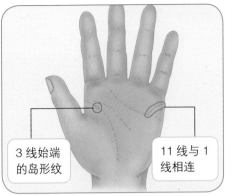

3线始端
的岛形纹

11线与1
线相连

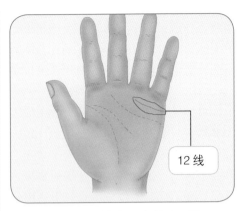

12线

（11）11线弯到1线，且2线过分延长至乾位，震位凹陷，坤位、坎位同时出现"米"字纹，提示患有慢性前列腺炎引起的性功能障碍。

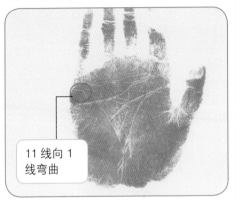

11线向1
线弯曲

（12）手掌上有一条特别长的11线，直伸向无名指下，线上多有井纹，且在1线的无名指小指段上有细乱纹理或链状纹出现，坤位有密集的"////"纹或"井""米"字纹，提示泌尿系统功能薄弱。

◎经络手诊预示肝脏免疫力——12线

12线，起于小指掌指褶纹与1线中间（出现通贯掌时，12线就在小指掌指褶纹与14线中间），向无名指下延伸的一条横线。此线主要反映肝脏的健康状况，说明其对酒精的解毒能力下降。

12线又称肝病线、酒线，日本有人认为此线与痛风有关，经过研究发现有此线的人多嗜酒，或不能饮酒，一饮即醉，而且这些人的肝脏对酒精的解毒能力较差，常易患酒精中毒型肝硬化。而且接触过某些毒品，或曾经得过肝炎的人，也可留下这条线，所以暂且可以这么认为：12线的出现，表示某些中毒加重了肝脏负担，造成不同程度的肝损害。

在命相学说中，西方与东方的观点相似。西方命相学说认为，12线是从月丘向太阳丘延伸，月亮是阴土，而太阳是火，所以是从土位走向火位。中国的八卦学说认为，12线是从坤位走向离位，"坤为阴土，离为火"，因此也是从土位走向火位。所以说12线代表的疾病就是因为"阴病致阳病"。一般手掌上有12线的人，性格多固执，以自我为中心。

由于11线与12线都位于小指掌褶纹下和1线之上，因此很容易把这两条线混淆在一起，不能准确区分。那么11线与12线的区别具体是什么呢？这两条线虽然起点相同，但长度不同，11线长度不会超过无名指的中线；而12线的长度却超过了无名指中线。根据这一点，就可以把两条线区分开了。

12线的主要病理变化：

（1）12线浅、断、隐约，提示肝脏解毒能力下降。

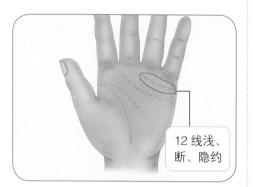

12线浅、断、隐约

（2）12线深长，提示肝脏免疫功能下降。

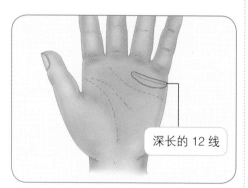

深长的12线

（3）12线异常，且1线过长或流入食指与中指缝之间，胃区纹理紊乱，提示有肝郁血虚的症状。

（4）12线在中指下方，与1线相交，提示容易患有痛风或关节炎。

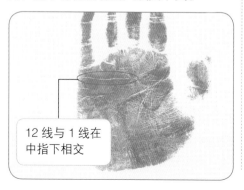

12线与1线在中指下相交

（5）12线上有障碍线切过，提示曾患过肝炎病。

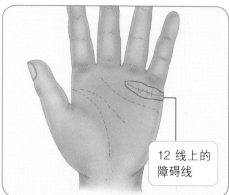

12线上的障碍线

（6）12线上有岛形纹，提示由于过量饮酒，引起了肝损伤，或说明肝脏发生慢性病变。

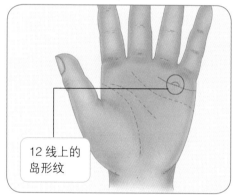

12线上的岛形纹

（7）手掌上出现12线，且掌色不好，异常的情况非常多，但检查没有病，建议保肝治疗。

◎经络手诊预警肿瘤隐患——13线

13线，实际上是2线的变异，一直延伸到手掌尺侧。此线的出现提示家族有肿瘤史。

13线，又称悉尼线。名为"悉尼"，是因为1970年前后，有研究者在澳大利

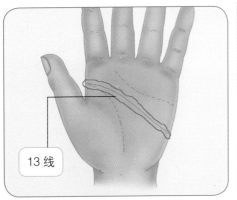

13 线

亚的悉尼发现了这条特别的纹线。据他们报道，在先天风疹、白血病和先天愚型患者中，有悉尼线掌纹的人较多，而在许多发育迟缓、学习不好、行为有些异常的孩子中，悉尼线也时常可以见到。而现在临床观察到肝癌、血液病和牛皮癣的患者手上，常常出现13线。一部分13线是后天形成的，在判断肿瘤是否是良性时，有重要意义。同时，观察正在发展的13线，对于判断肿瘤的性质、手术情况和预后的身体情况有重要的帮助。

癌症是否与家族遗传有关，这是大家普遍关心的问题。目前认为，癌症不是直接遗传性疾病，但是确有少数癌症的发病有家族遗传的倾向，家族中有人患癌，其子女患癌的机会比一般人大得多。我们把这些癌症叫作遗传型家族性癌，包括食管癌、大肠癌、乳腺癌、胃癌、子宫内膜癌等。

还有一些病虽然不属于癌症，但是可能会发生癌变，而且具有遗传性，临床上叫遗传肿瘤综合征。如家族性结肠息肉症，此病可以恶变为结肠癌，这种病人必须提高警惕，密切观察。

癌症的遗传问题十分复杂。癌症的发生是一个目前尚未破解的谜。因此，如果家中

有人患癌时，不需要担心，而是要保持心情愉快，加强身体锻炼，提高自身免疫力，还要帮助家人树立战胜癌症的信念。

13线的主要病理变化：

（1）左手出现13线属于肿瘤的高危人群。

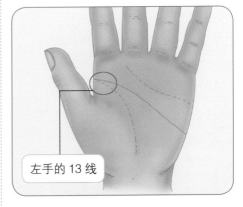

左手的 13 线

（2）双手出现13线，提示肿瘤遗传的概率降低。

（3）肝病患者，如果手掌上出现13线，应考虑病变的可能。

（4）13线呈抛物线状延伸向掌边缘，若线上有岛形纹，诊断肿瘤的意义更大。

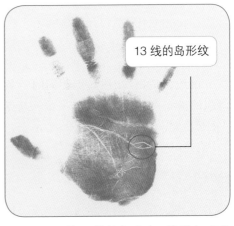

13 线的岛形纹

（5）若13线的起点与3线的起点分开，则患有肿瘤的可能性更大。

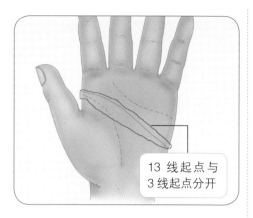

13 线起点与
3 线起点分开

（6）13线较模糊，提示易患血液方面疾病，如血小板减少、造血功能不好，血黏度高、血脂高，还应预防病情恶变。

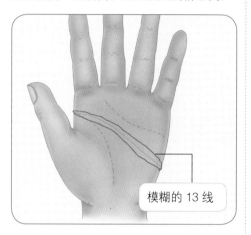

模糊的 13 线

◎经络手诊揭秘遗传倾向——14线

14线，是指与2线起点相同的一条深粗的横线直达手掌尺侧（多数人起点与3线相交，少数人起点与3线分离），1线消失，3线存在。

14线又称通贯掌、猿猴纹，此线提示人体特征的遗传倾向极强，其人的体质、智力、寿命、疾病的发展状况，均与父母情况相似。

14线之所以被称为"猿猴纹"，

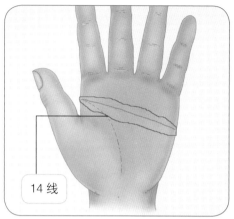

14 线

是因为在猿猴的手上，发现了相似的掌纹，但这只能说明猿猴和人类有近亲关系，而并不能说明人的智商高低。对于有通贯掌的人是聪明还是愚笨，一直存在着很大的争论。一种观点认为，有通贯掌的人智力低下，他们的依据是土著人的手上多出现这种掌纹；另一种观点认为，有通贯掌的人比较聪明，因为经过调查发现，有些总统和高级管理人员的手上也出现了这种掌纹。实际上通贯掌的出现并不能判断人的智力高低。土著人的智力低和他们的科学发展水平有关，如果把现代人和土著人置于同一发展水平的社会中，现代人的能力不一定会高于土著人。所以不能简单地通过通贯掌来判断人是否聪明。

在西方掌纹学中，对于通贯掌通常有两种观点：一种认为它在智力低下的家族中出现，另一种观点认为在近亲结婚的后代中出现通贯掌的人多。但经过研究调查，通贯掌一般并不代表什么特殊疾病，只是提示家族的遗传基因性很强，如果家族有什么样慢性病或遗传病，再加上有通贯掌，后代就很可能会患这种病。如果是健康长寿的家族，那么后代也会健康长寿。但不能因为这个原因就忽视健康问题。在同一个家族中，两个都有通贯掌的人，在某一方面会有极其相似的地方，无论他们是否认识、是否隔代，只要他们存在血缘关系，就会在形体、心理、嗜好或是疾病中有一个方面是相似的。

14线主要的病理变化：

（1）手掌上仅有14线和3线，提示易患腰痛、胃炎、头痛等疾病。

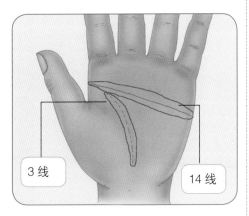

3线

14线

提示容易头痛。

（3）出现14线的人，极易患遗传性

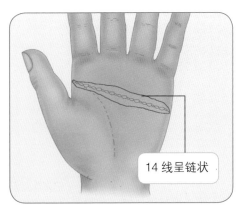

14线呈链状

疾病。

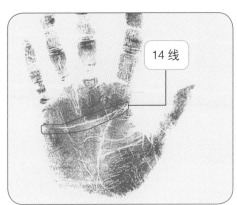

14线

第四章

经络穴位保健和养生

最简易的经络穴位按摩保健法

　　按摩，古称按跷，其历史悠久，是我国传统医学中独特的治疗方法之一。按摩又称"推拿"，是以中医的脏腑、经络学说为理论基础，并结合西医的解剖和病理诊断知识，用手法作用于人体体表的特定部位以调节机体生理、病理状况，达到理疗目的的方法。从性质上来说，按摩是一种物理的治疗方法。从按摩的治疗目的上，可分为保健按摩、运动按摩和医疗按摩。按摩入门简单，不须理解艰深的知识，不必使用专业的医疗器材，只要找到正确的穴位及反射区，用手部的按压动作，抓住要决与手法，习惯与熟练之后很快就能掌握，人人都可以是按摩师。不管是在家还是公交车上，或是办公室随时随地都可进行自我治疗及保健。

　　按摩是在人体一定部位上，运用推、拿、按、摩、滚、揉、摇、扳、拍等手法来治疗疾病的方法。可以由他人按摩，也可自我按摩。目前市场上，按摩也正朝着多样化发展，出现了如保健按摩、小儿保健按摩、减肥按摩、淋浴按摩、旅游按摩、运动按摩、美容按摩、情景按摩、宠物按摩以及电子机械按摩等类别可供人们选择，这些按摩服务都极大地满足了人们日常生活的保健需求。

　　推拿按摩，是享誉国内外的祖国医学瑰宝之一，它之所以备受现代人的青睐，不仅因为其悠久的历史、良好的保健和养生功效，还在于它操作简便、安全、舒适、容易被接受，非常切合现代人生活、工作的特点和需求，比如办公室一族或电脑一族，往往会长时间伏案，导致身体常会出现腰酸肩疼等问题，这时候如果进行自我按摩，是非常好的办公保健方式，除了缓解疲劳，还可以防治某些病疾。如果你将简便易懂的按摩技术分享给你的同事或朋友，更会有许多意外作用和惊喜。按摩很简单，就让我们在这一节里走进它，为我们的生活、工作增添健康和快乐吧！

◎常见的按摩种类

按摩对身体健康有重要作用，不同的人可以选择适合自己的按摩方式。按摩可分为保健按摩、运动按摩和医疗按摩三大类。

保健按摩是操作最容易、应用最广泛的方式之一。它是医者运用拍打法或者揉捏法的按摩手法，在人体的适当部位进行操作所产生的刺激信息通过反射方式对人体的神经体液调整功能施以影响，从而达到消除疲劳，调节体内信息，增强体质，健美防衰，延年益寿的目的。常用的棉布摩擦法、背腰部按摩法、表面按摩法、拍打法、四肢抽抖法等都是保健按摩的施术手法，它动作轻柔、运用灵活、便于操作，也不论男女老幼、体质强弱、有无病症，都可采用不同的施术手法，进行保健按摩。

运动按摩是体育与卫生相结合，相互促进所产生的按摩方式，它主要是以调整和保护运动员良好的竞技状态，增进和发展运动员潜在体能，达到运动成绩为其目的。

医疗按摩，也叫伤科按摩、推拿疗法，运用中医外治原理，是人类最古老的一种主要应用按摩以达到治病目的的物理疗法。

◎按摩治病的原理

中医认为：经络在人体内有运行气血、沟通内外、联络脏腑、贯穿上下的作用，人体通过经络系统把各个组织器官连成一个有机的整体，以进行正常的生命活动。当经络不通时，机体便会发生疾病，通过按摩，可以使经络疏通、气血流通、进而消除疾病。《医宗金鉴》曰："按其经络，以通郁闭之气，摩其壅聚，以散瘀结之肿，其患可愈。"按摩疗法可以调和气血。明代养生家罗洪先在《万寿仙书》中说："按摩疗法能疏通毛窍，能运旋荣卫。"按摩就是依据中医理论原则，结合具体情况而分别运用不同手法，以柔软、轻和的力量、循经络、按穴位，施术于人体，通过经络的传导来调节全身，借以调和营卫气血，从而有利于机体健康。

按摩疗法可以增强免疫力。保健按摩疗法主要是通过对身体局部进行刺激，促进整体的新陈代谢，从而调整人体各部分功能的协调统一，保持机体阴阳相对平衡，以增强机体的自然抗病能力，临床实践证明，按摩具有抗炎、退热。提高免疫力等作用。现代实验证明，推拿治疗后能促进血液中的细胞总数增加，使其吞噬能力提高，血管容积也会出现明显的改变。

按摩疗法可以祛病强身、益寿延年。中式按摩适用于生活压力大，工作繁忙，用脑及用眼过度的人群。它将手指压力与人体穴位的正确位置糅合在一起，使用手指和手部不同的深浅力度推压身体不同的穴位，长期按摩能提高身体血液循环。除此之外，按摩疗法还可以因人而异、辩证施治，通过刺激特定穴位和经络来帮助慢性疾病康复，促进新陈代谢，可有效达到祛病强身、益寿延年的效果。

随着人们物质生活、精神生活提高，人们的医疗、保健意识日益增强。

按摩疗法正以它易学易行，一用就灵，简单方便，治疗范围广泛，不受时间地点的限制，且安全平稳；不仅可以单独应用，也可以配合其他疗法同时运用，以增强机体抗病能力等优，被越来越多的人认同和重视。

◎学会自我按摩的好处

当身体感到不适时，手很自然地就会去按摩不舒服的地方。如肚子痛时会去揉揉肚子，颈痛时会去按按颈部，头疼时会去揉按头部。久而久之，就发现了有效的治疗病痛的穴道和反射区。按摩穴道及反射区可促进身体气血的运行，有利排毒。还可改善皮肤吸收营养的能力和肌肉张力，使身体不紧绷，筋骨不易受伤，有助于身体放松。而人的手与手指都具备了舒缓疲倦和疼痛的能力，特别是手指，它是人类感觉器官中最发达的部位，用自己的手指来给自己的身体按摩是最合适不过的了，因为自己的手指是自己身体的按摩师。

通过按压来刺激穴位及反射区，轻则出现酸、麻、胀的感觉，重则会发生痛的感觉。例如：用食指指腹垂直按压迎香穴，如果有轻度酸麻感觉，是正常现象，但是如果轻轻一碰就疼痛难忍的话，那就说明你的鼻子出问题了，要立即就医。这是通过按摩作用于相对应的经络、血管和神经所发生的综合反应，因此形成了一般人"痛则不通、通则不痛"的治疗印象。

此外，穴位及反射区表皮的冷热粗细、硬块肿痛和色泽等，都可成为你了解内脏健康的参考。

人体的穴位遍布全身，从头顶到脚尖都有治疗疾病的特效穴位，例如：按压中府穴对于长期郁闷不乐，心情烦躁，时时感到胸闷气短的人，有立竿见影的效果。久坐办公室的上班族，常有肩膀酸痛、颈项僵硬的问题存在，到了50岁左右，若是不注意本身的健康状况，又受风寒，可能一抬头，一举手便拉伤了肩膀，这就是俗称的"五十肩"，肩髎穴是五十肩的特效穴。特效穴不但可以针对单一疾病作治疗，还可调整全身生理机能，强身健体，十分适合个人平日保健。

当下昂贵的医疗费用已超出了普通人群常见病和多发病的治疗需要，形成了医疗资源浪费，而这种浪费却又是出于医疗机构的利益需要，一些医院为了追求利益最大化，在提升药物价格和治疗费用的同时，更利用患者对医生的信任及依赖，引导患者进行过度医疗和过度消费。其实，如果我们拥有一些基本的自我按摩常识，并对日常生活中的一些小病能够进行自我恢复，甚至小病不用去医院，在家进行自我按摩就可以解决，这样可以最大限度地避免在医疗上"过度消费"，用最少的投入获得最大的健康收益。

◎教你轻松找到按摩穴位

1.手指度量法

中医里有"同身寸"一说，就是用自己的手指作为穴位的尺度。人有高矮胖瘦，骨节自有长短不同，虽然两人同时各测得1寸长度，但实际距离却是不同的，具体度量标准见前文。

2.标志参照法

固定标志：如眉毛、脚踝、指甲、乳头、肚脐等，都是常见判别穴位的标志。如：印堂穴位在双眉的正中央；膻中穴位在左右乳头中间的凹陷处。

动作标志：必须采取相应的动作姿势才能出现的标志，如张口取耳屏前凹陷处即为听宫穴。

3.徒手找穴法

触摸法：以手指、手掌触摸皮肤，如果感觉到皮肤有粗糙感，或是会有尖刺般的疼痛，或是有硬结，那可能就是穴位所在。如此可以观察皮肤表面的反应。

抓捏法：以食指和拇指轻捏感觉异常的皮肤部位，前后揉一揉，当揉到经穴部位时，感觉会特别疼痛，而且身体会自然地抽动想逃避。如此可以观察皮下组织的反应。

按压法：用指腹轻压皮肤，画小圈揉揉看。对于在抓捏皮肤时感到疼痛想逃避的部位，再以按压法确认看看。如果指头碰到有点状、条状的硬结就可确定是经穴的所在位置。

◎穴位按摩常见四大手法

（1）按法：这是最常用的按摩手法，动作简单易学。

指按法的运用部位为手指，以拇指、食指、中指指腹在穴位或局部做定点穴位按压。这种方法可用于全身。

掌按法的运用部位为手掌，利用手掌根部、手指合并或双手交叉重叠的方式，针对定点穴位进行自上向下的按摩。面积较大且平坦的部位，如腰背及腹部。

肘压法的运用部位为肘，将肘弯曲，利用肘端针对定点穴位施力按压。由于较刺激，适用于体型较胖、感觉神经较迟钝者及肌肉丰厚的部位，如臀部和腿部。

（2）摩法是按摩手法中最轻柔的一种，力道仅仅限于皮肤及皮下。

指摩法的运用部位为手指，它是利用食指、中指和无名指等指腹进行轻揉按摩。适用部位为胸部和腹部。

掌摩法的适用部位为手掌，此种方法是利用手掌掌面或根部进行轻揉按摩。适用人体部位是脸部、胸部和腿部。

（3）推法：这是按摩中常见的一种手法。

指推法的运用部位为手指，方法是用拇指指腹及侧面在穴位或局部作直线推进，其余四指辅助，每次按摩可进行4~5次。可用于范围小的酸痛部位，如肩、上肢。

掌推法的运用部位为手掌，方法是利用手掌根部或手指按摩。面积较大或要加强效果时，可用双手交叉重叠的方式推压。可用于面积较大的部位，如腰背和胸腹部。

肘推法的部位为肘，将肘弯曲，并利用肘端施力推进。由于较刺激，这种方法适用体型较胖的人及肌肉丰厚之处，如臀部和腿部。

（4）捏拿法：以拇指和其余手指的指端，像是要抓起东西的样子，稍用力提起肌肉，这是拿法；而捏法是用拇指和食指把皮肤和肌肉捏起来。

捏拿法的使用部位为手指，用拇指、食指和中指的力量，在特定部位及穴位上，以捏掐及提拿的方式施力。力道要柔和，由轻而重再由重而轻。常用在颈部和肩部及四肢部位的按摩。

◎按摩可以选择的器具

1.笔

适合面积较小的穴位，如手掌部和脚底放射区。适合直接在穴位上按摩。笔的优点就是：方便随时取用，定点按压疗效好。因笔盖的形状较多，最好是用圆滑的一面，太尖会容易刺伤皮肤，要轻轻刺激，力道不要太重。

2.牙签

对于脚皮较厚或是角质化定点操作效果最佳。将20~30根牙签用橡皮筋绑住来轻敲穴位或反射区。方便随时取用，对硬皮组织可发挥较深入的刺激。要避免尖锐端造成皮肤的伤害。

3.梳子

适用于肌肉比较厚的部位，如腰部、大腿、臀部和脚底穴位。最好是选择梳子齿前端有一粒一粒小圆球的梳子，可用来拍打身体，让肌肉局部放松，改善血液循环。方便随时取用。梳子齿前端若没有小圆球，易造成皮肤的伤害。

4.吹风机

适用部位为肩颈部或脚底。用吹风机的热风吹准穴位或反射区，直到产生灼热感再移开，反复进行。可不费力地促进局部血液循环。避免吹强风或靠身体太近，因吹风机所产生的电磁波会影响人体，小孩不宜。

5.饮料瓶

适用部位为脚底。坐着赤脚踩在圆柱形饮料瓶上来回滚动，滚动时可以调整角度以刺激不同的反射区。方便按摩脚底各反射区，对于脚底肌肉的锻炼有很好的效果。

滚动的速度要慢，并视个人承受的力道用力，不可使用玻璃饮料瓶，避免破裂的危险。

6.毛巾

适用部位为肩颈部和背部。将毛巾浸在热水后拧干，敷在穴位上；或是以粗毛巾干擦背部。可促进血液循环，浸热水后可发挥热敷的功效。应注意毛巾不可过热，以免烫伤皮肤。

按摩前、中、后三个阶段的注意事项：

（1）按摩前：

首先，清洁手部：按摩前双手宜先洗净，剪短指甲，戒指要拿下，避免伤及肌肤。

其次，搓热手掌：按摩前最好双手搓热，可提高疗效。

（2）按摩中：

首先，适当姿势：尽量采取最舒适的姿势，可减少因不良的姿势引起的酸麻反应。

其次，力道平稳：力道不应忽快忽慢，宜平稳、缓慢进行。

（3）按摩后：

首先，记得喝水：按摩完后可喝500毫升的温开水，可促进新陈代谢，有排毒的疗效。

其次，避免浸泡冷水：不可立刻用冷水洗手和洗脚，一定要用温水将手脚洗净，且双脚要注意保暖。

◎推拿按摩中的十大"雷区"

施行按摩前，细致地系统检查很重要。还要注意有些病是推拿禁忌，有些病则在按摩时不能使用某些手法。

按摩必须要以治病求本、扶正祛邪、调整阴阳为原则，要因时、因地、因人制宜。有人说，一个按摩从业者，首先应该是一个好医生，其次才是按摩师。按摩治疗中经常发生的医疗事故与医疗纠纷，大多都是因为按摩者仅仅学会了按摩手法，而对经络、穴位、特定部位等传统医学理论缺乏最起码的了解，不懂得及时规避风险，以致常常酿成意外的发生。

以下几种主要疾病与情况应视为按摩"雷区"：

（1）血液病患者，特别是血小板减少者，绝对不可以进行推拿，否则容易造成大面积出血，加重病情发展。

（2）急性软组织损伤者，需要提前几天局部冷敷，禁止使用舒筋活血和涂酒按摩的手法，以防加重局部出血和渗出。

（3）月经期和孕期妇女，不可在下腰部和下腹部推拿刺激。

（4）重度高血压者，避免做易引起病人剧烈疼痛的按摩治疗，以免使血压急剧升高。

（5）对恶性肿瘤病人不应给以推拿，以免增加肿瘤细胞转移的机会。凡局部疼痛的病人，当属按摩疗法适应征者，在进行推拿前，一定要拍局部X光片，以排除如结核、肿瘤等骨质病理性改变。

（6）患有传染病者，按摩者或按摩医生不要与之进行身体接触，以防止相互传染。

（7）各种溃疡性皮肤病、严重心脏病、各部位急性滑囊炎，以及处在神经根炎性水肿期的腰间盘突出、神经根型颈椎病病人，均不能施行按摩疗法。

（8）椎动脉型颈椎病病人，尤其是较严重的椎动脉型颈椎病，在没有详细的颈椎检查资料的前提下，轻易不要使用常见的颈椎旋转复位法和颈椎斜扳法，以免造成急性的颈动脉血流阻断而出现意外。脊髓型颈椎病者，一旦出现上下肢无力、大小便控制障碍的现象，万万不能使用任何颈部手法，应立即送医院进行手术。

（9）老年人如有局部疼痛，则应先确定是否患有骨质疏松，以免按摩时造成骨折。

（10）凡属骨折病人，不管是开放性骨折，还是闭合性骨折，均不宜采用活动性按摩手段，只能施用整复的方法。

◎按摩十术——古代养生术

按摩十术是我国古代养生保健方法之一。

按摩十术是通过对身体各处的轻柔按摩，来达到行气活血、祛病强身目的的一套方法。具体为：

（1）一术运元：右手按囟门，左手按枕骨，各做旋转按摩36次。然后两手搓热，环摩两眼角36次。

（2）二术补脑：两手掌放在脑门（前额）处，做旋转环摩55次。

（3）三术拭目：用手指指腹按摩两眼眶四周各36次，再用手指在眼球上轻轻按压36次。按摩至微有泪出为度。久久行之，则古稀之年眼仍不花，可以在灯下看书。

（4）四术驻颜：两手掌心在颧骨处环摩36次，再从前额向下轻推至下巴处36次。

（5）五术明堂：从胸骨剑突下胃脘部到脐上为明堂。两手掌一上一下，旋转按揉心胃部36次。再两手于胸前交叉，按摩两乳36次，然后用手按揉后背脊柱两侧由上至下36次。最后，两手回到明堂处，再按揉36次。

（6）六术扶膂（脊柱）：两手掌先在两后腰处环摩55次。然后空拳叩打腰臀部。将两手在胸前交叉，点按双侧肩井穴（两手从胸前交叉搭肩，中指尖下处），再点按大椎（颈后第七颈椎棘突下）以及由上至下的督脉经穴，如身柱（第三胸椎棘突下）、命门（第二腰椎棘突下）等，一直做到尾骨尖下的长强穴（在尾骨尖端与肛门连线的中点）。每个椎体下都要点按，要默默记数。

（7）七术舒臂：将两臂向前伸直，做旋转手臂36次。然后两手交叉，互抱肩部，按揉肩部36次，最后两手互抱肘部，做按揉活动36次。

（8）八术息踵：两手掌分别按揉膝部36次。再互搓捏心、腘窝、内外踝等处各55次。最后轻搓会阴部36次。

（9）九术启窍：两手掌轻压外耳道36次。再以手掩耳，手指敲枕部，做鸣天鼓36次，同时上下齿相叩36次。

（10）十术漱泉：两手在脸上轻按上下牙龈，按摩齿根36次。再用舌尖顺、逆时针方向在口内旋转搅动各36次。最后做叩齿36次。

◎ 面部按摩的几种常用手法

（1）按抚法：用于按摩的开始及结束，有时用于两种手法之间的过渡。作用：促进皮肤的血液循环和皮脂腺的分泌功能。

（2）揉捏法：用于肩、背部按摩，面部仅用捏法或揉法。作用：放松紧张的肌肉，强健肌肤，并有渗透作用。

（3）扣抚法：用于头、肩部按摩，属于最刺激的手法，面部尽量少用。作用：使肌肉坚定，增加皮肤弹性。

（4）震颤法：多用于面部。作用：可深入皮肤，增加皮肤的弹性，消除疲劳。

（5）捏按法：多用于面颊、额部，禁止眼部使用。作用：促进皮脂的顺利排除，增加皮肤的吸收功能。

◎ 面部按摩的目的与功效

（1）促进血液循环，促进营养物质吸收。

（2）增加氧气的输送，促进新陈代谢，刺激皮下组织，加速皮下脂肪代谢，减少面部过多脂肪，保持皮下脂肪正常厚度，使面部均匀、光洁、润滑。

（3）帮助皮肤排泄废物和二氧化碳，减少油脂积累，改善皮肤呼吸。

（4）使皮下组织密实有弹性，防止皮肤松弛、延缓、减少皱纹。

（5）使皮下组织松弛，充分休

息，消除疲劳，使人精神焕发。

（6）使皮肤毛孔及血管扩张，促进按摩膏中有效成分吸收及可改善皮肤问题。

（7）排除积于皮肤下过多的水分，清除肿胀和皮肤松弛现象，延缓衰老。

◎面部按摩的要求

（1）按摩动作要熟练、准确。要配合不同部位的肌肉状态变换手形，手指、掌腕要灵活、协调，适应各部位按摩需要。

（2）按摩节奏要平稳，由轻到重，先慢后快，要配合不同的位置使用不同的力度，先打摩揉按，再施加力度。

（3）用力要适当，动作要连贯，注意不同的位置、状态调节力度，眼周按摩用力要轻。

（4）穴位要准确，手法要正确。

（5）按摩时间要适当，每次10~15分钟为宜。

◎面部按摩的注意事项及基本原则

（1）按摩前一定要做面部清洁。

（2）最好在桑拿（淋浴）或蒸喷后，毛孔张开时进行按摩。

（3）按摩可有多种手法，但总的原则是：按摩的走向从下向上，从里向外，从中间向两边，方向与肌肉走向一致，与皮肤皱纹方向垂直，按时尽量减少肌肤的位移。

（4）按摩过程中，要给予足够的按摩膏（油）。

◎按摩对身体的好处

我国数千年的历史证明，穴位按摩是一种以人疗人、延缓衰老、寿至百岁的佳法。每天早晚自我按摩一些长寿穴位，每次3~5分钟，必能获较好保健效果。

中医学认为，经络是康复疾病、逆转衰老的快速通道，按穴位实施针灸或按摩，可以明显增强和活化五脏六腑的功能，调节体液循环，促进新陈代谢，调节内分泌，增强免疫力，调整神经系统的功能，最终实现体健延年的目的。

保健按摩是通过手法作用在人体体表和穴位上，可以起到一个生物物理作用和生物化学作用，这样就达到了舒筋活络、宣通气血、缓解肌肉痉挛、活血化瘀、消肿止痛、散风、祛寒的目的。

中国的保健按摩与西方的保健按摩是不同的，西方是以解剖学为基础来进行放松的按摩，中国的保健按摩是在中医的理论指导下进行的。

按摩有很多好处，其主要表现在：

（1）减轻疼痛。人们最初对按摩的理解是它能有效减轻疼痛，消除压力并减轻肌肉的紧张程度。

（2）治疗作用。当疼痛消失后，按摩师尝试找到引起疼痛的原因，并通过相应的按摩手法来达到治疗的目的。

（3）按摩有助于健体强身。在发生事故后，人们通过按摩使肌肉恢复活力。人们还发现在受伤或生病后，按摩是一种很有效的治疗和健身方式。

（4）保持健康。很多接受按摩的人并没有病痛在身。按摩是一种非常好的方式，有助于减轻压力，放松身心，消除亚健康。

◎足部按摩的作用

足为人之根，是人体精气汇集之中心，所以又被称为人体的"第二心脏"。我们知道，足部离心脏最远，又处于人体的最低位置，是末梢血液循环比较差、血液容易滞留的部位。所以，在日常保健中，经常保持足部的血液循环畅通，保证全身的血运正常非常重要，而足部按摩正是一种最佳的畅通足部血液循环的方法。另外，临床发现，足部按摩还具有固养根气、疏通经络、强身祛病、调节自律神经的功能。通过在足部表面施加压力，还可启动机体的调节功能，激发各器官细胞的潜能，增强免疫力。

通过大量临床实践证明，足部按摩疗法对神经衰弱、失眠、消化道疾病、腰腿痛、糖尿病、支气管炎、老年痴呆、心脏病等都有较好的疗效，而且足部按摩无痛苦，无不良反应，是一种不可多得的自然疗法。

随着人们保健意识的增强，足保健法会被越来越多的人接受的。

足部按摩是中医学的重要组成部分，在两千多年前的经典医著《黄帝内经》中就详细介绍了全身的经络和俞穴，其中有许多是足部的穴位，还详细介绍了经络、穴位与五脏六腑的关系，其中指出脏腑有病可以通过经络反映到体表穴位，根据不同穴位的症状可以判断脏腑病症。

人的双足包含人体各脏腑器官健康

与否的全部信息，足部按摩可通过神经反射作用使人体内环境得到调节、稳定和平衡，调动人体潜在的自我防御能力，提高免疫功能，从而达到保健、强身与治疗的功效。

人体足部比其他器官如手、耳、鼻、眼等面积都大，同时肌肉相对较厚，毛细血管密集，神经末梢丰富，结构复杂，远离心脏，是血液循环最弱的部位。

当按摩足部反射区后，足部的温度会升高，血液流速加快，同时足部的沉积物被按摩"碎"，它会随着血液循环的加快而重新参加体循环，通过泌尿系统和其他排泄器官排出体外。

按摩足部后3～5天就会发现排出的尿液比较混浊，同时人会感觉到全身轻松，精力充沛。所以足部反射区的刺激按摩可以改善血液循环，减轻心脏负担，使新陈代谢功能提高。对于女性而言，足疗有美容的功效。适当地刺激脚底，能够刺激肾上腺，促使肾上腺分泌更多的激素，从而激发皮肤细胞的活力，加速其新陈代谢，减少色素沉着，从而使肌肤白皙柔嫩且富有弹性。

◎足部按摩的常用手法

足部按摩有搓、叩、压、揉、握、捏、旋和勾八种手法。

搓法：是以拇指指腹上半部，从上到下地搓压，适用于几个穴位相距很近，又都需按摩的，如可从肾穴搓到输尿管穴、膀胱穴、结肠穴等穴位。

叩法：有两种手法。一是撮指叩法，手指微屈，五指指端捏在一起，形成梅花状，用腕部弹力上下动作；二是食指叩法，拇指、食指两指指腹相对，中指指腹放在食指指甲上，三指合并捏紧，食指端略微突出，用腕部弹力上下动作。

压法：是通过拇指第一关节的屈伸运动进行，在用拇指进行按压足底时，其他手指就支在足背上；拇指按压足背时，其他手指支在脚底。压法在足穴按摩中应用最多，如肾穴、肾上腺穴、胃穴、肝穴等，都要以压法进行。

揉法：是以拇指的上半部接触足的

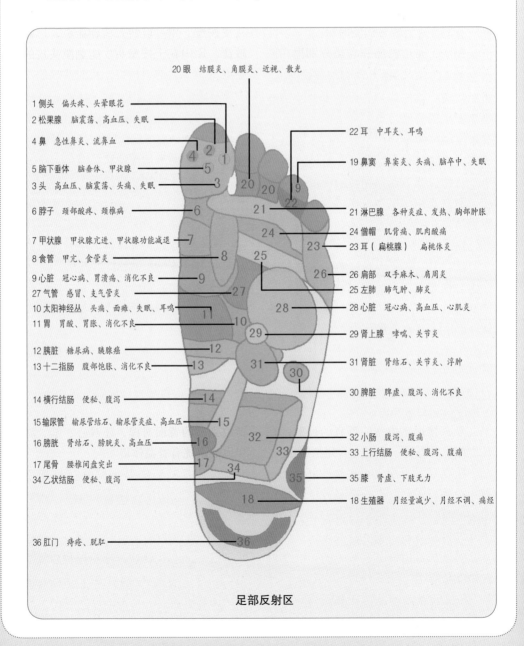

20 眼 结膜炎、角膜炎、近视、散光

1 侧头 偏头疼、头晕眼花
2 松果腺 脑震荡、高血压、失眠
4 鼻 急性鼻炎、流鼻血
5 脑下垂体 脑垂体、甲状腺
3 头 高血压、脑震荡、头痛、失眠
6 脖子 颈部酸疼、颈椎病
7 甲状腺 甲状腺亢进、甲状腺功能减退
8 食管 甲亢、食管炎
9 心脏 冠心病、胃溃疡、消化不良
27 气管 感冒、支气管炎
10 太阳神经丛 头痛、面瘫、失眠、耳鸣
11 胃 胃酸、胃胀、消化不良
12 胰脏 糖尿病、胰腺癌
13 十二指肠 腹部饱胀、消化不良
14 横行结肠 便秘、腹泻
15 输尿管 输尿管结石、输尿管炎症、高血压
16 膀胱 肾结石、膀胱炎、高血压
17 尾骨 腰椎间盘突出
34 乙状结肠 便秘、腹泻
36 肛门 痔疮、脱肛

22 耳 中耳炎、耳鸣
19 鼻窦 鼻窦炎、头痛、脑卒中、失眠
21 淋巴腺 各种炎症、发热、胸部肿胀
24 僧帽 肌背痛、肌肉酸痛
23 耳（扁桃腺） 扁桃体炎
26 肩部 双手麻木、肩周炎
25 左肺 肺气肿、肺炎
28 心脏 冠心病、高血压、心肌炎
29 肾上腺 哮喘、关节炎
31 肾脏 肾结石、关节炎、浮肿
30 脾脏 脾虚、腹泻、消化不良
32 小肠 腹泻、腹痛
33 上行结肠 便秘、腹泻、腹痛
35 膝 肾虚、下肢无力
18 生殖器 月经量减少、月经不调、痛经

足部反射区

穴位，做从左向右半圆形压揉的动作，和压法稍有不同的是，揉法施力的面积较大，适合穴位范围较大的，如太阳神经丛、结肠诸穴等。

握法：是以除拇指以外的其他四个手指抓捏在几个穴位上，四指同时用力点压。这种手法适用在几个脚趾的掌侧同时有眼、鼻等穴区病变时用。

捏法：是以拇指和食指分别捏在两个穴位上同时压揉，或者是以拇指在一个穴位上点压，食指则在侧面或后面起固定的作用。

旋法：是以拇指和食指捏在穴位上做旋转样压揉，适用于脚趾根部的穴位，例如颈椎穴。

勾法：是以食指作弯勾样，从下向上以食指指端点压在穴位上。

◎ 足部按摩与足部反射区

"足部反射区"即身体各器官和部位在足部的相对应的区域，它能反映相应脏腑器官的生理和病理信息。

足部反射区的排列与人体各器官的解剖位置基本一致。足跟部是臀部；拇指部是头部；远离正中线的器官和部位的反射区在足外侧，如肩部、卵巢、睾丸等；接近正中线的器官的反射区在足内侧，如脊柱、子宫、前列腺等。

按摩双足治疗疾病和保健有五个必须选择的反射区：第一个反射区就是太阳神经丛；第二个反射区是脾脏；第三个反射区是肾脏；第四个反射区是输尿管；第五个反射区是膀胱。这五个反射区是在按摩的开始或结束时，都必须加强的五个反射区。

◎为什么头皮按摩疗法很重要?

经常按摩头皮，会使人的精力更加充沛。

长时间紧张的脑力劳动，往往导致人头昏脑胀，精神疲惫，记忆力下降，注意力分散而工作效率大大降低。进行头皮按摩，则可以使人精神振奋，思路敏捷。原因在于按摩头皮能刺激头皮的毛细血管，并使之扩张，从而头部的血液循环旺盛，能够供给大脑组织更多的养分，保证大脑的正常工作。大脑是身体的主宰，大脑功能正常和健康，身体各器官的功能才能得到增强，才会使全身更好地适应外界环境，人体才会更健康。加之头部穴位很多，像百会、脑户、玉枕等，按摩这些穴位，能够通经活络，起到防治神经衰弱、头痛、失眠、健忘的作用。头皮血液循环改善了，还有利于头发的生长发育，防止头发脱落和变白。所以，头皮按摩很重要，应该引起大家的重视。

◎ "掩耳鸣鼓"的健脑耳部按摩手法

将食指放到耳孔处（耳甲腔），拇指放到耳的背面对捏，还对心、脑、肺和血液系统有补益作用。

"掩耳鸣鼓"是健脑耳部按摩手法，在我国民间流传甚广。

具体做法是：将两手掌心紧按耳孔，手指搭在脑后部，用中间三指轻轻叩击后枕部10～20次；手指按在后枕部不动，掩按耳孔的两掌心突然抬离，连续开闭10～20次；最后将两手食指或中指插入耳孔，旋转几下后突然拔出共做3～5次。然后按摩翳风穴（在耳垂与耳后高骨之间的凹陷处）、翳明穴（在翳风穴向脑后约1寸处），两穴按摩方法相同。用中指按在穴位上，先向前旋转按摩10圈，再向相反的方向旋转按摩10圈，按摩穴位不分先后。

最后做擦动作。将手掌放在耳部前面，平贴在脸上，均匀用力向后推擦，擦过耳后，再从耳后将耳背带倒向前推擦，反复做10～20次，以两耳出现热感为好。

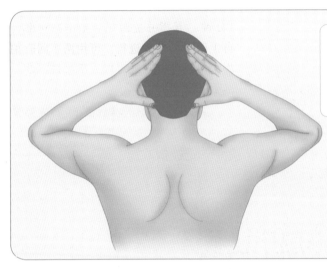

头部穴位很多，像百会、脑户、玉枕等，按摩这些穴位，能够通经活络，起到防治神经衰弱、头痛、失眠、健忘的作用

◎耳部可以进行按摩疗法吗？

耳不是一个孤立的器官，它和全身经络及五脏六腑都存在着密切的联系。人体各器官组织在耳廓上都有相应的刺激点，一旦器官组织发生病变，耳上的某个特定部位中医称之为"穴位"，就会产生一定的变化和反应，因此当刺激某个耳穴时，就可以诊断和治疗体内相应部位的疾病。很多中医高手还可以通过观察耳部皮肤颜色的深浅变化，有无凹凸变形、脱屑、毛细血管是否充盈等现象来协助诊断疾病。

每天坚持对耳部进行按摩，可有效起到强壮内脏的效果。因为"两耳通脑，听听之声归于脑"，所以刺激

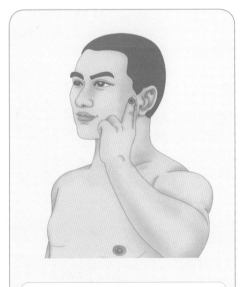

按摩耳部及其周边部位，对心、脑、肺和血液系统有补益作用

耳穴，能增加脑部的血液循环，降低血压，有效的治疗和预防脑动脉硬化、脑血栓的发生。中医还讲，耳是"肾"的外部表现，"耳坚者肾坚，耳薄不坚者肾脆"，耳廓较长。故坚持对耳部进行按摩，还可以补肾、固肾，对治疗气虚，对肾虚、尿频、夜尿多、前列腺炎及阳痿的人有明显的效果。

◎通过按摩调节呼吸要领

中医认为，肺主气，司呼吸，主宣发和肃降，通调水道。

原理与作用：肺位于胸腔两侧，左右各一，是所有脏器中位置最高的，也叫"华盖"。两肺之间为纵隔，其间有心脏及神经、淋巴、血管等。按摩在胸胁部的肺区进行。直接作用于肺脏，可加强肺的宣发肃降、通调水道、通利鼻窍、荣养皮毛，对呼吸系统疾病有很好的防治功效。

按摩方法：两手掌分别置于左右侧胸胁部，作自上而下的推摩活动，连做1分钟。五指并拢微屈，拍击胸胁部，自上而下，反复进行。可用两手同时拍击两侧胸胁部，也可以一手拍打一侧，两侧交替进行。

值得注意的是，配合点按背部肺俞穴能增强按摩的效果。拍打用力应从小到大，动作协调。

针灸穴位解哀愁

针灸顾名思义，就是针法和灸法的合称。针法是把毫针按一定穴位刺入患者体内，运用捻转与提插等针刺手法来治疗疾病。灸法是把燃烧着的艾绒按一定穴位熏灼皮肤，利用热的刺激来治疗疾病。

针灸是一种我国特有的治疗疾病的手段。它是一种"从外治内"的治疗方法。是通过经络、俞穴的作用，应用一定的手法，来治疗全身疾病的。在临床上按中医的诊疗方法诊断出病因，找出疾病的关键，辨别疾病的性质，确定病变属于哪一经脉，哪一脏腑，辨明它是属于表里、寒热、虚实中那一类型，做出诊断。然后进行相应的配穴处方，进行治疗。以通经脉，调气血，使阴阳归于相对平衡，使脏腑功能趋于调和，从而达到防治疾病的目的。针灸疗法是祖国医学遗产的一部分，也是我国特有的一种民族医疗方法。千百年来，对保卫健康，繁衍民族，有过卓越的贡献。直到现在，仍然担当着这个任务，为广大群众所信赖。

针灸由"针"和"灸"构成，是中医学的重要组成部分之一，其内容包括针灸理论、俞穴、针灸技术以及相关器具，在形成、应用和发展的过程中，具有鲜明的汉民族文化与地域特征，是基于汉民族文化和科学传统而产生的宝贵遗产。

◎针灸起源于"砭石刺体"

针灸一词最早出现是在二千多年前的《黄帝内经》一书中。《黄帝内经》中说到："藏寒生满病，其治宜灸"，便是指灸术，其中详细描述了九针的形制，并大量记述了针灸的理论与技术。两千多年来针灸疗法一直在中国流行，并逐步在世界范围内传播开来。

在遥远的远古时期，人们在外出行的时候很容易被一些坚硬的物体碰撞、摩擦到一些部位，这些物体一般都是石头和树枝。人们偶然发现，被这些东西碰撞之后竟会出现意想不到的疼痛被减轻的现象。这个时候古人类就开始有意识地用一些尖利的石块来刺身体的某些部位或人为地刺破身体使之出血，以减轻疼痛。古书上曾多次提到针刺的原始工具是石针，称为砭石。

而灸法产生于火的发现和使用之后。在用火的过程中，人们发现身体某部位的病痛经火的烧灼、烘烤而得以缓解或解除，继而学会用兽皮或树皮包裹烧热的石块、砂土进行局部热熨，逐步发展以点燃树枝或烘烤干草来治疗疾病。经过长期的摸索，选择了易燃而具有温通经脉作用的艾叶作为灸治的主要材料，于体表局部进行温热刺激，从而使灸法和针刺一样，成为防病治病的重要方法。由于艾叶具有易于燃烧、气味芳香、资源丰富、易于加工贮藏等特点，因而后来成为最主要的灸治原料。

"砭而刺之"渐发展成为针法，而"热而熨之"则渐发展为灸法。

◎针灸的治病原理

人体的一切生命活动都是在神经（大脑）的控制下完成的。这些生命活动包括运动、思维、消化、循环、免疫、听、说和感觉。

举几个简单的例子我们就可以形象地理解上面这段话。

血栓患者可能有视力、消化、运动等生理功能障碍。生长于颅内不同部位的肿瘤会引起不同的生理异常。

针灸的基本原理就是通过神经调节神经中枢，进而调节各种器官的功能，达到治病的目的。针灸可诱发大脑特定区域表现活跃。针刺会引起循经传导并被人感觉到。针刺大脑不同部位会引起人生理机能的变化。针刺治疗偏瘫机理被揭示，临床头针治疗时，以选用病灶对侧头皮运动区为宜。

◎针刺的一般原则

凡是针刺胸、腹部位的穴位，一定要避开五脏。如果误刺中心脏，很快就会死亡；误刺中脾脏，五天会死亡；误刺中肾脏，七天会死亡；误刺中肺脏，五天会死亡；误刺中膈膜，叫作伤中，即使病情暂时好转，但是不到一年必会死亡。

针刺要避开五脏，一定要知道逆从。所谓从，就是了解膈膜、脾、肾等内脏的位置，在针刺时避开。如果不了解膈膜、脾、肾等内脏的位置，不能避开，难免会刺伤内脏，那就是逆。为避免刺伤内脏，用针刺胸、腹时，要先用布缠裹胸、腹部位，然后再从单布上刺针，如果针刺一次疾病不能痊愈，再刺一次。针刺时必须要肃静。针刺痈肿时

可以摇动针柄，以出邪气；刺经脉时不要
摇针，以免伤及经脉之气，这是针刺的
原则。

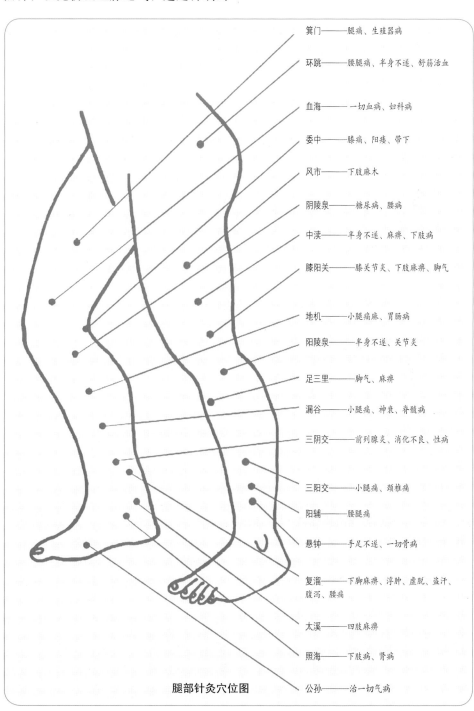

箕门——腿痛、生殖器病

环跳——腰腿痛、半身不遂、舒筋活血

血海——一切血病、妇科病

委中——膝痛、阳痿、带下

风市——下肢麻木

阴陵泉——糖尿病、腰病

中渎——半身不遂、麻痹、下肢病

膝阳关——膝关节炎、下肢麻痹、脚气

地机——小腿痛麻、胃肠病

阳陵泉——半身不遂、关节炎

足三里——脚气、麻痹

漏谷——小腿痛、神衰、脊髓病

三阴交——前列腺炎、消化不良、性病

三阳交——小腿痛、颈椎痛

阳辅——腰腿痛

悬钟——手足不遂、一切骨病

复溜——下脚麻痹、浮肿、虚脱、盗汗、腹泻、腰痛

太溪——四肢麻痹

照海——下肢病、肾病

公孙——治一切气病

腿部针灸穴位图

◎针刺疗法的注意事项

针刺疗法虽然对疾病有诸多作用，但在治疗的过程中，也有禁忌证，故在医生进行针刺过程中，应注意：

患者应全身放松，以免发生晕针、滞针、弯针，针刺过程中，深呼吸有助于全身放松。

患者过于饥饿、疲劳时不宜立即进行针刺。

妇女孕期不宜针刺，特别是一些通经活血的穴位。

有出血倾向的患者或损伤后出血不止的患者，不宜针刺。

有皮肤感染、溃疡、瘢痕或肿瘤的部位，不宜进针。

对胸、背、颈部等重要脏腑所居之处的穴位，不宜针刺过深，以防损伤脏器。

针刺过程要注意严格无菌操作以免发生感染或交叉感染。

◎形志疾病与针刺

形体安逸但精神苦闷的人，容易产生经络病变，采用艾灸或针刺的方法治疗；形体安逸精神舒畅的人，容易产生肌肉的病变，采用针刺或者砭石治疗；形体劳累但心情舒畅的人，容易产生筋的病变，采用熨法治疗；形体劳累心情也苦闷的人，容易产生咽喉疾病，采用甜味的药物治疗；身形经常受到惊恐，经脉气血不通，容易产生肌肉麻痹的现象，采用按摩或者药酒治疗。这些就是五种形志方面的疾病。

针刺阳明经既出血又伤气，针刺太阳经只宜出血不宜伤气，针刺少阳经伤气不宜出血，针刺太阴经伤气不宜出血，针刺少阴经伤气但不宜出血，针刺厥阴经宜出血但不宜伤气。

◎针刺的五个要领

《黄帝内经》中提到：人生有形体，但离不开阴阳两个方面。天气、地气相合，在地面上分别是九野，气候分为春夏秋冬四季，月份有大月小月，白天有短有长，万物同时形成，真是数不尽。木遇金属伤伐，火遇水熄灭，土遇木损伤，金遇火熔化，水遇土就能遏止。世间万物的变化都是这个样，也是不可胜举。对于微小的病情变化，要掌握针刺的五大原则。

所谓针刺的这五大原则分别是：

针刺时，医生必须精神专注，不妄动。

要修养形体。

要掌握药物的性味和功能。

依据病情准备好大小适宜的砭石。

要掌握脏腑气血的诊断方法。

这五项都具备后再根据病人的具体情况加以选用。

现在的针刺方法：虚证用补法，实证用泻法，这是所有医生都知道的。如果依照天地阴阳的道理，随着其变化进行针刺，就能达到如响应声、立竿见影的治疗效果。掌握这些道理，就能运用自如了。

针刺的关键，首先一定要聚精会神，待弄清五脏虚实，九候脉诊已明，再针刺。虽有众人在旁，但视而不见；虽有众人喧哗，但充耳不闻。要内外协调一致，不能只凭病人的外在表现作出诊断。熟练掌握针刺技巧，才能对人施针。人的疾病，有虚证有实证，对五虚证，不

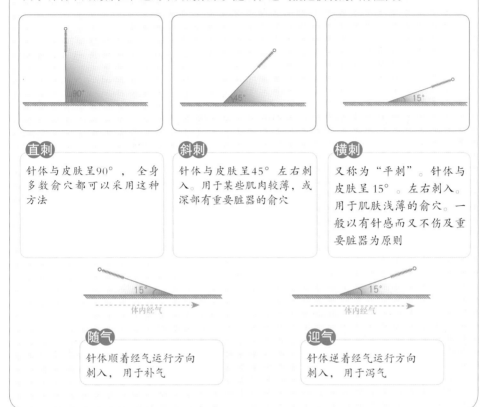

针刺是中医中一项重要的内容。针刺的角度有直刺、斜刺和横刺，三种角度分别用于针刺不同的部位和达到不同的效果。随气和迎气就是横刺的具体应用。

直刺
针体与皮肤呈90°，全身多数俞穴都可以采用这种方法

斜刺
针体与皮肤呈45°左右刺入。用于某些肌肉较薄，或深部有重要脏器的俞穴

横刺
又称为"平刺"。针体与皮肤呈15°。左右刺入。用于肌肤浅薄的俞穴。一般以有针感而又不伤及重要脏器为原则

随气
针体顺着经气运行方向刺入，用于补气

迎气
针体逆着经气运行方向刺入，用于泻气

要随便用泻法，而对五实证，不要轻易放弃针刺，要抓住针刺时机，不可错过瞬息变化的机会。选针具时，针体要光亮匀称；运针时，心专一，平心静气观察呼吸变化。针刺得气后形体改变，这些无形的变化，几乎是没有迹象的，好像众鸟鸣叫飞来飞去，分辨不清谁是谁，就像张开的弓箭待射一样，也像启动机组一样，快捷迅速。

针刺虚证要用补法，针刺实证要用泻法，针刺得气后要谨慎守持，不可以随便改变手法。针刺深浅，取穴的远近，道理都一样。就像站在深潭的旁边那样小心谨慎，手抓老虎那样专心致志，集中精神，不受外界事物干扰。

◎针刺的补法和泻法

黄帝说：听说针刺有补有泻，但不了解其深刻含义。岐伯说：泻法必用方。所谓方，就是正的意思。具体地说，是指气正旺盛、月正圆满、日正温和、身体血气正安定，吸气时进针，等待再吸气的时候捻针，最后等到正呼气时慢慢出针，所以说泻当用方，以除邪气，促正气运行。补必用圆，所谓圆，就是行的意思。行就是引导正气移行到病位。针刺必深达营血，

待病人吸气时出针。所以说"方""圆"不是指针的形状，是指针刺方法。善于调养精神的人，必然首先观察病人形体的肥瘦、荣卫血气的充盛衰败情况。人体精神的物质基础是血与气，要谨慎地加以调养。

◎热病的针刺方法

凡是治疗热病，应有适当的护理，要先给病人喝一些清凉的饮料，然后再进行针刺治疗。病人的衣服应当单薄一些，居处凉爽一些，身体转凉，疾病便好了。

患热病的病人，如果先出现胸胁疼痛、手足躁动不安的症状，应该针刺足少阳胆经的穴位，用泻法；如果病情特别严重，就采用五十九刺的针刺治疗方法。如果热病从手臂开始疼痛，应该针刺手阳明大肠经和手太阴肺经的穴位，使病人出汗，发热停止则病愈；热病自头部首先发病的，当针刺足太阳膀胱经后项部位的穴位，汗出则热停止。如果热病从足和小腿部首先发病，应该针刺足阳明胃经的穴位，病人汗出热退则疾病治愈。热病先出现身体沉重、骨节疼痛、耳聋、喜睡等症状，当针刺足少阴肾经的穴位。如果是病情严重的，可以针刺治疗热病的59个穴位。热病先出现头晕眼花、发热、胸胁胀满等症状的，当针刺足少阴肾经和足少阳胆经的穴位。

足太阳膀胱经有一条分支和颧骨部位相连，所以太阳经发生热病，红色出现于两颧部位。如果颜色尚未枯槁晦暗，只要出汗，等待经气旺盛之日时，疾病便可痊愈。如果在出现太阳经症状的同时又见到少阴经的症状，这就是两条经脉同时受病

邪侵袭的"两感病"。那样，不超过三天病人就会死亡。倘若厥阴经脉之气色同时出现在两颧部，病人在三天内一定死亡。由于热气内连肾脏，出现了少阴的脉色。少阳经发生热病，红色显现在两颊前的部位，如果患者面部的色泽没有败坏，说明病邪还在人体浅表部位。如果颜色尚未枯槁晦暗，只要出汗，等待经气旺盛之日，疾病便可痊愈。如果出现少阳经症状的同时又出现厥阴经的症状，说明少阳经和厥阴经两条经脉同时受病邪侵袭，也是"两感病"，不超过三天就会死亡。

治疗热病的针刺穴位：针刺第三脊椎骨的下方，可以清泻肺热；针刺第四椎的下方，可以清泻心热；针刺第五脊椎骨的下方，可以清泻肝热；针刺第六椎的下方，可以清泻脾热；针刺第七脊椎骨的下方，可以清泻肾热。清泻营分中的热邪可针刺位于骶部的穴位和位于颈项三椎以下凹陷中央的穴位。如果红色从面颊下部上逆连于颧部，主痢疾之类的疾病；如果红色向下到了颊车部位，是患了腹部发胀的病；如果红色出现在颧部的后方，主胁痛；如果红色出现在颊上的部位，则病变在膈上。

◎禁止针灸的穴位

禁灸穴歌 《针灸大成》中："哑门风府天柱擎，承光临泣头维平，丝竹攒竹睛明穴，素髎禾髎迎香程。颧髎下关人迎去，天牖天府到周荣，渊液乳中鸠尾下，腹哀臂后寻肩贞。阳池中冲少商穴，鱼际经渠一顺行，地五阳关脊中主，隐白漏谷通阴陵。条口犊鼻上阴市，伏兔髀关申脉迎，委中殷门承扶上，白环

心俞同一经。灸而勿针针勿灸，针经为此尝叮咛，庸医针灸一齐用，徒施患者炮烙刑。"

禁针穴歌《古今医统大全》中："脑户囟会及神庭，玉枕络却到承灵，颅息角孙承泣穴，神道灵台膻中明。水分神阙会阴上，横骨气冲针莫行，箕门承筋手五里，三阳络穴到青灵。孕妇不宜针合谷，三阴交内亦通论，石门针灸应须忌，女子终身孕不成。外有云门并鸠尾，缺盆主客深晕生，肩井深时亦晕倒，急补三里人还平。刺中五脏胆皆死，冲阳血出投幽冥，海泉颧髎乳头上，脊间中髓伛偻形。手鱼腹陷阴股内，膝髌筋会及肾经，腋股之下各3寸，目眶关节皆通评。"

头颈部位要害穴位

1.百会穴

位置：位于人体头部，在头顶正中线与两耳尖端连线的交点处。

经属：为督脉，为手足三阳、督脉之会。被击中后，头晕、倒地不省人事。

2.神庭穴

位置：在人体头部，当前发际正中直上0.5寸处。

经属：为督脉，为督脉与足太阳膀胱经之会穴。被击中后，头晕、脑胀。

3.太阳穴

位置：太阳穴在耳廓前面，前额两侧，外眼角延长线的上方。在两眉梢后凹陷处。有左为太阳，右为太阴之说。

经属：奇穴。被点中后，头昏、眼黑耳鸣。

4.耳门穴

位置：属手少阳三焦经经脉的穴道，在人体的头部侧面，耳朵前部，耳珠上方稍前的缺口陷中，即听宫穴的上方。

经属：为手少阳三焦经。被点中后，耳鸣、头晕倒地。

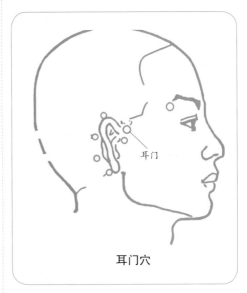

耳门穴

5.睛明穴

位置：属于足太阳膀胱经经脉的穴道，在目内眼角外0.1寸处，鼻梁旁的凹陷处。

经属：为足太阳膀胱经。为手足太阳、足阳明、阳跷、阴跷五脉之会。被点中后，头昏眼花倒地。

6.水沟穴

位置：属督脉的穴道，位于人体上唇上中部，人中沟的上1/3与中1/3的交点，用指压时有强烈的压痛感。

经属：属督脉，为手、足阳明，督脉之会。被点中后，头晕眼花。

7.哑门穴

位置：位于项部，当后发际正中直上0.5寸，第1颈椎下。

经属：为督脉，系督脉与阳维脉之会

穴。被点中后，冲击延髓中枢，失哑、头晕、倒地不省人事。

8.风池穴

位置：属足少阳胆经经脉的穴道，位于人体的后颈部，后头骨下，两条大筋外缘陷窝中，相当于耳垂齐平。

经属：足少阳胆经系手足少阳、阴维之会。被击中后，冲击延髓中枢，晕迷不醒。

9.人迎穴

位置：位于颈部，在前喉结外侧大约1.5寸处。

经属：足阳明胃经。被击中后气滞血瘀、头晕。

胸腹部要害穴位

1.膻中穴

位置：部位：属任脉的穴道，在人体的胸部，人体正中线上，两乳头之间连线的中点。

经属：任脉，是足太阴、少阴，手太阳、少阳、任脉之会。气会膻中心包募穴。被击中后，内气漫散，心慌意乱，神志不清。

2.鸠尾穴

位置：位于脐上7寸，剑突下0.5寸。

经属：任脉，系任脉之络穴。击中后，冲击腹壁动、静脉、肝、胆，震动心脏，血滞而亡。

3.巨阙穴

位置：该穴位于上腹部，在体前正中线，脐上6寸处。此穴为任脉上的主要穴道之一。

经属：任脉，系心之募穴。击中后，冲击肝、胆，震动心脏而亡。

4.神阙穴

位置：属任脉的穴道，在人体的腹中部，肚脐中央。

经属：任脉。击中后，冲击肋间神经，震动肠管、膀胱，伤气，身体失灵。

5.气海穴

位置：位于体前正中线，脐下1.5寸。

经属：任脉。击中后，冲击腹壁，动静脉和肋间，破气血瘀，身体失灵。

6.关元穴

位置：属任脉的穴道，在人体的下腹部，前正中线上，从肚脐到耻骨上方画一条线，将此线五等分，从肚脐往下3/5处，就是这个穴位。

经属：任脉，系三阴、任脉之会，小肠之募穴。击中后，冲击腹壁下动、静脉及肋间神经震动肠管，气滞血瘀。

7.中极穴

位置：属任脉的穴道，在下腹部，前正中线上，当脐中下4寸处。

经属：任脉，系足三阴、任脉之会，膀胱之募穴。击中后，冲击腹壁动、静脉和神经震动乙结肠，伤气机。

8.曲骨穴

位置：曲骨穴位于人体的下腹部，当前正中线上，耻骨联合上缘的中点处。

经属：任脉，系足厥阴肝经与任脉之余。击中后，伤周天气机，气滞血瘀。

9.鹰窗穴

位置：在第三肋间，前正中线旁开4寸。

经属：足阳明胃经。击中后，冲击肋间神经和胸前神经及动、静脉，震动心脏，停止供血、休克。

10.乳中穴

位置：属于足阳明胃经经脉的穴道，在乳头的正中央。

经属：足阳明胃经。击中后，冲击肋间神经和动脉，充血破气。

11.乳根穴

位置：属足阳明胃经经脉的穴道，在人体胸部，乳头直下，乳房根部凹陷处。

经属：足阳明胃经，左侧内为心脏。击中后，冲击心脏，休克易亡。

12.期门穴

位置：属足厥阴肝经经脉的穴道，在人体的胸部，乳头直下，与巨阙穴齐平。

经属：属肝经，肝之募穴。足太阴、厥阴、阴维之会。击中后，冲击肝、脾。

13.章门穴

位置：属足厥阴肝经经脉的穴道，在人体的侧腹部，当第十一肋游离端的下方。

经属：足厥阴肝经，系足太阴、厥阴、阴维之会，肝之募穴。击中后，冲击肝脏或脾脏，破坏膈肌，阻血伤气。

14.商曲穴

位置：这个穴位在人体的上腹部，当脐中上2寸，前正中线旁开0.5寸。

经属：足少阴肾经，系足少阴与冲脉之会。击中后，冲击肋神经和腹壁动脉，震动肠管，伤气滞血。

背腰骶部要害穴位

1.肺俞穴

位置：第三胸椎棘突旁开1.5寸。

经属：足太阳膀胱经。击中后，冲击第三肋动脉、静脉和神经，震动心肺、破气机。

2.厥阴俞穴

位置：在第四胸椎棘突下，旁开1.5寸处。

经属：属足太阳膀胱经。击中后，冲击心、肺、破气机、易死亡。

3.心俞穴

位置：位于第五胸椎棘突，旁开1.5寸。

经属：足太阳膀胱经。击中后，冲击心脏，破血伤气。

4.肾俞穴

位置：在第二腰椎棘突下，旁开1.5寸处。

经属：足太阳膀胱经。击中后，冲击肾脏，伤气机，易截瘫。

5.命门穴

位置：属督脉的穴道，在人体腰部，当后正中线上，第二腰椎棘突下凹陷处，用指压时有强烈的压痛感。

经属：督脉。击中后，冲击脊椎破气机，易截瘫。

6.志室穴

位置：位于腰部，当第二腰椎棘突下，旁开3寸。寻找此穴位时通常采用俯卧的姿势，志室穴位于身体腰部，在第二腰椎棘突下方，左右旁开3寸。

经属：足太阳膀胱经。击中后，冲击腰动脉、静脉和神经，震动肾脏，伤内气。

7.气海俞穴

位置：在第三腰椎棘下，旁开1.5寸处。

经属：足太阳膀胱经。击中后，冲击肾脏，阻血破气。

8.尾闾穴

位置：位于尾骨端与肛门之间。

经属：督脉，系督脉之络穴，别走任脉。击中后，阻碍周天气机，丹田气机不升。

上、下肢要害穴位

1.肩井穴

位置：在大椎穴与肩峰连线三中点，肩部最高处。

经属：足少阳胆经，系手少阳、足少阳、足阳明与阳维脉之会。击中后，半身麻木。

2.太渊穴

位置：属于手太阴肺经经脉上的穴道。手掌心朝上，腕横纹的桡侧，拇指立起时，有大筋竖起，筋内侧凹陷处就是这处穴位。

经属：手太阴肺经。肺之原穴，百脉之会。击中后，阴止百脉，内伤气机。

3.足三里穴

位置：属足阳明胃经经脉的穴道，位于小腿前外侧，当犊鼻穴下3寸，距胫骨前后一横指（中指）处。

经属：足阳明胃经，足阳明之脉所入为合。击中后，下肢麻木、不灵。

4.三阴交穴

位置：属足太阴脾经经脉的穴道，在人体小腿内侧，足内踝上缘三指宽，踝尖正上方胫骨边缘凹陷中。

经属：足太阴脾经，系足太阴、厥阴、少阴之会。击中后，下肢麻木，失灵，伤丹田气。

5.涌泉穴

位置：属足少阴肾经经脉的穴道。在足底足前部的凹陷处，第二、第三指的指缝纹头端和足跟连线的前1/3处。

经属：足少阴肾经。击中后，伤丹田气，气机不能上升，破轻功。

◎适用针刺疗法的病症有哪些？

（1）针刺疗法在配合其他常规疗法治疗骨关节炎、哮喘、腰背痛、头痛（包括紧张性疼痛和偏头痛）、痛经等能引起慢性疼痛的疾病方面都有疗效。

（2）牙科术后疼痛，晕车、晕船反应，妊娠性呕吐，化学疗法的不良反应都适合采用针刺疗法。

（3）针刺疗法还用于戒除药物成瘾和戒酒，而且针刺疗法尤其是耳针也广泛用于避免放射性污染的门诊部。

（4）针刺疗法还可以促进脑卒中瘫痪的恢复和减轻其症状。

◎火针疗法的含义及疗效是什么？

火针疗法具有通经活络、温经散寒功效。

含义：火针疗法就是用特制的粗针用火烧红针尖后，迅速刺入穴内以治疗疾病的一种方法。针使用特制的合金金属制成、耐热、耐烧，烧红以后扎的时候不软、不变形。施治时既可刺入穴位，亦可刺入某些病变的局部，如：鸡眼。

疗效：火针疗法具有温经散寒、通经活络等作用。火针可以调动身体的正气来驱除身体内的邪气。火针疗法是集一般针灸（毫针）的激发真气的作用和艾灸的温阳散寒的作用在一起，对一些特殊疾病有更强的作用和更好的疗效。但是在采用火针时要注意防止感染等不良反应。

适用对象：火针疗法最常见的主要是疼痛类的病变和皮肤类的病变，还有湿寒类的病变。常用以治疗瘰疬、阴疽、腱鞘囊肿、乳腺炎脓肿等病症。火针刺激强烈，孕妇及年老体弱者禁用；火热证候和局部红肿者不宜用；高血压、心脏病、恶性肿瘤等禁用。

◎电针疗法的含义和疗效是什么?

电与针两种刺激相结合，能够对某些疾病提高疗效，并代替手法运针，节省人力。

含义：电针疗法是通过针刺穴位和利用电刺激的综合效应施治于人体，再经由经络的传导作用达到治疗目的的一种方法。

优点：电针疗法能替代人工长时间的手法操作，比较客观地控制刺激量。

疗效：低频脉冲电流通过毫针刺激俞穴，具有调整人体功能，加强止痛、镇痛，促进气血循环，调整肌张力等作用。低频脉冲电流的波形有密波、疏波、疏密波、断续波和锯齿波等。

适用对象：电针疗法适应各种痛证、痿证、痹证、胃、肠、心、胆、膀胱、子宫等器官的功能失调，以及韧带、肌肉、关节的损伤性疾病等。此法目前不仅广泛应用于临床，亦应用于针刺麻醉。

◎腕踝针疗法的含义是什么?

本疗法取穴少、适应证较广、操作简单、普及迅速。

含义：用针刺腕部和踝部点治疗人体相应部位疾病的方法叫腕踝针疗法。

特点疗效：这一疗法取穴少、适应

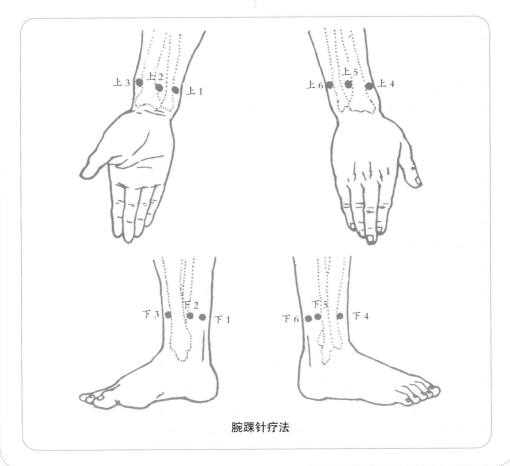

腕踝针疗法

证较广、操作简单，一般将腕、踝部各选定6个进针点，分别治疗全身各个部位的疾患。目前已用于50余种病症，它对疼痛性疾病如血管性头痛、腰扭伤、牙痛、痛经等止痛效果明显，对心律失常、面肌痉挛、面神经麻痹、哮喘、遗尿、癔症、脑卒中偏瘫等也有一定效果。

注意事项：体弱、孕妇慎用，针刺部位有感染、溃疡、开放性损伤等则禁用。若出现头昏、心慌等症状需将针退出以防晕针。

◎鼻针疗法的含义及特点是什么？

鼻针的穴，称为点。因为有一穴一点、两点、三点的，所以不叫穴而叫作点。每穴几点，不是完全相同，因此称为九穴十九点。

含义：我国中医学认为，脏腑的生理和病理都可以在鼻部反映出来。由此，在脏腑、经络学说的基础上发展出来的鼻针

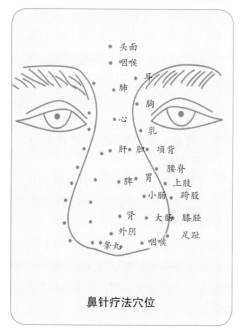

鼻针疗法穴位

疗法，就是通过针刺鼻部特定穴位治疗疾病的方法。

特点：鼻针可通调经气，起到与体针相同的作用，临床可用于各种疾病的治疗及针刺麻醉。鼻针疗法将鼻部分为近50个穴位，鼻针穴位原则多以人体脏腑器官命名，每一个穴位均可主治相应脏腑器官的疾患。如肝穴、胆穴可治肝胆疾患；脾穴、胃穴、消化三角可治消化系统疾患；血压高可取高血压上、下点；眩晕可取肾穴等。

适用范围：本法适应范围很广，一般常见疾病均可应用。如高血压、胃痛、痹证、肝脾肿大、阑尾炎、急性腰扭伤等。鼻针法还可应用于针刺麻醉，如甲状腺及甲状舌骨瘘切除术，二尖瓣分离术、胃大部切除术、胆囊造瘘术等。

注意事项：注意针前须严格消毒，如有疤痕应避开，以免引起出血或疼痛。鼻部肌肉菲薄，感觉灵敏，切忌重刺、深刺，尤其不能刺到鼻软骨上，更不能刺通鼻腔。

◎艾灸疗法的含义是什么？

艾灸疗法一般使用艾绒制成的艾炷、艾卷，在身体相应的穴位上施行熏灸。

含义：艾灸疗法就是将燃烧的艾绒或艾条直接或间接地作用于穴位上，达到治疗和保健目的的治疗方法。它以艾蒿为主灸料，是纯内病外治的中医治疗方法。通过热能，将艾蒿的有效成分转换成生物能，激活人体经络，调节体内抗病能力。

功效：艾灸具有止痛，调整机体功能平衡（调整内分泌）、提高机体免疫力的

功能。祛湿逐寒、活血化瘀、温经通络、消瘀散结、强壮元阳、回阳固脱的效果也很明显。

◎艾灸疗法的基本要领是什么？

施灸前，根据体质情况及养生需求选好穴位。将点燃的艾条或艾炷对准穴位，使局部感到有温和的热力，以感觉温热舒适，并能耐受为度。

施灸时，一般是先灸上部，后灸下部、腹部；先灸头身，后灸四肢。如不讲灸法次序，先灸下部、后灸头部，患者常出现面热、咽干等症状。施灸时要注意安全，防止燃烧的艾绒燃火或脱落，烧损皮肤或衣物。

施灸时间：艾灸时间可在3～5分钟，最长10～15分钟为宜。通常情况下，春夏二季施灸时间宜短，秋冬宜长；老人、妇女、儿童施灸时间宜短，青壮年则时间可略长。健身灸时间可略短，病后康复施灸的时间可略长；四肢、胸部施灸时间宜短，腹、背部位宜长；施灸后，局部皮肤出现微红灼热的瘀属正常现象，无需处理，很快即可自行消失。瘢痕灸后，可在局部盖以消毒敷料，以防止摩擦，预防感染，保护痂皮。若并发感染，灸疮有黄绿色脓液或有渗血现象，可用消炎药膏或玉红膏涂敷。若出现水泡，小者可自行吸收，大者可用消毒毫针刺破放出水液，再涂以獾油或龙胆紫，并以消毒纱布包敷。

禁忌：对孕妇的腹部和腰骶部不宜施灸。对颜面、五官和有大血管的部位，不宜采用瘢痕灸。

◎哪些人适合艾灸

艾灸在中国医学的运用中是非常广泛的，它作用的原理主要是因为这两个原因：第一是因为艾灸直接作用于人的穴位，发挥了人体内经络的作用；第二是因为在艾灸的同时，一般会结合药物，所以能让穴位和药物综合作用，艾灸的作用综合起来有下面几个方面：温暖经络、抑制疼痛、驱散寒邪、回阳消瘀。

艾灸的适宜人群是非常广泛的。

1.儿童

儿童的身体结构和生理特点相对于成人来说是有非常大的差异的。因为孩子的生理结构并没有成型，各个机体都还没有发育成熟。中医中称"脏腑娇嫩，形气未充"。所以儿童被称为"纯阳之体"。

儿童最常见的疾病就是呼吸系统的疾病，所以作为家长如果要给孩子进行艾灸的话，应该灸风门、身柱、肺俞、大椎等穴位。每次艾灸的时候选中两个穴位，针灸时间2～10分钟，每隔一天一次，可预防儿童常见的呼吸系统疾病。如果孩子厌食、挑食，家长还可以找出天枢、脾俞、足三里等穴位进行艾灸。

2.青年人

青年人的机体基本上已经发育成熟了。并且处于气血旺盛、精力充沛的阶段。但也正是这个时期的女孩子容易产生月经不调等症状，而且有一部分人因为工作过劳、不认真吃饭而导致肝脏亏损，过早衰老……这些疾病都可以运用保健艾灸来调理。

如果生殖系统出了问题，那么你可以灸肾俞穴，此穴位可以促进生殖系统功能；三阴交、血海，可以调理月经；常灸足三里的话可以预防消化系统的疾病，防止衰老，增强体质。

3.中老年人

人一旦到了中年，脏腑功能就开始退化，衰老的信号也开始时时警示着人们。人对外界疾病的抵抗能力也开始减弱。所以中老年人的保健工作非常重要。

中老年人的头号大敌就是脑卒中，这个时候我们就可以常灸足三里穴，同时灸曲池，防止视力减退。对于中老年人来说，最重要的一个穴位就是气海穴，因为气海穴顾名思义就是储气之海，有益气固精的功效。

艾灸的保健方法已经在临床实践中得到证实，而且因为艾灸的操作方法异常简便，所以我们应当在民间推广这种方法。

◎针灸的保健防病功效有哪些?

针灸疗法是我国古代劳动人民创造的一种独特的医疗方法。

针灸的保健、防病、调节作用主要有以下三个方面：

首先，调整心血管及神经系统的功能。针灸预防心脑血管疾病是与它具有调整心脑血管神经系统的功能分不开的。大量临床工作证实，针灸可以降低血脂、调整血压，改善血液成分及血黏稠度，扩张血管等。

其次，调整体液物质及微量元素含量。在戒烟方面，针灸通过刺激有关穴位，可使人体组织自身分泌出一种类似尼古丁的物质，逐步消除和缓解吸烟者的烟瘾。近些年来，通过研究发现，老年人头发中血铜含量明显高于成人，血锌则随年龄增加而下降。当艾灸足三里后，老年人血锌含量明显增高，而铜含量则明显降低。这表明艾灸有调整微量元素的作用，从而达到防老延年的目的。

最后，调整机体免疫功能。疾病的发生、发展和痊愈与人体防卫免疫功能有很大关系。针灸对正常人体和动物，能增强其免疫功能，并可使各种原因所致的免疫功能异常者恢复正常。以对体液免疫物质影响为例，已发现针灸可以增强正常血浆中存在的某些杀菌物质的杀菌能力，使血清补体、溶菌酶含量增高，血清α球蛋白、β球蛋白、γ球蛋白的量升高，也能引起调理素、干扰素等非特异性免疫物质的增加。近年来，从免疫学角度研究针灸延缓衰老的机理，也发现针灸对细胞免疫和体液免疫的调整，主要在于提高整个机体的免疫能力，从而使人们在步入老年时所出现的免疫功能下降的问题得到全面改善。

刮痧，出痧即除病

刮痧，是我国传统的自然疗法之一，一部电影《刮痧》从中西方的两个角度共同认识了这种古老的中医自然疗法，不仅化解了经络，也让西方人正确认识了刮痧，如今，刮痧以崭新的面目发挥着它古老的作用。

刮痧是以中医皮部理论为基础，用器具（牛角、玉石、火罐）等在皮肤相关部位刮拭，后来为了减轻疼痛，就用刮痧板蘸刮痧油反复刮动，通过良性刺激，从而让我们的经络达到疏通、活血、化瘀的目的。

刮痧，就是利用刮痧器具，刮试经络穴位，充分发挥营卫之气的作用，使经络穴位处充血，改善局部微循环，起到祛除邪气、疏通经络、舒筋理气、驱风散寒、清热除湿、活血化瘀、消肿止痛，以增强机体自身潜在的抗病能力和免疫机能，从而达到扶正祛邪，防病治病的作用。

◎ "痧"到底是什么病？

"痧"又叫作"瘴气"。它有两方面的含义，从广义来讲，一方面是指"痧"疹征象，即痧象；另一方面是指痧疹的形态外貌，即皮肤出现红点如粟，并以指循皮肤，稍有阻碍的疹点。

清代的《临证指南医案》中有云："痧者，疹之通称，有头粒如粟。"它是许多疾病在发展变化过程中，反映在体表皮肤的一种共性表现。它不是一种独立的病，许多疾病都可以出现痧象，痧是许多疾病的共同证候，统称之为"痧证"，故有"百病皆可发痧"之说。

《痧惊合璧》中介绍了四十多种痧证，连附属的共计一百多种。而痧病相当于现代医学的什么病现在很难确定。痧证所包括的范围很广，现存中医古籍中，有关痧证的记载涉及内、外、妇、儿等多种疾病。

根据其所描述的症状分析："盘肠痧"类似肠梗阻；"产后痧"似指产后发热；"角弓反张痧"类似现代医学的破伤风；"坠肠痧"类似腹股沟斜疝；"头疯痧"类似偏头痛；"膨胀痧"类似腹水；"缩脚痈痧"类似急性阑尾炎。此外民间还有所谓风痧、暗痧、闷痧、寒痧、热痧、暑痧、冲脑痧、吊脚痧、白毛痧、青筋痧等，名目繁多。

而从狭义上来说，痧证就是特指一种疾病。古人认为，痧证主要是由风、湿、火之气相搏而为病。天有八风之邪，地有湿热之气，人有饥饱劳逸。夏秋之际，风、湿、热三气盛，人若劳逸失度，则外邪侵袭肌肤，阳气不得宣通透泄，而常发痧证。一年四季都有发生痧证的可能，但以夏、秋两季为多见。

痧证的主要特征有二：一是痧点；二是酸胀感。

根据病情轻重，其临床表现可分为一般表现与急重表现。一般表现：多表现为头昏脑胀、心烦郁闷、全身酸胀、倦意无力、胸腹灼热、四肢麻木，甚则厥冷如冰。邪入气分则作肿作胀；邪入血分则为蓄为瘀；遇食积痰火，结聚而不散，则皖腹痞满。甚则恶心、呕吐。急重表现：起即心胸憋闷烦躁、胸腔大痛、或吐或泻、或欲吐不吐、欲泻不泻，甚则卒然眩晕昏倒、面唇青白、口噤不语、昏厥如尸、手足厥冷、或头额冷汗如珠、或全身无汗、青筋外露、针放无血、痧点时现时隐、唇舌青黑，均为病情危重的表现。

根据现代医学的研究，大都认为痧是皮肤或皮下毛细血管破裂，是一种自然溶血现象，易出现在经络不通畅，血液循环较差的部位，它不同于外伤瘀血、肿胀。相反，刮痧可使经络通畅，瘀血肿胀吸收加快，疼痛减轻或消失，所以刮痧可以促进疾病的早日康复。

◎刮痧的好处

我国古代有位对痧证有研究的大夫，曾写过《痧胀玉衡》，这是一本介绍痧证的专门书籍。中医里面所称的"痧证"是以症状而起的名字，是指刮痧后痧痕明显的病症。刮痧后，皮肤很快会出现一条条痧痕和累累细沙粒（出血点），并且存留的时间较长，这是它的特征之一。

通常，我们会听到"痧证多胀"，所谓胀，就是痧证多有头昏脑胀、胸部闷胀、腹部痛胀、全身酸胀等。

而现今的医学认为，刮痧可使局部皮肤充血，毛细血管扩张，血液循环加快；另外刮痧的刺激可通过神经——内分泌调节血管舒、缩功能和血管壁的通透性，增强局部血液供应而改善全身血液循环刮痧出痧的过程是一种血管扩张渐至毛细血管破裂，血流外溢，皮肤局部形成瘀血斑的现象，此等血凝块（出痧）不久即能溃散，而起自体溶血作用，形成一种新的刺激素，能加强局部的新陈代谢，有消炎的作用。

自体溶血是一个延缓的良性弱刺激过程，其不但可以刺激免疫机能，使其得到调整，还可以通过向心性神经作用于大脑皮质，继续起到调节大脑的兴奋与抑制过程和内分泌系统的平衡。

◎刮痧的来历

其实，"刮痧"这种疗法历史久远——起源于旧石器时代，这个"痧"字也就是"痧证"。当时的人们患病，因为没有什么特效的药物，出于本能地用手或者石片抚摩、捶击身体表面的某一部位，有时竟然能使疾病得到缓解。通过长期的实践与积累，逐步形成了砭石治病的方法，这也是"刮痧"疗法的雏形，从而为这种疗法今后的发展打好了良好的基础。

迄今为止，刮痧疗法已经发展成为一种适应病种非常广泛的自然疗法。早在明代医学家张凤逵的《伤暑全书》中，对于痧证这个病的病因、病机、症状都有具体的描述。他认为，毒邪由皮毛而入的话，就可以阻塞人体的脉络，阻塞气血，使气血流通不畅；毒邪由口鼻吸入的时候，就阻塞络脉，使络脉的气血不通。这些毒邪越深，郁积的越厉害，那么它就越剧烈，如燎原之势，对于这种情况，就必须采取急救的措施，也就是必须用刮痧放血的办法来治疗。

一般运用刮痧疗法，是将刮痧器皿在表皮经络穴位上进行刮治，直到刮出皮下出血，并凝结成像米粒样的红点为止，通过发汗使汗孔张开，痧毒（也就是病毒）随即排出体外，从而达到治愈的目的。刮痧是物理治疗中一种极好的办法。

◎刮痧对人体的保健作用

刮痧对人体是有预防保健作用的，它是根据中医十二经脉及奇经八脉、遵循"急则治其标"的原则，运用手法强刺激经络，使局部皮肤发红充血，从而起到醒神救厥、解毒祛邪、清热解表、行气止痛、健脾和胃的效用。

具体言之，刮痧疗法的预防保健作用又包括健康保健预防与疾病防变两类。刮痧疗法的作用部位是体表皮肤，皮肤是机体暴露于外的最表浅部分，直接接触外界，且对外界气候等变化起适应与防卫作用。

而皮肤所以具有这些功能，主要依靠机体内卫气的作用。卫气出于上焦，由肺气推送，先循行于皮肤之中，卫气调和，则"皮肤调柔，腠理致密"（《灵枢·本脏》）。健康人常做刮痧（如取背俞穴、足三里穴等）可增强卫气，卫气强则护表能力强，外邪不易侵表，机体自可安康。若外邪侵表，出现恶寒、发热、鼻塞、流涕等表征，及时刮痧（如取肺俞、中府等）可将表邪及时祛除，以免表邪不祛，蔓延进入五脏六腑而生大病。可见，刮痧这种古老的疗法对身体大有裨益。

◎刮痧对人体的治疗作用

一般说来，刮痧施术于皮部对机体的作用大致可分为两大类：一方面是上面所说的预防保健作用；另外一方面就是治疗作用。

刮痧疗法的治病作用可体现在以下几个方面：

首先，刮痧可以排除毒素，刮痧过程（用刮法使皮肤出痧）可使局部组织形成高度充血，血管神经受到刺激使血管扩张、血流及淋巴液增快，吞噬作用及搬运力量加强，使体内废物、毒素加速排除，组织细胞得到营养，从而使血液得到净化，增加了全身抵抗力，可以减轻病势，促进康复。

其次，刮痧疗法可以调整阴阳，刮痧对内脏功能有明显的调整阴阳平衡的作用，如肠蠕动亢进者，在腹部和背部等处使用刮痧手法可使亢进者受到抑制而恢复正常。反之，肠蠕动功能减退者，则可促进其蠕动恢复正常。这说明刮痧可以改善和调整脏腑功能，使脏腑阴阳得到平衡。

再次，刮痧可以舒筋通络。肌肉附着点和筋膜、韧带、关节囊等受损伤的软组织，可发出疼痛信号，通过神经的反射作用，使有关组织处于警觉状态，肌肉的收缩、紧张直到痉挛便是这一警觉状态的反映，其目的是为了减少肢体活动，从而减轻疼痛，这是人体自然的保护反应。此时，若不及时治疗，或是治疗不彻底，损伤组织可形成不同程度的粘连、纤维化或瘢痕化，以致不断地发出有害的冲动，加重疼痛、压痛和肌肉收缩紧张，继而又可在周围组织引起继发性疼痛病灶，形成新陈代谢的障碍，会进一步加重"不通则痛"的病理变化。

最后，刮痧还可以活血祛瘀，刮痧可调节肌肉的收缩和舒张，使组织间压力得到调节，以促进刮拭组织周围的血液循环。增加组织流量，从而起到"活血化瘀""祛瘀生新"的作用。气血通过经络系统的传输对人体起着濡养、温煦等作用。刮痧作用于肌表，使经络通畅，气血通达，则瘀血化散，凝滞固塞得以崩解消除，全身气血通达无碍，局部疼痛得以减轻或消失。

◎刮痧消除肌肉紧张和疼痛

从医学上说，但凡疼痛则肌肉必会紧张，但凡肌紧张又势必疼痛。它们常互为因果关系，刮痧治疗中我们看到，消除了疼痛病灶，肌肉紧张也就消除；如果使紧张的肌肉得以松弛，则疼痛和压迫症状也可以明显减轻或消失，同时有利于病症的修复。

刮痧是消除疼痛、肌肉紧张和痉挛的有效方法，加强局部循环，使局部组织温度升高；在用刮痧板为工具配用多种手法直接刺激作用下，提高了局部组织的痛阈。"欲知皮部，以经脉为纪者，诸经皆然。"十二皮部的划分是以十二经循行分布为依据的，即十二经脉都各有分支之络，这些络脉浮行于体表，有各自的分布区域，因为经脉有十二，所以皮部也分为十二，手足六经相合则称为六经皮部。

《素问·皮部论》中写道："凡十二经络脉者，皮之部也。"经脉的分支为络脉，皮部又可说是络脉的分区，故皮部之经络的关系对诊断、治疗疾病有重要意义。《素问·皮部论》："皮者脉之部也，邪客于皮则腠理开，开则邪客于络脉，络脉满则注于经脉，经脉满则舍于府藏也。"指出病邪由外入内，首先侵犯肌肉，通过一些专业的治疗方法，让肌肉得以舒展，从而解除其紧张痉挛，以消除人们的疼痛之感。

◎适合刮痧的病症和人群

刮痧的适应病症，包括常见的感冒、发热、中暑、头痛。还有一些特定人群容易得的职业病：肠胃病、落枕、肩周炎、腰肌劳损、肌肉惊挛、风湿性关节炎等病症。

刮痧还有一些禁忌的病症和人群：

首先，白血病，血小板少者慎刮。

其次，如果刮治部位的皮肤有溃烂、损伤、炎症都不宜用这种疗法，大病初愈、重病、气虚血亏及饱食、饥饿状态下的人不宜刮痧。

再次，心脏病出现心力衰竭者、肾功能衰竭者，肝硬化腹水，全身重度浮肿者禁刮。下肢静脉曲张，刮拭方向应从下向上刮，用轻手法。

最后，要注意的是孕妇的腹部、腰骶部，妇女的乳头禁刮。

以上这些都是需要我们注意的，不然的话只会使得"刮痧"适得其反。

◎刮痧的基本手法

通常古钱币是刮痧疗法使用的最常用的工具，但是现在已经发展到一些专业工具，比如说刮痧板。

具体可以这样操作：首先刮痧板一

定要消毒，然后手拿刮板，治疗时刮板厚的一面对手掌，保健时刮板薄的一面对手掌。刮拭方向从颈到背、腹、上肢再到下肢，从上向下刮拭，胸部从内向外刮拭。

刮板与刮拭的水平方向一般保持在45°~90°进行刮痧。刮痧时间一般每个部位刮3~5分钟，最长不超过20分钟。对于一些不出痧或出痧少的患者，不可强求出痧，以患者感到舒服为原则。刮痧次数一般是第一次刮完等4~6天，痧退后再进行第二次刮治。出痧后1~2天，皮肤可能轻度疼痛、发痒，这些反应属正常现象，不必忧虑。

◎刮痧可能会造成"晕刮"？

我们从上面的知识已经了解到：刮痧疗法不仅能治病，而且还可以起保健作用。只要皮肤没有什么疾病，尤其是出血性疾病，沿着经络适当刮一刮对身体还是比较有益的。刮痧的保健作用主要应用于疏通经络方面。常见有些患有肩周炎的上了年纪的人，采用刮痧的疗法疗效比较好，但是一般不是一次能完成，要分很多次完成。

不过，刮痧疗法对皮肤有一定的损伤，所以一次刮完后要等过一段时间，一般为6天左右，再进行第二次刮痧。刮痧疗法具有活血化瘀、调整阴阳、舒筋通络，排除毒素等作用，操作方便、疗效显著，深受大家的欢迎。但是，刮痧过程中可能出现意外，因为刮痧疗法和针灸、按摩等方法是一样的，都是对人体的穴位进行刺激，只不过使用的工具不同而已。所以刮痧也和针灸一样，有可能像晕针一样

出现晕刮等状况。

晕刮出现的症状为头晕、面色苍白、心慌、出冷汗、四肢发冷、恶心欲吐等。

对此我们要做一些预防措施，比如说空腹、过度疲劳患者忌刮，还有低血压、低血糖、过度虚弱和神经紧张、特别怕痛的患者轻刮。如果意外状况已经发生，那就迅速让患者平卧；让患者饮用1杯温糖开水；迅速用刮板刮拭患者人中穴、百会穴、足三里穴、内关穴、涌泉穴。除了人中穴需要轻刮之外，其他穴位都需要重刮。

这个时候要选择合适工具和体位，比如说刮痧板由水牛角制成，形状为长方形，边缘钝圆。背部刮痧取俯卧位，肩部取正坐位。刮拭后会出现青紫色出血点，这是正常的反应。

◎刮痧的工具如何选择

就像刮痧法一样，刮痧的用具也是十分简单、方便，只要是边缘比较圆滑的东西，如梳子、搪瓷杯盖子等，都可以用来刮痧。以前很多时候，人们都是用古钱币来刮痧。

当然，现代社会无疑是进步的，如果长期使用或作为治疗手法，还是用专业一些的刮痧板比较好。比如说木鱼石刮痧板和以天然水牛角为材料的刮痧板。

其中，木鱼石刮痧板是现今为止最好的刮痧板之一，其刮痧效果非常明显，风靡各大刮痧美容机构；而以天然水牛角为材料的刮痧板对人体肌表无毒性刺激和不良化学反应。而且水牛角本身是一种中药，具有发散行气、活血和润养作用。

不过在刮痧之前，为了防止划破皮肤，还要在皮肤表面涂一层润滑剂，香油、色拉油都可以用。当然，有条件的话，最好采用专门的"刮痧活血剂"。它是一种采用天然植物油加十余种天然中药，经传统与现代高科技结合的方法提炼加工而成的刮痧油，具有清热解毒、活血化瘀、开泄毛孔、疏通经络、排毒驱邪、消炎止痛等作用。总之刮痧的器具是多种多样的，我们可以根据自己的喜好进行选择。

◎刮痧有特效的几种疾病

刮痧有特效的几种疾病，见下表：

病症	临床症状	刮拭部位
感冒	感冒是呼吸道常见疾病，四季均可发生。主要由于患者免疫功能下降，卫外功能减弱而导致风寒、风热、暑湿外感。常见有头痛、四肢酸痛、发热、畏寒、乏力、鼻塞、流涕、咳嗽。部分患者还伴有食欲差、恶心、腹泻、呕吐等症状	头部：以头顶（督脉：百会穴）为中心，分别向前（至前额神庭穴）、后（至枕骨凹处，胆经：风池穴）、左、右（至太阳穴）刮拭；胸部：（咳嗽）由内而外（任脉：天突至中府穴）；腹部：（呕吐）肚脐上4寸（任脉：中脘），小腿外侧：（胃经：足三里穴）；颈部：（发热）第七脊椎处（督脉：大椎穴），屈肘直角横纹外（大肠经：曲池穴）；手臂：（鼻塞）手腕横纹桡内侧上7寸处（肺经：孔最穴），点按鼻翼外凹处（大肠经：迎香穴）
发热	可见于多种疾病，如病毒、细菌感染引起，发热在38℃左右或以上者，主要表现为体温高、怕冷、咳嗽、面赤、烦躁不安等。阴虚证多引发	头部：两眉间（任脉：印堂穴），鼻下（督脉：人中穴），十指尖（十宣）放血；颈部：颈椎下第七棘突下（督脉：大椎穴）、肺俞；背部：脊椎两侧（督脉：夹脊穴），第二胸椎旁开两指（膀胱经：风门穴）；上肢：手臂外侧屈肘处（大肠经：曲池穴），左右手拇指、食指交叉拇指尖处（大肠经：合谷）
头痛	头痛往往伴随恶心、呕吐、冷汗、面色苍白，头痛发于各种急、慢性疾病，如感冒、高血压、颈椎病、发热性疾病、颅内、五官等疾病均可导致。多为风邪袭入经络，肝阳上亢，气血亏损以及瘀血阻络。神经性头痛系长期焦虑、紧张和疲劳；偏头痛是颅脑血管神经功能紊乱所致	头部：以头顶（督脉：百会穴）为中心，分别向前（至前额神庭穴）、后（发际边凹处，膀胱经：天柱穴）、左、右（至太阳穴）刮拭；肩部：双侧肩周部（从上向下至肩井穴）；上肢：双外侧（大肠经：从合谷穴向上至肩部）；疼痛重者加阿是穴（痛处）

（接上表）

病症	临床症状	刮拭部位
疲劳综合征	饮食不周，睡眠不足，体力消耗过多，身体长期劳累；烦躁，抑郁，心理压力过大引发的身心疲惫症状。无器质性病变的亚健康状态	头部：以头顶（百会穴）为中心，分别向前（至前额）、后（至天柱穴）、左、右（至太阳穴）刮拭；肩部：双侧肩周部（从上向下至肩井穴）；背部：胸椎、腰椎及两侧（督脉、膀胱经）；足部：足跗外侧（膀胱经：京骨穴）
肩周炎	早期呈阵发性疼痛，常因天气变化及劳累而诱发，以后逐渐发展到持续性疼痛，昼轻夜重，不能向患侧侧卧。肩关节各向的主动和被动活动均受限。特别是当肩关节外展时，出现典型的"扛肩"现象。例如，梳头、穿衣等动作均难以完成。严重时，屈肘时手摸不到肩。日久可以发生肌肉萎缩，出现肩峰突起、上臂上举不便、后伸不利等症状	颈部：哑门穴、风池穴、大椎穴；肩背部：肩井穴、天宗穴；胸部：中府穴、云门穴、缺盆穴；上肢部：肩贞穴、外关穴、曲池穴、合谷穴；下肢部：足三里穴、条口穴

◎刮痧时应该注意的事项

首先，进行刮痧治疗时应注意室内保暖，尤其是在冬季应避寒冷与风口。夏季刮痧时，应回避风扇直接吹刮拭部位，不然病菌很容易趁虚而入。

其次，为了防止病菌侵入，刮痧出痧后30分钟以内忌洗凉水澡。

再次，刮痧出痧后最好饮一杯温开水，而且最好为淡糖盐水，还要再休息15~20分钟。

最后，在前一次刮痧部位的痧斑未退之前，不宜在原处再次进行刮试出痧。再次刮痧时间需间隔3~6天，以皮肤上痧斑退为准。

◎"出痧"会严重损害皮肤吗?

很多人刮痧后，看见红红的皮肤就担心：何时能恢复正常?

其实，"出痧"的皮肤红红的，虽然看上去有点儿可怕，但是不管怎么红，都不必担心，因为这对皮肤是没有损害的。红斑颜色的深浅通常是病症轻重的反映。较重的病，"痧"就出得多，颜色也深；如果病情较轻，"痧"出得少些，颜色也较浅。一般情况下，皮肤上的"瘀血"会在3~5天内逐渐消退，迟一些也不会超过1周就会恢复正常。刮痧不仅不会损害皮肤，而且由于这种方法能够活血化瘀，加强了局部的血液循环，会使皮肤变得比原来还要健康、美丽。所以，大可不必忧虑刮痧会伤害自己的皮肤。

拔罐，吸除戾气保健康

拔火罐与针灸一样，也是一种物理疗法，而且拔火罐是物理疗法中最优秀的疗法之一。

拔罐法又名"火罐气""吸筒疗法"，古称"角法"。这是一种以杯罐作工具，借热力排去其中的空气而产生负压，使其吸着于皮肤，造成瘀血现象的一种疗法。古代医家在治疗疮疡脓肿时用它来吸血排脓，后来又扩大应用于肺痨、风湿等内科疾病。

◎拔罐的来历

许多人都知道拔火罐是我国传统的中医疗法，尤其是中老年人更不会对它陌生。因为其操作简单、方便易行，被老百姓当做是重要的家庭日常救治手法。

拔罐疗法在我国民间使用很久了，是中华民族医学遗产之一。"拔火罐"俗称"拔罐子""吸筒"。在《本草纲目拾遗》中叫作"火罐气"，《外科正宗》中又叫"拔筒法"。

我国古代多用于外科痈肿，起初并不是使罐，而是用磨有小孔的牛角筒，罩在患部排吸脓血，所以一些古籍中又取名为"角法"。关于拔火罐治疗疾病最早的文字记载，是晋代医学家葛洪（281-361）著的《肘后备急方》里，就有关于角法的记载。所谓角法，是用挖空的兽角来吸拔脓疮的外治方法。

后来，牛角筒逐渐被竹罐、陶罐、玻璃罐所代替，治病范围也从早期的外科痈肿扩大到风湿痛、腰背肌肉劳损、头痛、哮喘、腹痛、外伤瘀血、一般风湿感冒及一切酸痛诸证。唐代王焘著的《外台秘要》，就曾介绍过使用竹筒火罐来治病："……取三指大青竹筒，长寸半，一头留节，无节头削令薄似剑，煮此筒子数沸，及热出筒，笼墨点处按之。良久，以刀弹破所角处，又煮筒子重角之，当出黄白赤水，次有脓出，亦有虫出者，数数如此角之，令恶物出尽，乃即除，当目明身轻也。"以上是介绍的角法和青竹筒制火罐的情况。

由此看来，我国晋、唐时代早已风行火罐疗法了。

◎拔罐治病的原理

首先，拔罐会产生负压作用。国内外学者研究发现：人体在火罐负压吸拔的时候，皮肤表面有大量气泡溢出，从而加强局部组织的气体交换。通过检查，也观察到：负压使局部的毛细血管通透性变化和毛细血管破裂，少量血液进入组织间隙，从而产生瘀血，红细胞受到破坏，血红蛋白释出，出现自家溶血现象。在机体自我调整中产生行气活血、舒筋活络、消肿止痛、祛风除湿等功效，起到一种良性刺激，促其恢复正常功能的作用。

其次，拔罐对人体的调节作用。拔罐法的调节作用一般都是建立在负压作用或者温热作用的基础之上。

就拿对神经系统的调节作用来说，由于自家溶血等给予机体一系列良性刺激，作用于神经系统末梢感受器，经向心传导，达到大脑皮层；加之拔罐法对局部皮肤的温热刺激，通过皮肤感受器和血管感受器的反射途径传到中枢神经系统，从而发生反射性兴奋，借以调节大脑皮层的兴奋与抑制过程，使之趋于平衡，并加强大脑皮层对身体各部分的调节功能，使患部皮肤相应的组织代谢旺盛，吞噬作用增强，促使机体恢复功能，阴阳失衡得以调整，使疾病慢慢得到治愈。此外，由于拔罐后出现自家溶血现象，随即产生一种类组织胺的物质，随体液周流全身，刺激各个器官，增强其功能的活力，这有助于机体功能的恢复。

再次，就是上面提到的温热作用。拔罐法对局部皮肤有温热刺激作用，以大火罐、水罐、药罐最明显。温热刺激能使血管扩张，促进以局部为主的血液循环，改善充血状态，加强新陈代谢，使体内的废物、毒素加速排出，改变局部组织的营养状态，增强血管壁通透性，增强白细胞和网状细胞的吞噬活力，增强局部耐受性和机体的抵抗力，起到温经散寒、清热解毒等作用，从而使得疾病好转。

最后，就是调节微循环，提高新陈代谢。微循环的主要功能是进行血液与组织间物质的交换，其功能的调节在生理、病理方面都有重要意义。且还能使淋巴循环加强，淋巴细胞的吞噬能力活跃。这些就是拔罐为什么能够治病的原因。

◎拔火罐的使用方法

拔火罐的使用方法有以下几种：

常用方法	具体操作和注意事项
投火法	将薄纸卷成纸卷，或裁成薄纸条，燃着到1/3时，投入罐里，将火罐迅速扣在选定的部位上。投火时，不论使用纸卷和纸条，都必须高出罐口3厘米多，等到燃烧1寸左右后，纸卷和纸条，都能斜立罐里一边，火焰不会烧着皮肤。初学投火法，还可在被拔地方，放一层湿纸，或涂点水，让其吸收热力，可以保护皮肤
滴酒法	向罐子内壁中部，少滴1～2滴酒精，将罐子转动一周，使酒精均匀地附着于罐子的内壁上（不要沾罐口），然后用火柴将酒精燃着，将罐口朝下，迅速将罐子扣在选定的部位上
贴棉法	扯取大约0.5厘米见方的脱脂棉一小块，薄蘸酒精，紧贴在罐壁中段，用火柴燃着，马上将罐子扣在选定的部位上

常用方法	具体操作和注意事项
闪火法	用粗铁丝，一头缠绕石棉绳或线带，作好酒精棒。使用前，将酒精棒稍蘸95％酒精，用酒精灯或蜡烛燃着，将带有火焰的酒精棒一头，往罐底一闪，迅速撤出，马上将火罐扣在应拔的部位上，此时罐内已成负压即可吸住。闪火法的优点是：当拔罐时火焰已离开火罐，罐内无火，可避免烫伤，优于投火法

◎ 不同罐法对于人体的作用

拔火罐的疗法又被人称之为"角法"，拔火罐通过物理的刺激和负压人为造成毛细血管破裂瘀血，调动人体干细胞修复功能，及坏死血细胞吸收功能，能促进血液循环、激发精气、调理气血，达到提高和调节人体免疫力的作用。但是，拔火罐不像针灸那样对穴位定位要求特别精确。拔火罐选穴主要是点、线、面结合的问题，通过中医的寒、热、虚、实辨证，选择一些经络所过或经气聚集的部位。

有很多拔罐疗法（见下表）。不过拔罐疗法不管分多少种，不同的拔罐法各有其特殊的作用。如走罐具有与按摩疗法、保健刮痧疗法相似的效应，可以改善皮肤的呼吸和营养，有利于汗腺和皮脂腺的分泌，对关节、肌腱可增强其弹性和活动性，促进周围血液循环；可增加肌肉的血流量，增强肌肉的工作能力和耐力，防止肌萎缩；并可加深呼吸，增强胃肠蠕动，兴奋支配腹内器官的神经，增进胃肠等脏器的分泌功能；可加速静脉血管中血液回流，降低大循环阻力，减轻心脏负担，调整肌肉与内脏血液流量及贮备的分布情况。循经走罐还能改善各经功能，有利于经络整体功能的调整。缓慢而轻的手法对神经系统具有镇静作用；而急速而重的手法对神经系统可能具有一定的兴奋作用。

而药罐法就是在罐内负压和温热作

其他方法	具体操作和注意事项
水罐法	一般应用竹罐。先将罐子放在锅内加水煮沸，使用时将罐子倾倒用镊子夹出，甩去水液，或用折叠的毛巾紧扪罐口，乘热按在皮肤上，即能吸住
刺血拔罐法	用消毒后的三棱针刺破穴位病灶部表皮，使之出血，然后立即拔罐
抽气法	先将抽气罐紧扣在需要拔罐的部位上，从橡皮塞抽出罐内空气，使产生负压，即能吸住。或用抽气筒套在塑料杯罐活塞上，将空气抽出，即能吸住
走罐法	罐具吸拔住后，将罐自上而下反复拉动至皮肤潮红

用下、局部毛孔、汗腺开放、毛细血管扩张、血液循环加快，药物可更多地被直接吸收，根据用药不同，发挥的药效各异。如对于皮肤病，其药罐法的局部治疗作用就更为明显。

还有刺络拔罐法以逐瘀化滞、解闭通结为主；水罐法以温经散寒为主；针罐结合则因选用的针法不同，可产生多种效应。

◎ 中西医对拔罐的理解

1.中医对拔罐疗法的理解

中医认为疾病是由致病因素引起的机体阴阳的偏盛偏衰，人体气机升降失常，脏腑气血功能紊乱所致。而拔罐可以开泄腠理、扶正祛邪。

因此当人体受到燥、火、暑、湿、毒、风、寒、外伤的侵袭或内伤情志后，即可导致脏腑功能失调，产生病理产物，如宿食、水浊、瘀血、气郁、痰涎、邪火等，这些病理产物又是致病因子，通过经络和俞穴走窜机体、逆乱气机、滞留脏腑；瘀阻经脉，最终导致种种病症，让人深受其苦。

拔罐产生的真空负压有一种较强的吸拔之力，其吸拔力作用在经络穴位上，可将毛孔吸开并使皮肤充血，使体内的病理产物从皮肤毛孔中被吸出体外，从而使经络气血得以疏通，使脏腑功能得以调整，达到防治疾病的目的。

中医认为拔罐可以疏通经络，调整气血。经络有"行气血，营阴阳，濡筋骨，利关节"的生理功能，如经络不通则经气不畅，经血滞行，可出现皮、肉、筋、脉及关节失养而萎缩、不利，或血脉不荣、六腑不运等。通过拔罐对皮肤、毛孔、经络、穴位的吸拔作用，可以引导营卫之气始行输布，鼓动经脉气血，濡养脏腑组织器官，温煦皮毛。同时使虚衰的脏腑机能得以振奋、畅通经络、调整机体的阴阳平衡，使气血得以调整，从而能够健身、祛病、疗疾。

2.西医对拔罐疗法的理解

西方现代医学理论认为，拔罐治疗时罐内形成的负压作用，使局部毛细血管充血甚至破裂，红细胞破裂，表皮瘀血，出现自家溶血现象，随即产生一种组胺和类组胺的物质，随体液周流全身，刺激各个器官，增强其功能活动，能提高机体的抵抗力。

一般说来拔罐负压的刺激，能使作用在局部的血管扩张，促进局部血液循环，改善充血状态，加强新陈代谢，改变局部组织营养状态，增强血管壁通透性及白细胞吞噬活动，增强机体体能及人体免疫能力。拔罐内压对局部部位的吸拔，能加速血液及淋巴液循环，促进胃肠蠕动，改善消化功能，促进和加快肌肉和脏器对代谢产物的消除排泄。

◎ 哪些病症适合拔罐

我国中医学说认为拔罐可以调整气血，疏通经络，固本培元。以下病症均可用拔罐疗法：

针对病患	对应病症
运动系统	肩关节及肩胛痛、颈椎关节痛、肘关节痛；腰椎痛、髋椎痛、背痛、髋痛；膝痛、踝部痛、足跟痛
呼吸系统	急性及慢性支气管炎、哮喘、肺水肿、肺炎、胸膜炎
循环系统	高血压、心律失常、心脏供血不足
妇科方面	痛经、闭经、月经过多、白带、盆腔炎
神经系统	神经性头痛、枕神经痛、肋间神经痛、坐骨神经痛、因风湿劳损引起的四肢神经麻痹症、颈肌痉挛、腓肠肌痉挛、面神经痉挛、膈肌痉挛
消化系统	急性及慢性胃炎、胃神经痛、消化不良症、胃酸过多症、急性及慢性肠炎
外科疮肿	疖肿、多发性毛囊炎、下肢溃疡、急性乳腺炎

◎哪些病症和人群不适合拔罐

如果受到风邪侵袭，发生肩背、腰腿酸痛。利用拔罐疗法，可通过其物理刺激，来疏通经络，活血止痛。拔罐方法简单，使用安全，适用于治疗关节疼痛、感冒发热、肌肉酸痛等多种病症。但下面说的这些情况应该慎用或者不用拔罐疗法：

（1）孕妇的腰骶及腹部不宜拔罐，妇女月经期。

（2）皮肤病及皮肤损伤者，皮肤有溃疡、破裂处，不宜拔罐。在疮疡部位脓未成熟的红、肿、热、痛期，不宜在病灶拔罐。面部疖肿禁忌拔罐，以免造成严重后果。局部原因不明的肿块，亦不可随便拔罐。

（3）高热、抽搐和痉挛发作者不宜拔罐。对于癫痫患者则应在间隙期使用。

（4）有严重肺气肿的病人，背部及胸部不宜负压吸拔。心力衰竭或体质虚弱者，不宜用拔罐治疗。

（5）有出血倾向的病人慎用，更不宜刺络拔罐，以免引起大出血。

（6）骨折病人在未完全愈合前不可拔罐，以避免影响骨折对位及愈合。急性关节扭伤者，如韧带已发生断裂，不可拔罐。

（7）有肺部基础病的患者不宜拔罐。因为有肺部慢性病的人会导致肺泡破裂，如慢阻肺、肺结核、肺脓肿、支气管扩张等，不适用拔火罐。肺部有炎症时，经常会伴随肺泡的损伤或肺部有体液潴留。如果用拔火罐进行治疗，会使胸腔内压力发生急剧变化，导致肺表面肺大泡破裂，从而发生自发性气胸。

（8）过饱、过饥、过渴、醉酒不宜采用拔罐疗法。

另外，心脏病、血液病、各种传染病、各种骨折、极度衰弱、过度疲劳都要慎用或禁用拔罐疗法。

拔火罐虽是一种简便的传统中医治

疗和保健方法，但必须明白在家里用拔火罐只能起到辅助治疗作用，且最好在中医师的指导下来进行。病情比较严重的最好还是到医院治疗，以免耽误治疗的最好时机。

◎拔罐的选穴原则

拔罐疗法要遵从一定的选穴原则，不能够乱拔，以下为拔罐时应当选择的俞穴：

针对病患	对应俞穴
全身疾病	大椎、身柱
循环系统	心俞、肾俞、肝俞、脾俞、神道
消化系统	膈俞、肝俞、脾俞、胃俞、中脘、上脘、三焦俞、大肠俞、天枢、关元、胆俞、阿是穴
呼吸系统	风门、肺俞、脾俞、中府
泌尿系统	肝俞、脾俞、肾俞、膀胱俞、中极、关元
神经系统	心俞、厥阴俞、肝俞、脾俞、肾俞
内分泌系统	肺俞、心俞、肝俞、脾俞、肾俞、中脘、关元
五官及皮肤系统	风门、肺俞、肝俞、阿是穴
运动系统	肩髃、肩贞、肩中俞、肩外俞、环跳、阿是穴
下半身疾病	命门
脑血管	心俞、厥阴俞、肝俞、脾俞

◎拔罐对哪些疾病有特效

拔罐法适用于的病症为：感冒、咳嗽、头痛、高血压、风湿痹痛、腹痛、消化不良、腰背痛、月经病、软组织损伤、目赤肿痛、睑腺炎、丹毒等，尤其对小儿患者更为适用。

拔罐可引致局部组织充血或瘀血，促使经络通畅、气血旺盛，具有活血行气、除湿、散结拔毒、止痛消肿、散寒、退热等作用。

◎拔罐需要注意的事项

1.关于拔罐的时间

有很多人认为火罐这一拔最少要半小时，有的人认为拔出水疱来才能体现拔火罐的效果，特别是一些老人持这样的观点。其实，拔火罐根据火罐大小、材质、负压的力度各有不同。

科学的观点一般认为，以从点上火闪完到起罐十分钟左右为宜。因为拔火罐的主要原理在于负压而不在于时间，如果说在负压很大的情况下拔罐时间过长直到拔出水疱，这样不但会伤害到皮肤，还可能会引起皮肤感染，反而会适得其反。

2.拔罐后不宜洗澡

拔完火罐后洗澡则容易着凉，所以拔火罐后不宜洗澡，很多爱在浴池洗澡的人常说"火罐和洗澡，一个也不少"。确实，温热的澡水和温热的火罐，洗完再拔，拔完再洗，想想都惬意十足。可是这顺序还真要注意，可以洗完澡后拔火罐，但是绝对不能在拔罐之后马上洗澡。

当人在拔火罐后，皮肤是在一种被伤害的状态下，非常的脆弱，这个时候洗澡很容易导致皮肤破损、发炎。而如果是洗冷水澡的话，由于皮肤处于一种毛孔张开的状态，很容易受凉。因此，拔火罐后一定不能马上洗澡，这样才不会让病菌乘虚而入。

3.季节变化对于拔罐的影响

春寒料峭，风寒引起的感冒，用火罐将寒气拔出可有效缓解症状。治疗时要注意罐口的润滑。北方天气干燥，尤其是春天，又冷又干。这种环境下人的皮肤缺少水分，拔火罐时容易造成皮肤破裂，引起感染。

夏天一般气温较高，加上雨水也相对比较多，人很容易得皮肤病如痱子。这时拔火罐主要为了去湿气。由于夏天出汗较多，拔罐前最好洗个澡，把身体擦干，别让汗液影响火罐的吸附。拔完不要洗澡，即使身上出汗很多也不要洗，像上文所说的，这是以免造成感染。

秋天和冬天季节气温低、也相对来说干燥。所以，拔罐要选择温暖的房间，注意保温。对需要进行背、腹等部位拔罐的患者，可以适当减少拔罐时间，不要让身体暴露太久。拔完及时穿衣，可以适当喝点热水，暖一暖身体。秋冬两季皮肤干燥，拔罐要润滑罐口，这样可以保护皮肤不受伤。

4.其他应该注意的事项

（1）拔罐时要选择大小适宜的罐，这要根据所拔部位的面积大小而决定。操作时必须迅速，才能使罐拔紧，吸附有力，更有效果。

（2）拔罐时要选择适当体位和肌肉丰满的部位。若体位不当、移动、骨骼凸凹不平，毛发较多的部位均不适合拔罐。

（3）用火罐时应注意勿灼伤或烫伤皮肤。若烫伤或留罐时间太长而皮肤起水泡时，水泡较小的勿须处理，仅敷以消毒纱布，防止擦破即可。水泡较大时，用消毒针将水放出，涂以龙胆紫药水，或用消毒纱布包敷，以防感染。

图书在版编目（CIP）数据

特效经穴按摩速查图典/《健康大讲堂》编委会主
编.—哈尔滨：黑龙江科学技术出版社，2014.6
ISBN 978-7-5388-7907-0

Ⅰ.①特… Ⅱ.①健… Ⅲ.①穴位按压疗法－图解
Ⅳ.①R245.9-64

中国版本图书馆CIP数据核字(2014)第122061号

特效经穴按摩速查图典
TEXIAO JINGXUE ANMO SUCHA TUDIAN

主　　编　《健康大讲堂》编委会
责任编辑　梁祥崇
封面设计　吴展新
出　　版　黑龙江科学技术出版社
　　　　　地址：哈尔滨市南岗区建设街41号　邮编：150001
　　　　　电话：(0451)53642106　　传真：(0451)53642143
　　　　　网址：www.lkcbs.cn　　　　www.lkpub.cn
发　　行　全国新华书店
印　　刷　深圳市雅佳图印刷有限公司
开　　本　711mm×1016mm　1/16
印　　张　21
字　　数　250千字
版　　次　2014年11月第1版　2014年11月第1次印刷
书　　号　ISBN 978-7-5388-7907-0/R·2333
定　　价　39.80元